Pflege lehren – Pflege managen

Petra Kriesel, Helga Krüger, Gudrun Piechotta,
Hartmut Remmers, Johanna Taubert (Hrsg.)

Pflege lehren – Pflege managen

Eine Bilanzierung innovativer Ansätze

Mabuse-Verlag
Frankfurt am Main

Die Deutsche Bibliothek – CIP-Einheitsaufnahme

Pflege lehren – Pflege managen : eine Bilanzierung innovativer Ansätze /
Petra Kriesel ... (Hrsg.). – Frankfurt am Main : Mabuse-Verl., 2001
ISBN 3-933050-33-2

1. Auflage 2001
© 2001 Mabuse-Verlag GmbH
Kasseler Str. 1a
60486 Frankfurt am Main
Tel.: 069 / 97 07 40 71
Fax: 069 / 70 41 52
www.mabuse-verlag.de

Titelbild: Irmi Long, Frankfurt am Main
Druck: Prisma Verlagsdruckerei, Frankfurt am Main
ISBN 3-933050-33-2
Printed in Germany

Inhalt

I. Pflege fundieren: Theorie- und Forschungsansätze

II. Nachwort

Einleitung

Wer von Pflege spricht, sollte von ihrer Beruflichkeit nicht schweigen. Dies gilt vor allem für den deutschen, mit prekären historischen Hypotheken belasteten Entwicklungspfad des Pflegeberufs. Alle Zeichen sprechen indessen dafür, dass dieser Beruf (nicht nur hierzulande) in einen tief eingreifenden Modernisierungssog hineingezogen ist. Er zeigt sich nicht nur in einem wachsenden quantitativen Bedarf an pflegerischen Leistungen, sondern vielmehr auch in einer qualitativen Umstrukturierung pflegerischer Arbeit, die zu einer inhaltlichen Neubestimmung zwingt.

In der gesundheitspolitischen Öffentlichkeit wird daher auch die Auffassung vertreten, Pflegende so zu qualifizieren, dass sie komplexe Aufgaben konzeptionell angehen, Problemlösungen differenziert und kooperativ erarbeiten, erbrachte Leistungen fachlich begründen und ihre Ergebnisse qualitativ bewerten können. Dies wiederum setzt voraus, Entscheidungen auf dem Wege vielseitiger interprofessioneller Abstimmungsverfahren eigenverantwortlich treffen zu können.

Was allein die konzeptionellen Gestaltungsvoraussetzungen und -ziele im stationären Setting betrifft, so dürften einige Orientierungsmarken schon heute als selbstverständlich gelten: Dazu gehört zum einen, Patienten nicht nur in der Rolle von Empfängern kompensatorischer Hilfeleistungen, sondern ebenso von Koproduzenten gesundheitlicher Maßnahmen anzusprechen; dazu gehört zum anderen, aktivierende, rehabilitative ebenso wie präventive Aspekte von Anbeginn systematisch in ein umfassendes Pflegekonzept einzubeziehen. Vermehrte Aufmerksamkeit gewinnen in diesem Zusammenhang ebenfalls jene Probleme, die nicht allein durch primäre Erkrankungen, sondern auch als Folge ärztlicher Behandlung auftreten (wie Veränderungen der Selbstwahrnehmung, des Körperbildes, der raum-zeitlichen Orientierung usf.) und denen sowohl physiologisch als auch psychologisch durch maximalen Kompetenzerhalt entgegen zu wirken ist. Bei alledem gilt es schließlich, eine übergeordnete Gestaltungsprämisse nicht aus den Augen zu verlieren. Sie besteht darin, die gesamte Person, ihre leibliche und seelische Integrität, als *das* Orientierungszentrum pflegerischer Arbeit zu berücksichtigen und damit auch eine konzeptionell erst in Ansätzen entwickelte Sterbebegleitung als fachliche Aufgabe zu begreifen.

Jenseits des stationären Settings eröffnen sich qualifizierten Pflegenden auf der Leitungsebene neue Aufgaben des Personal- und Qualitätsmanagements. Sie erlauben es (zum ersten Male), unter Berücksichtung pflegerischer Belange gestalterisch Einfluss auf das gesamte Leistungsrepertoire der Einrichtungen zu nehmen und damit pflegerische Leistungsanteile transparenter zu machen. Von mindestens ebenso weitreichender Bedeutung dürften ferner die im ambulanten Bereich sich abzeichnenden Veränderungsprozesse sein. Hier erwachsen qualifizierten Pflegenden neue Aufgaben bei der Betreuung chronisch Kranker aller Altersgruppen wie auch durch degenerative Leiden beeinträchtigter alter und betagter Menschen. Darüber hinaus ermöglichen es die für diesen Bereich geschaffenen sozialversicherungsrechtlichen Rahmenbedingungen zum ersten Male, in voller Eigenverantwortlichkeit tätig zu werden.

Aus diesen, sich erst in Ansätzen darstellenden Umgestaltungsprozessen erwachsen neue qualifikatorische Anforderungen, denen auf dem Wege einer *Professionalisierung* entsprochen werden kann, die der Transformation eines Assistenz-Berufs in einen wissenschaftlich basierten, mit Handlungsautonomie im Sinne rechtlicher und ethischer Eigenverantwortung ausgestatteten Beruf gilt. Der Weg dahin gabelt sich momentan in sehr unterschiedliche, jedoch nur gering aufeinander abgestimmte Pfade. Auf Grund der notorischen Unzufriedenheit mit der aktuellen Pflegeausbildung und mit Blick auf die gestiegenen Anforderungen wird der Ansatz vertreten, die berufliche Erstausbildung insgesamt auf Fachhochschulebene anzusiedeln; d.h. anstatt an der inhaltlichen Verbesserung der bestehenden Altenpflege oder der Kranken-/Kinderkrankenpflege zu arbeiten, werden berufliche Bildungsaufgaben insgesamt als akademische Ausbildungsaufgaben begriffen. Dieser Ansatz orientiert sich vor allem an Ländern, in denen berufliche Qualifizierung erst auf der Hochschulebene beginnt, während eine Berufsausbildung auf einem darunter angesiedelten Niveau für keinen Beruf existiert und lediglich als ein Anlernen, als ein ‚training on the job‘, bekannt ist.

Wer sich allerdings einen realistischen und zugleich pragmatischen Blick für die momentan in Deutschland bestehende Ausgangssituation bewahrt hat, der wird eines nicht übersehen können: die einzigartigen Chancen des hierzulande entwickelten, im internationalen Vergleich noch immer als vorbildlich geltenden, auf Strukturen des Facharbeitsmarkts abgestimmten Berufsbildungssystems. Dessen Vorzüge bestehen darin, mit einem fein gegliederten System aufeinander aufbauender Fachausbildungen bis hin zur Qualifikationsebene wissenschaftlicher Hochschulen genau diejenigen Einflusskanäle zu schaffen, durch die sich Innovationen beruflicher Arbeit bedarfsgerechter, strukturell wirksamer und zielgenauer erreichen lassen. Ob berufliche Fachschulen, Fachhochschulen oder Universitäten – sie alle leisten je für sich qualifikatorische Beiträge, mit denen das Professionswissen in jeweils spezifischer Weise angereichert und seine Träger auf die Übernahme jeweils spezifischer Aufgaben und Funktionen vorbereitet werden. Diese strukturelle Wirksamkeit wurde für die Pflegeberufe erst seit den 90er Jahren entdeckt und konzeptionell aufgegriffen.

Als Alternative zur Anhebung der Pflegeausbildung insgesamt auf akademisches Niveau bietet sich somit eine Konsolidierung bereits beschrittener Pfade auf der Grundlage systematisch gebahnter und koordinierter Innovationskanäle an. Mindestens drei aufeinander abzustimmende Wege erscheinen hierbei als erfolgversprechend: Der eine besteht in der Einrichtung von Studiengängen, in denen für Aufgaben auf institutioneller *Leitungsebene* qualifiziert wird. Bei den auf diesem Wege angestrebten Neuerungen handelt es sich darum, sämtliche, das pflegerische Leistungsspektrum tangierende Organisationsentscheidungen mitzugestalten, bei der Umsetzung neuer Leistungsberechnungs-, Mittelverteilungs- und Personalentwicklungssysteme mitzuwirken und schließlich die bisherigen Leitungsspitzen nicht nur berufsstrukturell zu ergänzen, sondern integrativ zusammenzuführen. Die auf managerieller Leitungsebene angesiedelten Aufgaben bestehen damit zugleich darin, betriebswirtschaftliche und organisatorische Mindestvoraussetzungen für die Umsetzung und Sicherung moderner Pflegekonzepte zu schaffen. Eine andere Bestrebung geht dahin, für eine verbesserte Organisations- und Leistungsqualität von Pflege durch Qualifizierung von *PflegeexpertInnen* zu sorgen, für die augenblicklich das GeneralistInnen-Modell einer „consulting role of nursing" favorisiert wird: Dazu gehören Aufgaben der Fachberatung, der Lernberatung (mentoring), der Prozessberatung (quality-management), der Fallberatung und der wissenschaftlichen Projektberatung einschließlich eigener Forschungsaufgaben. Ein dritter Weg besteht schließlich darin, innovatorisch auf der Ebene der beruflichen Fachausbildung zu wirken. Dieser Weg schließt notwendigerweise die pflegewissenschaftliche Qualifizierung eines *Lehr-Personals* ein, über das sich sowohl inhaltliche als auch strukturelle Verbesserungen der augenblicklichen Ausbildungssituation vermitteln.

Während sich der auf einen Zuwachs eigenverantwortlicher Zuständigkeiten und Entscheidungskompetenzen auf Funktions- und Leitungsebene zielende Professionalisierungspfad langsam zu konsolidieren scheint, ist der über ein pflegewissenschaftlich qualifiziertes Lehrpersonal verlaufende Professionalisierungspfad mit besonderen, historisch-strukturellen Problemen belastet, die der Aufklärung bedürfen. Auf Grund spezifischer Traditionen verharrt die pflegerische Ausbildung bis heute in einer bildungspolitischen Sackgasse, die auch das Lehrpersonal betrifft. Zementiert wird diese Sackgasse durch eine Systemwidrigkeit der für die Pflegeausbildung maßgebenden gesetzlichen Regelungen im Vergleich mit denen anderer, „anerkannter" Ausbildungsberufe. Denn anders als für diese gilt, dass die Pflegeausbildung sowohl ihren inhaltlichen als auch ihren strukturellen Voraussetzungen nach an die institutionellen Träger der beruflichen Praxis (und damit auch an deren jeweils kurzfristige Interessen) gebunden ist. Eine weitere Systemwidrigkeit besteht darin, dass sich die Qualifizierung des für die berufliche Ausbildung zuständigen Lehrpersonals nicht, wie dies wiederum für andere Ausbildungsberufe des öffentlichen Bildungswesens gilt, über ein Universitätsstudium der jeweiligen Bezugsdisziplin (hier: Pflegewissenschaft als berufliche Fachrichtung) vollzieht. Erst durch das Studium einer beruflichen Bezugswissenschaft werden jedoch die Innovationskanäle geschaffen, durch die sich der jeweils aktuelle Forschungs- und Kenntnisstand sowohl in den schulischen Unterricht als auch damit in die berufliche Praxis schleusen lässt: eine Voraussetzung, die augenblicklich nicht gegeben ist, insofern sich das Lehrpersonal aus einem Mix unterschiedlicher Fachwissenschaftler (aus Medizin, Chemie, Pharmakologie, Soziologie, Psychologie usw.) und den für die praktischen Fächer der Pflegeausbildung zuständigen Lehrkräften zusammensetzt. Das Dilemma der momentanen Ausbildungssituation besteht u.a. darin, dass die auf unterschiedliche Unterrichtsfächer verteilten Fachwissenschaftler in der Regel weder über eine pädagogische Ausbildung noch über substanzielle Kenntnisse des pflegerischen Berufsfelds verfügen und daher ‚ihr' Fach eher im Bezugsrahmen der von ihnen studierten jeweiligen akademischen Spezialausbildung unterrichten, denn als Teilgebiet einer an pflegerischer Handlungskompetenz orientierten Pflegewissenschaft. In der dadurch aufrechterhaltenen Parzellierung einer Vielzahl von Unterrichtsfächern ist eines der gravierendsten Probleme der Pflegeausbildung zu sehen.

Diese Ausbildungssituation versuchen einige Fachhochschulen dadurch zu verbessern, dass sie die bisher in Weiterbildungseinrichtungen unterschiedlicher Art angebotene Qualifizierung von Unterrichtskräften in eigene Studiengänge übernehmen und pflegewissenschaftlich-pädagogisch anzureichern suchen. Erzielt werden soll damit eine höhere Ausbildungsqualität in jenen schulischen Unterrichtsfächern, die nicht durch berufsferne Fachwissenschaftler vertreten werden. Zwar stellt dieser Weg einen gewissen Fortschritt dar. Er bleibt jedoch hinter den bestehenden Möglichkeiten der Qualifizierung von Lehrerinnen und

Lehrern für die berufliche Bildung zurück. Der entscheidende Unterschied zur
etablierten Lehramtsqualifikation für das berufliche Ausbildungswesen besteht
nämlich darin, dass in dem hierfür vorgesehenen Universitätsstudium nicht nur
auf die Übernahme einzelner Unterrichtsfächer, sondern grundsätzlich *aller*
Fächer einer beruflichen Fachrichtung vorbereitet wird. Wir kommen darauf
noch zurück.

Bremen als kleines und überschaubares Bundesland hat in einer konzertierten Aktion gegenseitiger Abstimmungen und unter Berücksichtigung der
für andere Berufe etablierten Rahmenbedingungen zwei der oben genannten In-
novationswege beschritten, auf denen die Professionalisierung der Pflegeberufe
vorangetrieben werden soll: zum einen mit dem ‚Internationalen Studiengang
Pflegeleitung' an der Hochschule Bremen, zum anderen mit dem ‚Studiengang
Lehramt Pflegewissenschaft' an der Universität. Der erste Studiengang gilt der
auch von anderen Fachhochschulen eingeleiteten Entwicklung des Pflegemanagements auf der Grundlage fortgeschrittener Organisationsmethoden und
-konzepte sowie betriebswirtschaftlicher Kenntnisse. Damit bieten sich
Chancen, die in vielfältigen Institutionen des Gesundheitswesen, vor allem in
den Krankenhäusern, erstarrten Führungshierarchien durch demokratische
Beteiligungs- und Gestaltungsmodelle zu verflüssigen und auf diesem Wege für
effizientere Organisationsstrukturen und Arbeitsabläufe zu sorgen, die zugleich
modernen Qualitätsstandards pflegerischer Leistungen entsprechen. Der zweite
Studiengang gilt der inhaltlichen Erneuerung, der wissenschaftlichen
Fundierung und methodischen Erweiterung eines für die Ausbildung praktischer
Pflegekompetenzen notwendigen fachlichen Wissens. Dieses Ziel wird durch
eine durchgreifende Reformierung der LehrerInnen-Ausbildung verfolgt, die
über den von etlichen Fachhochschulen beschrittenen Weg einer
„Pflegepädagogik" hinausgeht. Grundsätzlich orientiert sich der universitäre
Studiengang an den von der Kultusminister-Konferenz der Länder (KMK)
beschlossenen bundesweiten Rahmen-Vereinbarungen für die Ausbildung von
LehrerInnen im Berufsbildungssystem. Dabei handelt es sich um eine
Lehramtsqualifikation, die auf eine Unterrichtsbefähigung für *alle*
berufsqualifizierenden Fächer abzielt.

Die daraus ableitbaren Konsequenzen für die Ausbildung des Lehrpersonals
für Pflegeberufe liegen auf der Hand: Die Ausbildung wird sich nicht mehr auf
die bislang von den Unterrichtskräften vertretenen praktischen Unterrichtsfächer
beschränken, sondern auch diejenigen einschließen, die bisher von berufsfernen
FachwissenschaftlerInnen – in Ermangelung eigens dafür ausgebildeter Pflege-

wissenschaftlerInnen – gelehrt wurden. Die bildungspolitische Weichenstellung
für diesen Weg findet sich in einer entsprechenden Rahmenvereinbarung der
Kultusminister-Konferenz vom 12.05.1995, mit der „Pflege" als eine weitere
berufliche Fachrichtung universitärer Lehramtsstudiengänge etabliert wurde.

Zwei gestalterische Schlussfolgerungen ergeben sich daraus: zum einen die
Angleichung des gesamten Ausbildungssystems der Pflegeberufe, einschließlich
der Qualifizierung von LehrerInnen, an die für alle anderen Ausbildungsberufe
geltenden Standards; zum anderen die inhaltliche Erneuerung und wissenschaftliche Fundierung sämtlicher Unterrichtsfächer durch fortlaufenden
Transfer des pflegewissenschaftlichen Forschungsstands, weil sich nur unter
dieser Voraussetzung den an moderne Pflegeberufe gestellten Anforderungen
hinreichend Rechnung tragen lässt. Dem Reformgedanken entsprechend bieten
die beiden Bremer Studiengänge auch Pflegenden ohne Abitur, aber mit lang-
jähriger Berufserfahrung besondere Zugangsmöglichkeiten. Für AbsolventInnen
von Fachhochschulen mit pflegewissenschaftlichem Studienprofil besteht
wiederum die Möglichkeit eines Durchstiegs zur Universität und der Aufnahme
eines lehramtsqualifizierenden Aufbaustudiums.

Auf der Grundlage struktureller Abstimmungen verfolgen beide Bremer
Studiengänge über unterschiedliche Wege ein gemeinsames Ziel: die Qualitätsverbesserung und -sicherung von Pflegearbeit in allen ihr sich eröffnenden
beruflichen Feldern. Beide Studiengänge wurden zunächst als Modellversuche
eingerichtet und von der Bund-Länder-Kommission für Bildungsforschung und
Bildungsplanung gefördert. Sie sind inzwischen nach erfolgreichem Abschluss
ihrer Modellversuchsphase in Regelstudiengänge überführt worden. Aus diesem
Anlass fand Ende Dezember 1999 der internationale Kongress *Bremer
Pflegeperspektiven: Pflege Lehren – Pflege Managen. Internationalität,
Professionalität, Praxisbezug* statt, auf dem entscheidende Ergebnisse beider
Modellversuche vorgestellt und im Rahmen der augenblicklich geführten
Professionalisierungsdebatte diskutiert werden konnten.

Der Bremer Kongress fand breite Resonanz: Von beinahe 1000 ange-
meldeten Personen aus Wissenschaft, Politik und Praxis konnten auf Grund
begrenzter Plätze nur etwa 500 in- und ausländische Gäste teilnehmen. Sie alle
einte das Interesse, die sich wandelnden Anforderungen an professionelle Pflege
gestalterisch aufzugreifen. Dafür sprechen mehrere Gründe: Infolge der Gesund-
heitsreformgesetze wird sich Pflegearbeit nicht nur im Krankenhaus verändern,
es werden vielmehr auch große Anteile auf die häusliche Pflege und auf

medizinferne Versorgungseinrichtungen verlagert. Hinzu kommen demographische Trends wie etwa die rasant gestiegene Zahl an Ein-Generationen- und Ein-Personen-Haushalten bei gleichzeitig sich verringernder Zahl pflegender Angehöriger sowie eine erheblich gewachsene durchschnittliche Lebenserwartung mit gleichzeitig zunehmenden Vereinsamungs- und Isolationserscheinungen im Alter. Durchschlagen werden ferner epidemiologische Trends eines wachsenden Chronifizierungsgrads somatischer wie psychischer Leiden, einschließlich der Multimorbidität nicht nur in höherem Lebensalter sowie sich verlängernder Zeitspannen zwischen dem Auftreten einer tödlichen Krankheit und dem Tod. Allein diese Trends verweisen auf einen enorm steigenden Bedarf an pflegerischen Leistungen, die wiederum Neuansätze in der Ausbildung, in der Arbeitsgestaltung und in der Organisationsentwicklung erfordern.

Beide Bremer Studiengänge haben sich diesen innovatorischen Herausforderungen gestellt im Bewusstsein, dass sie von der Medizin als bisheriger Leitdisziplin aller Berufe im Gesundheitswesen, also auch der Pflegeberufe, kaum mehr allein beantwortet werden können. Beide Studiengänge lassen sich somit auch von der Einsicht leiten, dass sich die für eine bestimmte Berufsgruppe spezifischen Problembestände nur mehr auf der Grundlage einer auf genau diese Problembestände zugeschnittenen Fachdisziplin lösen lassen. Diese Fach- bzw. Bezugsdisziplin ist die Pflegewissenschaft, deren Entwicklung in Deutschland – im Vergleich mit anderen Industriestaaten, in denen sie seit langem als eigenständige Wissenschaftsdisziplin an Universitäten fest etabliert ist – erst in den Anfängen steckt. Freilich gilt die Erkenntnis inzwischen als unbestritten, dass es dieser Bezugsdisziplin für die Professionalisierung des Pflegeberufs bedarf.

Alle im vorliegenden Band versammelten Beiträge sind von dem Bemühen geprägt, auf der Grundlage pflegewissenschaftlicher Forschung und Theorie neue Organisationsansätze, neue Leitbilder sowie neue Arbeits- und Ausbildungskonzepte zu entwickeln. Thematisch fügen sie sich den mit beiden Bremer Modellversuchen unternommenen Qualifizierungsoffensiven ein. Ein großer Teil der Beiträge gehörte zum Vortragsrepertoire des Fachkongresses, weitere sind hinzugekommen. Alle stecken neue Dimensionen ab:

• für die universitäre Verankerung des Lehramtsstudiums „Pflegewissenschaft", um das Verhältnis der Pflegewissenschaft zur Pflegepraxis auf der Vermittlungsebene der beruflichen Ausbildungspraxis neu zu gestalten und auf diesem Wege internationale Standards einzuführen;

- für die Profilierung eines an internationaler Entwicklung orientierten Studiums für Pflegeleitungen, um Entscheidungen in Fragen der Organisations- und Personalentwicklung, des Qualitätsmanagements sowie der Leistungsbemessung und -finanzierung innerhalb und außerhalb des stationären bzw. Heimpflegebereichs kooperativ zwischen allen beteiligten Professionen auszuhandeln;

- für die kritische Aufarbeitung der Debatten um Pflegekonzepte in den europäischen Nachbarländern und der angloamerikanischen Welt, um die durch die Rahmenbedingungen in Deutschland vorgegebenen Entwicklungsparameter besser einschätzen zu können;

- für eine Profilierung von Pflegewissenschaft als integrale Bezugswissenschaft von pflegenahen Gesundheitsberufen der Therapie, der Geburtshilfe und der Heilpädagogik.

Alle diese Anstöße gelten der Entwicklung professioneller Autonomie, eigenständiger ethischer Entscheidungskompetenzen und einem Zuwachs beruflicher Verantwortungsspielräume. An diesem Ziel sind HerausgeberInnen und AutorInnen des vorliegenden Bandes orientiert, der sich in drei Teile gliedert:

Der *erste Teil*: „Pflege orientieren: Ortsbestimmung im gesellschaftlichen Wandel", beginnt mit einem Beitrag von *Helga Krüger* zur Dienstleistungsentwicklung in der Bundesrepublik und der Aufforderung an die Pflegeberufe, bei ihren Professionalisierungsbestrebungen über den eigenen Tellerrand zu schauen, um Gefahren – etwa die des Auseinanderdriftens von Pflege in die reine Arzt-Assistenz einerseits und die Jederfrau-Qualifikation andererseits – rechtzeitig zu erkennen. Es folgen vier Beiträge zur hochschulpolitischen Entwicklung: *Martin Moers* befasst sich mit dem neu zu entwickelnden Bildungsprofil von PflegeexpertInnen, von denen Forschungs- und Beratungsimpulse bei der Umgestaltung von Pflege zu erwarten sind. Der Beitrag von *Karin Luckey/Stefan Görres* gilt dem Anforderungsprofil an und dem Innovationspotential durch ein pflegerisch qualifiziertes Management. *Barbara Meifort* setzt sich mit der aktuellen, in der Tat in vielen Teilen unabgestimmten Entwicklung von Studiengängen vor allem in unserer Fachhochschullandschaft auseinander und bedauert die Zersplitterung und Unklarheit der Abschlüsse in den Akademisierungswegen der Pflege. *Elke Müller* reflektiert anhand eigener biographischer Erfahrungen die Entwicklung in der Pflege-LehrerInnen-Qualifizierung und vergleicht den ersten Modellversuch an der Freien Universität Berlin mit dem an der Bremer Universität.

Der *zweite Teil*: „Pflege lehren und managen: Innovationen praktizieren", beginnt mit Beiträgen, die sich mit Schlüsselqualifikationen in der Pflege beschäftigen. Den Anfang macht *Gabriele Decker*, die eine veränderte Betrachtungsweise des kranken Menschen einfordert und einen entsprechend auf seine Kompetenzen und Dialogfähigkeiten ausgerichteten Qualifikationsansatz exemplarisch an Alzheimer-Erkrankten darstellt. Die Förderung neuer Ausbildungsbestimmungen für Pflegeberufe in der Schweiz durch Schlüsselqualifikationen steht im Mittelpunkt des Beitrags von *Renate Schwarz-Govaers*. Sie beleuchtet Phänomene, die im Zusammenhang stehen mit der Einführung von Schlüsselqualifikationen in die Pflegeausbildung, und veranschaulicht sie am Beispiel einer Schweizer Pflegeschule. Im dritten Beitrag zur Thematik der Schlüsselqualifikationen zeigt *Uta Oelke* die Bedeutung auf, die diese in der Funktion eines übergreifenden Zielgefüges für den Essener Modellversuch „Gemeinsame (Grund-) Ausbildung in der Alten-, Kranken- und Kinderkrankenpflege" haben.

Es folgen drei weitere Beiträge, die sich mit Innovationen des Lernens in Pflege (-ausbildungen) befassen – und damit im weiteren Sinne auch wieder mit Schlüsselqualifikationen. *Regina Keuchel* rückt einen personenorientierten, d.h. zugleich patienten- und schülerorientierten Ausbildungsansatz ins Zentrum. Theoretischer Hintergrund ist die konstruktive Didaktik; Anschauungsmaterial für die Entwicklung innovativer Lernkulturen in der Pflegeausbildung bietet der Einblick in das Wissenstransfer-Projekt der Universität Bremen. Das gleiche Projekt ist das Forschungsfeld für die Implementierung innovativer Ausbildungskonzepte im Kontext „lernende Organisation", über das *Martina Roes* im anschließenden Beitrag berichtet. *Barbara Klein* und *Barbara Schmücking* schließen den Themenbereich ab mit einem Beitrag über virtuelles Lernen, der sich auf Erfahrungen mit einem EU-Projekt stützt und einen sozialkonstruktivistischen Modellansatz der Didaktik vorstellt.

Die letzten beiden Beiträge dieses Teils befassen sich mit Innovationspotentialen im Bereich des Pflegemanagements. *Manfred Haubrock* stellt die Frage, inwieweit Management und Pflege im Widerspruch zueinander stehen, und beschreibt die Funktionen des Managements als Motor für die Pflege. Beispielhaft für Qualität durch interdisziplinäre Vernetzung stellt *Maren Stamer* die Implementierung eines institutionsspezifischen Qualitätsmanagementsystems, Care Management in der ambulanten Versorgung, in den Mittelpunkt ihres Berichtes.

Die im *dritten Teil*: „Pflege fundieren: Theorie- und Forschungsansätze", versammelten Aufsätze verstehen sich als Beiträge, grundlagentheoretische Überlegungen mit Teilergebnissen einer pflegewissenschaftlichen Handlungsforschung für die Entwicklung beruflicher Praxiskonzepte zu verbinden. *Heiner Friesacher* greift in die Grundlagendebatte der Pflegewissenschaft unter handlungstheoretischen Aspekten ein und führt sie, durch Kritik zweier prominenter Positionen, ein gutes Stück weiter. Ein anderer Zugang zur Theoriedebatte findet sich in *Ingrid Darmanns* Beitrag, der sich mit ethischen Grundlagen praktischer Entscheidungen befasst und, gestützt auf empirische Forschungsergebnisse, institutionelle Barrieren bei der Ausbildung moralischer Urteilsfähigkeiten ausfindig macht. *Patrizia Tolle* widmet sich der ethisch-moralischen Auseinandersetzung um einen angemessenen Umgang mit Menschen im Wachkoma und zeigt ganz entscheidende Dialogmöglichkeiten mit diesen PatientInnen auf. Der beruflichen Praxis nähert sich *Renate Tewes* unter Gesichtspunkten einer verantwortungstheoretischen Fundierung von Pflege. Teilergebnisse ihrer empirischen Untersuchung weisen darauf hin, dass die subjektive Wahrnehmung von Verantwortung sowohl von beruflichen Handlungsspielräumen als auch von beruflichen Sozialisationsformen abhängt. Schließlich stellt *Christa Olbrich* neuere Untersuchungsergebnisse zu Fragen pflegerischer Kompetenzen und ihrer Entwicklung vor. Sie zeigt, dass es sich hierbei sowohl um formale als auch um kognitive wie emotionale Leistungen handelt, die durch Lernprozesse im Medium von Interaktionen erbracht werden.

In ihrem engagierten *Nachwort* demonstriert *Penny Powers,* in welch verschlungenen, zum Teil höchst widersprüchlichen Pfaden Professionalisierungsprozesse des Pflegeberufs verlaufen. Als amerikanische Pflegewissenschaftlerin wirft sie einen kritischen Blick zurück auf die Professionsgeschichte ihres eigenen Landes und kommt zu einem bemerkenswerten Resultat: Unbestreitbar hohe fachliche Könnerschaft bedarf zu ihrer gesellschaftlichen Anerkennung und ökonomischen Wertschätzung ständiger beruflicher und politischer Kämpfe. Hinsichtlich dieser Lagebeschreibung unterscheidet sich die Ausgangssituation der amerikanischen und deutschen Pflegeberufe nicht sehr.

Die Einleitung zum vorliegenden Buch, das das inzwischen inhaltlich weit ausdifferenzierte Spektrum der Pflegewissenschaft sichtbar macht und zur Fortsetzung der hier dargestellten Debatten auffordern will, sei mit einer Danksagung beendet. Sie gilt den AutorInnen der Beiträge, Personen, die sich auf unterschiedlichen Fachgebieten als PflegewissenschaftlerInnen bereits einen Namen gemacht haben oder aber, was uns besonders wichtig ist, als

NachwuchswissenschaftlerInnen mit ersten und schon sehr reifen Ergebnissen ihrer Forschungsarbeiten präsent sind. Nicht allein bei der pflegewissenschaftlichen Nachwuchsförderung hat sich die Robert Bosch Stiftung verdient gemacht. Die HerausgeberInnen dieses Bandes wissen sich ihr auch zu Dank verpflichtet für einen großzügigen Druckkostenzuschuss. Janine Meierdirks und Ann-Kathrin Schwarz haben uns bei der mühevollen redaktionellen Arbeit unterstützt. Ihnen gilt ebenso unser Dank.

Petra Kriesel   Helga Krüger   Gudrun Piechotta

Hartmut Remmers   Johanna Taubert

Bremen, im November 2000

I. Pflege orientieren: Ortsbestimmung im gesellschaftlichen Wandel

Helga Krüger

Pflegeberufe in der Dienstleistungsgesellschaft – Zwang zur bildungspolitischen Gestaltung

Dienstleistungsentwicklungen: ein Problemaufriss

Wir befinden uns in einem dynamischen Prozess der Umstrukturierung von einer Industrie- zu einer Dienstleistungsgesellschaft. Dieser Tatbestand ist allein an der Umverteilung der Beschäftigungsverhältnisse auf dem Arbeitsmarkt abzulesen. Hier zeigt sich, dass nur noch 24 % aller Beschäftigten sich im Waren produzierenden Bereich befinden, aber über 60 % im Dienstleistungssektor. Für 2010 wird selbst bei vorsichtiger Schätzung prognostiziert, dass rund 72 % aller Arbeitsplätze im Dienstleistungsbereich liegen werden (Prognosen im Überblick bei Stooß, 1997, S. 80f.).

Die höchsten Zuwachsraten liegen nun aber nicht, wie oft behauptet, in den Informationsberufen, sondern in den Segmenten 'Pflege' und 'Erziehung'. Mit anderen Worten: Pflege steht im Zentrum dieser Entwicklung, nicht am Rande. Pflege ist in einem enorm wichtigen Feld gesellschaftlicher Arbeitsmarktentwicklung verankert, einem, das in der Standortdebatte der Wirtschaftsansiedlung und der Frage der Attraktivität der Städte in ihrer Lebensqualität an enormer Bedeutung gewinnt. Es ist wichtig, sich dieses Fakt klar zu machen, denn es weist der Profilierung von Fachlichkeit und Professionalität in der Pflege eine Bedeutung zu, die weit über die aktuelle Konfliktkonstellation Ärzteschaft – Pflege hinausweist.

Die enorme Expansion des Dienstleistungssektors hat aber auch Kontroversen ausgelöst. Sie wird zwar in gesamtgesellschaftlicher Betrachtung der Beschäftigungspolitik positiv hervorgehoben, doch mehrt sich unter Kostengesichtspunkten auch die Sorge. Alte und zahlreiche neu entstandene Aufgabenfelder in der Pflege weisen einen hohen Komplexitätsgrad der Tätigkeiten auf – und doch können sie, solange die Qualifikationsprofile nicht hinreichend geklärt sind, zugleich zu Vorreitern für den Einstieg in arbeitsmarktliche Niedriglohnsektoren werden, assoziiert mit hoch flexiblen und ungeschützten Beschäftigungsverhältnissen, mit gemeinnütziger Bürgerarbeit, mit Frauenarbeit. Das Verhältnis von Kompetenz, Dienstleistung, Personalentwicklung ist ein angespanntes, und es ist in diesem Feld gesellschaftlicher Arbeit die Erfahrung zu bedenken, dass sich je nach konjunktureller Lage die

Personalrekrutierung für die *gleiche* Aufgabe zwischen fachlich qualifizierten Experten, dann wieder Frauen mit Familienerfahrung, zwischen institutionell geregelten Arbeitsprozessen, dann wieder Nachbarschaftsengagement und familiärer Dienstleistung verschieben kann (Offe 1984, Offe/Heinze 1986, Pfau-Effinger 1999).

Es fordert diese Erkenntnis dazu heraus, die Zukunft der Pflege nicht nur unter dem bekannten Stichwort der Professionalisierung zu diskutieren, sondern auch dem der gesellschaftlichen Umschichtung ihrer Arbeitsverhältnisse. Wenn also über die Kostenexplosion im Gesundheitssystem gejammert wird, lohnt es, den Bedeutungszuwachs der Pflege zu betonen aber zugleich die Gefahr, dass Pflege trotz der gestiegenen Anforderungen an die Arbeitsinhalte zu einem großen Teil in Angelerntentätigkeiten abwandern könnte, obwohl dieses arbeitsinhaltlich nicht zu rechtfertigen ist. Es ist das erste Gebot der Stunde, in der Kostenexplosionsdebatte vor allem und gerade aus Sicht der Pflege genauer hinzuschauen und sich nicht, wie bisher üblich, von vornherein als Sparposten zu verstehen oder sich gar wegzuducken. Was allerdings entsteht, ist mehr als nur ein Legitimationszwang, sondern die Pflicht zum – auch ökonomisch zu führenden – Ausweis von Pflegequalitätsbedarf und -sicherung. Das Ergebnis dieser Anstrengung hat weit über die unmittelbare Pflegearbeit hinaus gesellschaftliche Bedeutung und darf deshalb weder als 'naturwüchsig' noch 'folgenblind' gesehen werden.

Dieses Unterfangen in Angriff zu nehmen, stellt besondere Anforderungen an die analytische Durchdringung pflegerischer Arbeit. Pflege nämlich gehört zu den sogenannten *primären Dienstleistungen*, die alle einem personenbezogenen uno actu Prinzip der Leistungserbringung an Klienten, Patienten, Kunden unterliegen. Uno actu Prinzip meint, dass die Dienstleistung im Hier und Jetzt der Interaktion erbracht wird und mit dem Klienten verschwindet. Wie sie allerdings im Hier und Jetzt gestaltet ist, hat langfristige Folgen für die Tragfähigkeit der Intervention beim Klienten. Doch die Zurechnung schwacher, auch Folgekosten nach sich ziehender und damit ungenügender primärer Dienstleistung auf die mangelnde Qualität der Intervention liegt nicht auf der Hand. Denn die Gesundheitsstrukturreform verkürzt die Liegezeiten in Akuteinrichtungen, verschiebt die Einsatzorte und zerreißt damit die Zurechenbarkeitsfelder. Zudem verschieben sich die Kontextbedingungen, unter denen pflegerische Dienstleistungen als konkreter Interventionszusammenhang geschehen. Die Abrechnungssysteme aber bleiben davon unberührt, gehören dem alten stationären Kontext an. Ambulante Pflege – ein unangemessener Begriff, denn im Gegensatz zur Ambulanz der Ärzte, wo die Patienten die ambulanten sind, die zur Arztpraxis gehen, sind nicht die Pflegeabhängigen/-bedürftigen die 'Laufkundschaft', sondern die Dienstleistungserbringer, die Pflegekräfte – gerade ambulante Pflege erfordert ein neues kontextbezogenes Pflegeprofil und vor allem neue Bewertungssysteme. So lässt sich zwar sagen, dass die Qualität des Personenbezugs im Zentrum des Pflegehandelns stehen muss. Doch sie unterliegt auch einem fast ebenso punktuell berechneten Finanz- und Verwaltungsbezug in den Einrichtungen der Pflege, und dies nicht nur im stationären Bereich, da die Pflegeversicherung diesen Arm weit in die übrigen Orte der Pflege hinein verlängert.

Gesundheitspolitik ist gesellschaftliche Gestaltungspolitik. Sie zwingt uns, über den eigenen Tellerrand zu schauen, denn sie hat immer zwei Seiten, die erst zusammen eine Medaille ergeben: eine organisatorisch-strukturelle Seite und eine der inhaltlichen Bestimmung von moderner Pflege. Wir müssen sie zwar analytisch voneinander trennen, aber sie immer wieder zusammen sehen. Denn beide sind von gemeinsamen Einsichten in ökonomische und politische Zusammenhänge abhängig und in historisch gewachsene Machtverteilungen und Kompetenzzuweisungen eingebunden, die nicht mehr in eine moderne Dienstleistungsgesellschaft passen und nicht mehr in überkommene Vorstellungen von Einsatzort und Anforderungen an Pflege heute.[1]

Geht es aber um Wandel, dann geht es auch um Macht – und um Interessenbündelung, das heißt Bündelung der Interessen derjenigen, die sich um der Sache willen neuen Herausforderungen an die Pflege stellen, aber aufgrund historisch geronnener Denkschablonen nicht auf mitdenkend einsichtige Partner hoffen können. Interessenbündelung setzt noch vor der argumentativen Auseinandersetzung mit Uneinsichtigen ein, setzt zunächst die Identifizierung der gemeinsamen Interessen in der Pflege voraus – was unter dem Hier und Jetzt mit seinen vielen unterschiedlichen Initiativen nicht einfach ist.

---

[1] Die Zweiteilung der Dienstleistungsqualität – personenbezogene versus administrative Dimension – hat uns bei der Konzipierung der Modellversuche in Bremen dazu bewogen, an der Fachhochschule und der Universität zugleich innovativ zu werden; im ersten Falle bezogen auf das Management; im zweiten auf die Ausbildung der Lehrkräfte, die den Wandel der Ansprüche an gute und kostengünstige Pflege im Kompetenzprofil der Pflegekräfte unter sich pluralisierenden Einsatzorten in der Pflegeausbildung zu beantworten haben. Hier stand und steht die Professionalisierung der Pflege durch die Entwicklung eines Lehramts für die Erstausbildung in der Pflege im Mittelpunkt, der in der Dienstleistungsentwicklung rund um die Einsatzorte der Pflege inhaltliche Gestaltungsaufgaben zuwächst.

Als Ansatz zur systematischen Bündelung dieser Interessen stelle ich die folgenden Kapitel unter ein Motto, das jedes Mal beginnt mit: „Nichts ist wichtiger für die Pflege als ...". Ich verstehe dieses Motto als Versuch der Konsensfindung unter möglichst vielen der am Wandel der Pflege Beteiligten, selbst wenn die von mir gefundenen Antworten von denen Anderer abweichen. Denn schon die gemeinsame Problemdefinition ist keine leichte Aufgabe und dürfte von Differenzen in Erfahrung und Vorkenntnissen abhängen, die sichtbar gemacht werden müssen, um späteren Prozessen des Auseinanderdefinierens der Antworten produktiv begegnen zu können.

Nichts ist wichtiger für die Pflege, als ein klares Eigenprofil zu entwickeln.

Wenn es um neue Herausforderungen an die Pflege heute geht, werden als die üblichen Eckpfeiler genannt: die Technikentwicklung der Medizin, die Veränderung der Krankheitsbilder, die Verlängerung der Lebenszeit mit zunehmender Pflegeabhängigkeit bei gleichzeitig steigender sozialer Isolation im Alter und die Verdrängung des Todes (Görres 1992). Wie sehr diese Entwicklungen ineinander greifen, ist oberflächlich allen Beteiligten bewusst. Antje Krippner und Christel Sobotta (2000) haben dieses Zusammenspiel zum Gegenstand ihrer Diplomarbeit gemacht. Sie zeigen, dass das Eigenprofil in der Pflege, kaum in der Professionalisierungsdebatte entfaltet, im Zusammenwirken dieser Faktoren unter den aktuellen Entwicklungen der Dienstleistungsgesellschaft gefährdet ist. Sie machen nachdrücklich darauf aufmerksam, wie sich für die Pflege eine fatale Schere auftut, die das Eigenprofil der Pflege in zwei Teile zu zerschneiden droht. Es ist das Auseinanderdriften von 'CURE' (lat. curare = heilen) und 'CARE' (englisch = Sorge tragen für), das sich selbst auf hoher Abstraktionsebene als gefährliche organisatorische und arbeitsinhaltliche Entsprechung im Auseinanderdriften herausstellt, und sie präsentieren folgenden Überblick:

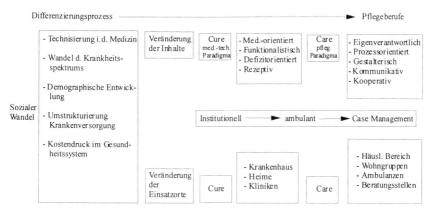

Krippner/Sobotta 2000

Die beiden Verfasserinnen beschreiben personenbezogene Dienstleistungs-berufe zu Recht als hoch komplexe Qualifikationsprofile, die z.B. in der Pflege ein sehr umfangreiches Wissen erfordern. Es reicht von Fertigkeiten über inter-disziplinäres Fachwissen bis vor allem zum Prozessdenken, das heißt der Analy-sefähigkeit der je aktuellen Befindlichkeit, situativen Aktivierungspotentiale und sozialen Lage der Klienten, und setzt die Kompetenz zu flexibler Anpas-sung/Integration von Pflege-Techniken voraus. Sie betrachten die aktuellen Trends in den Veränderungen der Inhalte (obere Dimension) und stellen fest, dass sich die Distanz zwischen medizinorientierter und prozessorientierter pflegerischer Eigenkompetenz zunehmend erhöht. Sie betrachten die Verände-rung der Einsatzorte und stellen fest, dass sich diese Distanzzunahme mit dem Auseinanderdriften der Einsatzorte kombiniert. Die erneute Verklammerung könnte sich in der amerikanischen Entwicklung zum 'case-management' ab-zeichnen, wenn denn Pflege bis dahin eine autonome Position im Gesundheits-system entwickelt hätte.

Voraussetzung dazu aber wäre, dass Pflege ein die Aspekte 'cure' und 'care' umfassendes Eigenprofil herausarbeitet. Vom Kompetenzprofil her gesprochen meint 'cure' die medizinisch-pflegerische und 'care' die human-sozialpflegeri-sche Seite, die sich in der Pflege verkürzenden Differenzierung von Behand-lungs- und Grundpflege wiederfindet. Während 'cure' vor allem an der Arzt-Assistenz und -Intervention orientiert zu sein scheint, scheint vor allem 'care' als sogenannte Grundpflege missverstanden zu werden, wiewohl sie als bedeutsames, primäres Feld guter präventiv-rehabilitativer Pflege fachlich angelegt sein muss. Entsprechend sollte sie auch zukünftig sinnvollerweise nicht als „Grundpflege", sondern als 'präventiv-rehabilitative Pflege' bezeichnet werden. Institutionell, das heißt stationär und ambulant, gehören von der optimalen Förderung der zu pflegenden Person her stets beide Aspekte und Kompetenzen zusammen, denn in beiden müssen pflegerische Ansätze der Köperbilderhaltung und -wiedergewinnung, der basalen Stimulation, der Kinästhetik und Reorganisation von Koordinationsfähigkeit zum Tragen kommen, und es ist eine Frage der je konkreten Situation und der (keineswegs geradlinig verlaufenden) Dynamik des Prozessverlaufes in der Erkrankung/Genesung der Klienten, wann die eine, wann die andere in den Vordergrund tritt. So kann bei einem/r Patienten/in mit Herzinfarkt im stationären Bereich in bestimmten Phasen das 'cure' oder das 'care' Prinzip in den Vordergrund gerückt werden müssen, bei einem/r Patienten/in mit multipler Sklerose im ambulanten Bereich ebenso. Das Eigenprofil der Pflege muss beide Seiten integrieren, wenn wir unter 'care' nicht die berüchtigte Satt-, Sauber-, Trockenpflege missverstehen und unter 'cure' nicht die reine Arztassistenz.

Was wir aber an diesem Schaubild mit aller Deutlichkeit sehen ist, dass aktuell beide Entwicklungslinien (Technikentwicklung und Einsatzorte; veränderte Krankheitsbilder und veränderte professionelle Vernetzungen) hinsichtlich des Zusammengehens von 'cure' und 'care' eine fast ganz entgegengesetzte Dynamik beinhalten. Sie ergänzen sich in fataler Weise: 'cure' verbindet sich mit dem Akut-Krankenhaus der Moderne – 'care' zeichnet sich durch Arztferne aus. Entstehen hieraus neue Chancen für das Eigenprofil der Pflege?

Die Pflegeausbildung heute zielt trotz des Kontextwandels pflegerischen Handelns auf die Arbeit im Krankenhaus ab. Sie hinterlässt eine Qualifikationslücke für jene Pflegekräfte, die den situativen Kontext der Hauspflege im Sinne optimaler Förderung der Klienten nutzen wollen. Das Problem der Verschiebung von 'cure' und 'care' macht allerdings auch offenkundiger denn je, dass Pflege von Ärzten nicht gelehrt werden kann. Vor allem präventiv-rehabilitativ für 'care' auszubilden, liegt definitiv nicht in ihrem Kompetenzprofil. Liegt die Ausbildung für pflegerisches 'cure' darin? Wenn Ärzte davon überzeugt sind, dass dies so sei, erhöht sich die Gefahr, dass die Arztassistenz ihre Pflegequalität verliert und nur noch als Arzt-Arm-Verlängerung arbeitet; 'care', fern vom Arzt, dagegen ist unter bestehenden Ausbildungsbedingungen dazu verdammt, entweder als 'Ersatzarzt' zu handeln oder aber ihre Fachlichkeit zu verlieren und als Jedermann-Qualifikation missverstanden zu werden, genauer: als 'Jedefrau-Qualifikation'.

Eine Riesenaufgabe der Pflege heute liegt darin, dass sie von ihrem Arbeitsprozess her Neudefinitionen entwickeln muss, die 'care' und 'cure' zu *einer* Kompetenz miteinander verbinden, zu *einem gemeinsamen* Kompetenzprofil, das je nach Einsatzort zudem Zusatzqualifikationen benötigt, auch – und nicht zuletzt – für die Hauspflege. Eine an den Bedarfen der Großeinrichtungen orientierte und unter Ärztevorherrschaft durchgeführte Ausbildung aber bleibt ganz dominant unter naturwissenschaftlichen Prinzipien, nur manchmal leicht abgemildert durch die sozialwissenschaftlichen Fächer.

Unsere vergleichenden Untersuchungen zum aus der Praxis mitgebrachten Kompetenzprofil unserer Studierenden im Bremer Lehramtsstudium sagen, dass das naturwissenschaftlich-medizinische Paradigma noch am meisten und deutlichsten in der Krankenpflege (vor allem in der Intensivpflege) dominiert, während es in der Kinderkrankenpflege mit sehr viel mehr sozialpflegerischen Qualifikationen durchmischt ist, denn, so sehr überzeugend die Arbeit von Holzgreve-Landmark (2000) zur nonverbalen Kommunikation in der Kinderkrankenpflege: mit Kindern und Frühgeborenen *muss* man einfühlsam und vom Klienten her handelnd umgehen; Beobachtung und Hautkontakt bei jeder kurativen Handlung *ist* wichtigste Informations- und Anregungsquelle und entsprechend *sind* 'cure' und 'care' sehr viel mehr miteinander verwoben bzw. hat 'care' dort ihren fachpflegerischen Status. Die Altenpflege hingegen hängt von ihrer Ausbildung her zwischen den Stühlen, vermittelt hohe Anteile sozialwissenschaftlicher Kompetenz, ist aber in der faktischen Arbeit durch funktionalistische Arbeitsabläufe völlig geknebelt – und hat stets mit dem Verdacht zu kämpfen, dass das kurative Fachwissen nicht ausreiche. Und es *ist* ein Skandal, dass der Gesetzgeber nun dort den Umgang mit beatmungspflichtigen Patienten voraussetzt, aber die Altenpflege vom Erwerb des dafür notwendigen Fachwissens abgeschnitten ist, da dieses zur Weiterbildung zur Intensivpflege gehört – der Zugang hierzu führt nur über die Kranken-/Kinderkrankenpflege, nicht die Altenpflege! (Göbel 2000)

Zwischenfazit: Arbeitsanforderungen und Ausbildung entsprechen sich schon heute nicht. Berufs- und bildungspolitisch gesprochen haben wir je unvollständige Kompetenzprofile mit je für die andere Berufsgruppe wichtigen Wissensanteilen, untereinander verschobene Schnittmengen mit Löchern, die durch den Wandel der Einsatzorte heute sichtbar und fatal werden. Ein klares Eigenprofil der Pflege zu entwickeln, erfordert eine gemeinsame Erstausbildung mit dann allen offenstehenden Umstiegen und Spezialisierungen. Gefordert ist ein Sockel- und Bausteinprinzip, nicht eine Ausbildung pro Pflegeberuf, die Profil und Ausgebildete je in einem Ausbildungs-Container festhält. Das Eigenprofil der Pflege muss auf der Integration von 'cure' und 'care' als gemeinsamer Grundlage basieren, damit wir unter 'care' nicht die passivierende Versorgung missverstehen und unter 'cure' nicht die rein technische Unterstützung ärztlichen Handelns.

Nichts ist wichtiger für die Pflege, als das klare Eigenprofil auch in ökonomischen Kategorien zu denken.

Naturwissenschaftliche Sichtweisen bestimmen heute die Auffassung von der Zweckrationalität pflegerischen Handelns und diese wiederum die Abrechnungssysteme und die in Großeinrichtungen ermittelten Zeitbemessungsgrundlagen für Pflegehandlungen selbst dort, wo der Krankenhauskontext fehlt, das heißt in der ambulanten Pflege. Die Zeitbemessungsgrundlagen der Abrechnungssysteme insgesamt machen in seltener Deutlichkeit sichtbar: Es fehlt eine Theorie vom erkrankten Menschen, vom Menschen in einer bestimmten, durch die Art der Erkrankung definierten Krise und einem labilen Genesungsprozess. Sie fehlt ebenso wie eine Theorie von den Ressourcen und den Möglichkeiten ihrer ortsabhängigen Reorganisation, auch im Umgang mit dauerhafter Beeinträchtigung, dem sich verändernden Ich und selbst dem nahenden Tod. Der andere Ort der Hauspflege z.B. böte optimale Möglichkeiten, die Reintegration des durch Krankheit und medizinischen Eingriff beschädigten Körperbildes (Salter 1997; Uexküll et al. 1997) oder die Wiedererlangung von Selbstpflegekompetenz vom Alltag der Menschen her anzusetzen, das heißt die Alltagsroutine auf Bewegungsmuster hin zu analysieren. Gerade die neurophysiologische Forschung zeigt, wieviel erfolgreicher in den Alltag integrierte fachkundige Impulse zur Rehabilitation beitragen als z. B. spezielle ergotherapeutische, aber punktuelle Behandlungen.

Laienpflege ist da schlicht völlig überfordert. Aber die heutige Fachpflege ist per Abrechnungssystem so sehr in ihren Unterstützungschancen reduziert, dass sie von kostengünstigem, optimalem Einsatz weit entfernt ist. Kostengunst folgt bisher dem Prinzip der naturwissenschaftlichen Sichtweise. Aber auch der Medizin fehlt eine Theorie vom erkrankten Menschen. Sie hat Erkrankung eben naturwissenschaftlich gelöst, vom Symptom her definiert – und kommt an ihre Grenzen, wiewohl sie die Alternativmedizin ebenso bekämpft wie ein anderes Ökonomie- und Zeitverständnis von pflegerischer Arbeit.

Die ökonomischen Milchmädchenrechnungen entschleiern sich als solche, wenn man die Kostenfaktoren pflegerischer Arbeit nicht nach punktuellem Einsatz der Pflegekräfte berechnet, sondern diese Interventionen in den Gesamtzeitrahmen der Pflegebedürftigkeit einrechnet, das heißt ihn über Verschiebungen von Einsatzorten hinweg als Gesamtzeitspanne betrachtet. Noch fehlen solche Berechnungsansätze, aber sie tun dringend Not. Es würde kalkulierbar und sichtbar, dass sich das, was sich als Zeit- und damit Kosteneinsparung in der Funktionspflegeorganisation noch positiv rechnen lässt, sich, da Patienten passivierend, verlängernd auf die Pflegeabhängigkeit danach auswirkt, also erhöhte Folgekosten nachzieht. Und wie sieht es mit der Erhöhung von Immunschwäche durch technisch perfekte, aber nicht patientenorientierte pflegerische Intervention aus, oder mit dem Zusammenhang von unter Zeitdruck entstehender entmündigender Pflege und ihren Folgen für (dann wieder sehr pflege-intensive) Insuffizienzzustände?

Noch sind diese Verkettungen wenig dokumentiert. Und doch:

- Scheffel (2000) stellt die Bedeutung des inneren Rhythmus Pflegeabhängiger für günstiges pflegerisches Handeln, die Biographie, aktuelle Situation und den Interaktions- und den Kommunikationsverlust als zentral in der Altenpflege heraus, zentral für jede Pflege-Intervention, die schon aufgrund der Organisation der Pflegearbeit die Heimlebenswelt über die der Klienten legt und zum Quell für Verwirrtheit und ihre Chronifizierung mit hohem Pflegeaufwand (und Nervenbelastung) als deren Folge wird.
- Naturwissenschaftlich gesehen wissen wir, dass die pflegerisch gute, an die psychische Befindlichkeit des Menschen in seiner aktuellen Krise angepasste, aber entsprechend zeitintensivere OP-Vorbereitung das Immunsystem auch *nach* dem Eingriff noch positiv beeinflusst und die Infektionsgefahr verringert (Zenker 1996).
- Wir wissen, dass zu spätes oder zu frühes oder subjektiv zu forderndes Beginnen mit punktueller Rehabilitation fehlschlägt (Hatch/Maietta 1999), oder dass Pflegeteams, die nicht über ein gemeinsames Konzept der basalen Stimulation verfügen oder ihre pflegerische Arbeit nicht daran ausrichten, da von den Abrechnungssystemen und Zeitvorgaben nicht vorgesehen, unökonomisch arbeiten (vgl. Bienstein/Fröhlich; 1995; Buchholz et al. 1998), oder dass Pflegeteams, die sich z.B. bei Schlaganfallpatienten nicht auf Konzepte der Ergotherapeuten (etwa nach Bobarth) einstellen, deren Arbeit fast zunichte machen (Urbas 1994).
- Wir wissen, dass jede Dekubitusprophylaxe zugleich kinästhetisch genutzt werden kann, mit erheblich positiven Folgen für die Körperbildrekonstruk-

tion, das heißt, ökonomisch gesprochen, für Liegedauern und die Verringerung von Rückfallrisiken (Hatch/Maietta/Schmidt 1993).

Zwischenfazit: Bildungs- und berufspolitisch gesprochen ist festzuhalten: Pflegewissenschaftliche Forschung belegt, dass die dem Pflegeprozess angemessene Ökonomie nicht die der Krankenkassen heute und nicht die der naturwissenschaftlichen Medizin ist. Hieraus ist nur eine 'Schein-Ökonomie pflegerischer Arbeit' entstanden. Die Ausbildung aber muss Pflegende in die Lage versetzen, die Widersprüche zwischen naturwissenschaftlicher und sozialwissenschaftlicher Rationalität als solche zu erkennen und als kostenfressend benennen zu können. Wir leben heute in einer Dienstleistungsgesellschaft, aber die Kostenkalkulationen stecken noch im Rationalitätskalkül der Industriegesellschaft, orientiert an linearer Kausalität, Taylorisierung und Zeitverdichtung, nicht an zyklischer Zeit und bedürfnisorientierter Zeitoptimierung.

Dabei haben wir durchaus Verbündete, wenn wir nur danach suchen. Auch Ärzte ringen um ein neues Menschenbild in der Gesundheitspolitik, auch unter Kassenspezialisten finden wir dann Verbündete, wenn Pflege die Effizienz ihres Eigenprofils klar vermitteln kann, ihre Ablaufpläne begründet anders gestalten, Pflegediagnosen nach Pflegefachprinzipien und Pflegedokumentation an Relevanzkriterien der – oft zyklischen – Prozessverläufe des Menschen in der Krise darstellen kann. Auch die Entwicklung dieser Fähigkeit ist Teil der Berufsausbildung, damit wir nicht auf die Ökonomie wie das Kaninchen auf die Schlange starren und folgenreich schlechte Pflege verantworten müssen.

Nichts ist wichtiger für die Pflege, als vom pflegerischen Selbstverständnis her über den eigenen Tellerrand zu schauen

Viele Klienten erleben Pflege als Verlängerung des Arztes, denn interveniert wird nicht in Bezug auf den erkrankten Menschen, sondern sein Symptom. Vergleichende Patientenbefragungen, in denen eine Gruppe unter Funktionspflegebedingungen, die andere unter *primary nursing*, das heißt Bezugspflege mit integrierter Patientenzuständigkeit, hinsichtlich der erlebten Pflegequalität untersucht wurden, weisen den Weg ganz eindeutig in letztere Richtung, *in das, was moderne Pflegewissenschaft fordert* (Keil 1996). Die naturwissenschaftlich-arbeitsteilige Logik ist nicht die Logik der Pflege und das bemerken inzwischen auch die Patienten.

Das Eigenprofil klar zu erkennen, bedeutet also zunächst Abgrenzung gegenüber der Medizin. Über den eigenen Tellerrand zu schauen, ist dann der nächste Schritt, setzt allerdings die Sicherheit im eigenen Profil voraus. Es dürfte ein Gradmesser erreichter Professionalisierung sein, die Angst vor Fremdbestimmung abzuschütteln und pflegefachliches Wissen mit Selbstbewusstsein anschlussfähig für das der anderen Berufsgruppen zu machen, meint: es für diese nachvollziehbar aufzubereiten – und umgekehrt, von diesen dort und nur dort zu lernen, wo es für die Pflege lohnt.

Lohnenswert ist das Lernen von den anderen, trotz der Konflikte mit der Ärzteschaft, aber öfter als man denkt. Denn Pflege teilt sich den Gegenstand ihres Handelns, den erkrankten Menschen als Ganzes, in der Tat mit vielen anderen Wissenschaften. Sie reichen von der Medizin über die Soziologie, die Psychologie, die Biologie bis hin zur Sozialpädagogik, einschließlich der Behindertenpädagogik. Diese sind nicht Pflege, aber sie sind sehr relevante Bezugswissenschaften und entsprechend ist der Fächerkatalog der jetzigen Ausbildung auch so zu gestalten, dass dieses Wissen Eingang finden kann in Qualifizierungsprozesse der Pflege, allerdings reformuliert durch das Nadelöhr ihrer Relevanz für das Pflegehandeln als Krisenintervention, als ineinander integrierte Bausteine des Wissens (Krüger 1992; 1996; Remmers 1999).

Gott sei Dank, nur noch selten vermittelt sich der Eindruck, dass sich die Pflege weiter abschottet, so, als müsse sie mit dem Klärungsprozess ihres eigenen Fachprofils zugleich ihr Wissen nun ganz aus sich heraus und neu 'erfinden', und als sei sie die einzige Berufsgruppe, die den Menschen in seiner subjektiven Befindlichkeit in den Mittelpunkt rückt (kritisch hierzu auch Müller 2000). Sie ist es nicht, aber sie muss dieses andere Wissen natürlich neu bündeln: den naturwissenschaftlich-biologisch-neurophysiologischen Kern in ein rehabilitativ-ressourcenorientiertes, biographisch-pädagogisch ansetzendes Handeln integrieren. Keine der anderen Wissenschaften bündelt und bündelte je so.

Zwischenfazit: Wieder ist dies eine Frage der Bildungs- und Berufspolitik, diesmal eine der Qualifizierung der Lehrenden. Ihnen muss als Ersten das Verhältnis von Pflege- und Bezugswissenschaft klar werden und die Reformulierung dieses Wissens unter Prinzipien pflegerischen Handelns gelingen. Erst hierüber entsteht eine Fächerintegration, die das Wissen der Bezugswissenschaften (von der Medizin bis zu den Kulturwissenschaften, der Soziologie und Sozialpädagogik) nicht mit dem Bade ausschüttet, sondern es unter pflegerischen Gesichtpunkten fruchtbar machen und in dieser Form den Auszubildenden nahe bringen kann. Auch die Wissensanteile der Bezugswissenschaften gehören in die Schnittmenge des Fachwissens. Sie liegen nicht oberhalb und nicht zusätzlich, sondern im Mittelpunkt der Fachpflege, aber erst, wenn sie pflegewissenschaftlich gewendet sind.

Lassen wir uns auch nicht durch Anleihen aus der Schlüsselqualifikationsdebatte dazu verführen, von dieser Notwendigkeit abzugehen. Die Unterscheidung zwischen Fachkompetenzen einerseits und über die unmittelbare Arbeitserledigung hinausweisendes Transferwissen andererseits, Letzteres gehandelt eben als Schlüsselqualifikationen, macht zwar für gewerblich-technische Berufe Sinn, nicht aber für personenbezogene (vgl. Piechotta 2000). Beide Typen von Qualifikation erweisen sich als in der Pflege in vielen Teilen deckungsgleich. Denn Qualifikationen wie: der Einzelsituation übergeordnetes Wissen, die Fähigkeit zu aktivierendem Lernen beim Pflegeabhängigen, die Einführung von Methoden der Verantwortungsübernahme seitens der Klienten, von Selbstgestaltung, Selbststeuerung und Eigenevaluation sind fachinhaltliche Anforderungen an die Pflege, gehören in die Schnittmenge des *Fachwissens*, wiewohl ihnen zugleich zentrale soziale Transferkompetenzen unterliegen. Auch sie liegen nicht oberhalb und nicht zusätzlich, sondern im Mittelpunkt der Fachpflege.

Über den Tellerrand zu schauen, schließt entsprechend nicht nur den Blick auf die Bezugswissenschaften ein, sondern auch die Auseinandersetzung mit aktuellen pädagogischen Konzepten einschließlich den üblichen Bildungs- und Lehrerqualifizierungssystemen. Wir erkennen dann das eigene Inseldasein. Daraus folgt:

Nichts ist wichtiger für die Pflege, als sich im Umdenken zu üben.

Von Francis Picabia, einem spanischen Philosophen, stammt der Spruch: "Unser Kopf ist rund, damit das Denken die Richtung wechseln kann". Denken wir also in verschiedene Richtungen und neu, indem wir uns alte Denkblockaden bewusst machen.

So ein altes Brett vorm Kopf, das Bewegung verhindert, ist der Gedanke, dass Pflegeausbildung und duales System eine 'Unpassung' schlechthin sei, ein Horror, da es sich beim dualen System, der Lehrlingsausbildung, doch um solche des Handwerks und der industriellen Facharbeiter mit Hauptschulabschluss handele. Die Pflegeausbildung hingegen sei weitaus anspruchsvoller. Der zweite Teil der obigen Aussage stimmt: Die Pflege ist ein hochkomplexer, anspruchsvoller, multidimensionaler Beruf mit Eigenverantwortung, nicht nur sorgfältiger Ausführung. Die inhaltliche Ausrichtung ist eine andere, aber warum sich nicht eine gemeinsame Ausbildung und dann Spezialisierungs- und Umstiegsangebote nach Maßgabe der Prinzipien der Facharbeiterqualifizierung im Interesse und der Fähigkeitsentwicklung der Auszubildenden vorstellen?

Das duale System ist ein Organisationsprinzip der Lernorte, nicht eines der Verpflichtung zu Ausführungsauffassungen. Es meint nicht die je *spezifischen* Inhalte, sondern ganz vorrangig die Verantwortlichkeiten für das, was zur Ausbildung gehört: die praktische Ausbildung innerhalb des Betriebes/der Pflegeeinrichtungen, die schulische durch die Bildungsbehörden, dann darauf aufbauende zweite Bildungswege und berufliche Spezialisierungen. Duales System beinhaltet ein Kompromissangebot an die Kassen, freien Träger, Einrichtungen, die bereits vorhandenen praktischen Ausbildungsanteile in eigener Hand zu behalten, aber bewusst und gezielt mit Lernanteilen zu versehen und dafür im Gegenzug die Finanzierung des Unterrichts, einschließlich der LehrerInnen, an die Bildungsbehörden abzutreten. Sie bedeutet Aushandlung zwischen beiden Trägern der Ausbildung, Einhaltung der üblichen Standards und Verpflichtung zu der Entwicklung eines anerkannten Qualifikationsprofils. Was bedeutet das im Einzelnen?

Praxis ist ein Lernort

Die Praxis explizit als Lernort zu sehen und nicht schlicht darauf zu bestehen, dass wir dieses schon getan haben, meint, sich mit den Chancen arbeitsplatzbezogenen Lernens in der Pflege kritisch auseinander zu setzen. Breitenstein und Pohl (2000) vergleichen diese mit jenen im dualen System, aber auch mit Lerninselkonzepten und Übungsbüros in kaufmännischen Ausbildungen (ebenfalls im dualen System angesiedelt). Sie nutzen Konzepte der Effizienzkontrolle, das 'Bildungscontrolling', aus ganz betriebswirtschaftlicher Sicht und kommen hinsichtlich der aktuellen Situation des Lernens in der Pflegepraxis zu dem Schluss:

„An einem Arbeitsplatz, an dem vor allem die Quantität und Effektivität im Vordergrund steht, muss Kreativität, Besonnenheit und reflektiertes Handeln zweitrangig bleiben. ... Ist für die betriebswirtschaftliche Organisation das ausschlaggebende Ziel die Gewinnmaximierung, der Erhalt und Ausbau der Effektivität des Betriebes, wird eine didaktische Strukturierung der Ausbildung vor Ort oft sehr erschwert." (S. 40)

Durch tayloristisch zerlegte Arbeitsabläufe in der Praxis entstehe so etwas wie ein „pädagogisches Vakuum". Man sieht förmlich die Parallele zum Auseinanderdriften von 'cure' und 'care'. Sie fordern entsprechend:

"Trotzdem ist es aus pädagogischer wie aus betriebswirtschaftlicher Sicht sinnvoll und wünschenswert, die Pädagogisierung und die didaktische Strukturierung der arbeitsplatznahen Lernchancen voranzutreiben." (S. 43)

Betrieb und Schule sind als lernende Organisationen im Abstimmungsprozess gefragt. Im Projekt „Wissenstransfer in der Pflege – hinderliche und förderliche Faktoren für die Umsetzung von innovativen Ausbildungsinhalten in die pflegerische Praxis", von Görres et al. (1999) in Kooperation mit Bremer Ausbildungsstätten und Krankenhäusern konzipiert und durchgeführt und finanziert von der Robert Bosch Stiftung, zeigen sich ermutigende Ansätze, und die Verschiebung der Relationen zwischen Tun und Reflexion lassen noch ganz andere Lernorte, Lerninseln etwa, am Horizont erscheinen.

Eine andere Absolventin unseres Studienganges, nebenher im Medizinischen Dienst der Kassen tätig, Karin Lipka, schaut in diesem Sinne auf den Wandel der Einsatzorte in der Pflege und die zunehmende Bedeutung der Hauspflege (2000). Diese bietet hiernach ein ganz anders geartetes Lernfeld als die Großorganisationen, und es mag, wie sie in ihrem Ausbildungskonzept entwickelt, nicht unberechtigt sein, als ersten praktischen Einsatzort nicht das Krankenhaus, sondern gerade die Hauspflege zu wählen, allerdings nur die ökonomisch neu bewertete. Die Vorteile liegen auf der Hand, wenn man sich klar macht, wie sehr die ersten Praxiseinsätze das Pflegeverständnis, das reduzierte oder erweiterte Bild des Berufsverständnisses der Pflege, später prägt. Auch sie fordert, dass die Prinzipien des Lernens als Zielvorgaben und nicht als Detailvorschriften formuliert sind, damit die Gestaltung des Arbeitshandelns von Lernenden und Ausbildern in die gemeinsame Verantwortung gelegt bleibt und Kreativität der Mitarbeiter in der Gestaltung arbeitsplatzbezogener Lernsituationen geradezu herausgefordert ist.

Lernen in der Schule ist Bildungsaufgabe.

Das duale System hat neben der Definition der Praxis als Lernort noch drei weitere Vorteile: Die Einbeziehung des öffentlichen Bildungssystems sorgt dafür, dass erstens jene drei allgemeinbildenden Fächer in die Berufsausbildung integriert werden, über die die Auszubildenden den Zugang zum zweiten Bildungsweg erhalten, die ihnen mit der fachgebundenen Hochschulreife die Möglichkeit zum Studium eröffnen, wenn sie das denn wollen. Diese Wege sind bisher verschlossen, denn die Einrichtungen der Pflegeausbildung orientieren sich ausschließlich an der Rekrutierung des eigenen Nachwuchses, haben entsprechend kein Interesse, ihren Schülerinnen und Schülern Bildungskarrieren anzubieten und schließen deshalb das Angebot dieser Fächer aus. Sie gehören aber in den üblichen Kanon der Qualifizierung von Jugendlichen heute. Allen wird im öffentlichen Berufsbildungswesen die Kombination von beruflichem und allgemeinbildendem Abschluss angeboten. Das ist ein wichtiges Prinzip aus Sicht der Chancengleichheit und -eröffnung für alle. Warum nicht für die Pflege?

Die Auffassung von beruflicher Qualifizierung durch Bildung bringt einen zweiten Vorteil mit sich: Die Einbeziehung des Staates hat im übrigen Berufsbildungssystem dafür gesorgt, dass die Qualifikationsstandards der LehrerInnen gesetzlich geregelt sind und alle Fächer der beruflichen Fächergruppe von StudienabsolventInnen der beruflichen Fachrichtung gelehrt werden. Unterrichten darf nur, wer die Ausbildung nach diesen Standards des Lehramtsstudiums besitzt. Das heißt für das Lehramtsstudium Pflege wie für das Studium anderer beruflicher Fachrichtungen auch: Berufspraxis und ein fachwissenschaftliches Studium in der Pflegewissenschaft, in einem zweiten allgemeinbildenden Fach (oder einem fachwissenschaftlichen Spezialisierungsgebiet der Pflegewissenschaft) und in der Erziehungswissenschaft; Vorbereitungsdienst für das Unterrichten im öffentlichen Dienst. Mit dieser Regelung, von der Kultusministerkonferenz 1995 für das Lehramt Pflegewissenschaft als Rahmenvereinbarung verabschiedet, kommt auch Klarheit in die Frage, welche Fächer von welcher Berufsgruppe unterrichtet werden sollen/dürfen, nämlich alle Fächer der Pflegeausbildung durch StudienabsolventInnen der Beruflichen Fachrichtung Pflege (Krüger 1992; vgl. auch Robert Bosch Stiftung 1996).

Ein drittes wesentliches Element bieten die Regelungen des dualen Systems hinsichtlich des Schutzes und der Sicherung des Qualifikationsprofils. Der Beteiligung der Gewerkschaften am dualen System verdanken wir, dafür gesorgt zu haben, dass nicht nur die Berufsbezeichnung der Auszubildenden gesetzlich geschützt ist, sondern auch deren Qualifikationsprofil selbst. Hier liegt ein zentrales Problem, das mit dem Wandel der Dienstleistungen, der Gefahr des Auseinanderdriftens von 'cure' und 'care', an Brisanz gewinnt (Brendel/Dielmann

2000). Über ersteres, den Schutz der Berufsbezeichnung, verfügen wir in den Pflegeberufen auch. Aber was schützt das Qualifikationsprofil der Pflege? Welche Anteile dürfen Pflegefachkräfte, nur sie und sonst niemand übernehmen? Schornsteine dürfen nur durch den Schornsteinfeger gewartet werden. Aber selbst Schwerstpflegepersonen können nicht sicher sein hinsichtlich des Ausbildungsstandes/Qualifikationsspektrums derjenigen, die sie pflegen. Da tut sich ein munterer Verschiebebahnhof auf (vgl. auch Becker/Meifort 1994), abhängig von der Finanzlage der Träger, wie sich am Entsetzen der Träger von Altenpflegeeinrichtungen zeigte, als der Gesetzgeber für das Personal einen Anteil von mindestens 50 % Fachkräften forderte. Das stelle man sich beim Bezirksschornsteinfegerbetrieb vor!

Zwischenfazit: Diese Vorteile, bildungspolitisch gewendet, bedeuten, dass es nicht das duale Ausbildungssystem sein muss; aber ganz gleich, welche Organisationsform die Pflegeausbildung annimmt, es gilt, sich zumindest an den *Prinzipien* des dualen Systems zu orientieren, das heißt der Eröffnung des üblichen zweiten Bildungsweges, der Qualitätsstandards der Lehrenden, dem Schutz des Qualifikationsprofils der Pflege – und der pädagogischen Standardisierung des Lernens nicht nur in der Schule, sondern auch vor Ort.

Doch unser Kopf ist rund – in die andere Richtung zu denken, kann auch heißen: Wenn schon die Integration in das öffentliche Bildungssystem ansteht, dann doch den Level des dualen Systems gleich überspringen und die Erstausbildung an die Fachhochschule bringen. Auch dieses Argument verdient besondere Aufmerksamkeit.

Erstausbildung an die Fachhochschule?

Diesen Weg zu beschreiten hieße nicht, in den Bildungsprinzipien anderer deutscher Berufsausbildungen zu denken, sondern den Container Pflege geschlossen nach oben zu wuchten. Fachhochschulen sind üblicherweise die zweite oder dritte Stufe der Qualifizierung im deutschen Berufsbildungssystem; hier wird die Praxis nicht mehr als Lernort gestaltet, sondern wieder als Mitmachpraxis in Form von Praktika. Es hieße zudem, die Fachhochschule als die einzige Ausbildung in der Pflege zu verankern, sie gleich durch Professor(inn)en durchzuführen und gleich für Berufspositionen im Feld auf Fachhochschulniveau zu qualifizieren.

Es ist dies der zwar auf den ersten Blick verlockende Weg des angloamerikanischen Auslands. Dieses verfügt unterhalb der Colleges (Äquivalent zu

Fachhochschulen) für alle Berufe nur über Anlernsysteme (training on the job). Die im deutschen Bildungssystem eingeführten Fachausbildungen pro Beruf sind jedoch der bildungspolitischen Entscheidung geschuldet, den Anteil von Un- und Angelernten im Arbeitsmarkt möglichst gering zu halten, dennoch pro Beruf über eine große Gruppe Fachpersonal zu verfügen und höhere Positionen höher Qualifizierten in geringerer Zahl anzubieten. Das angloamerikanische Ausland beneidet uns um die Fachausbildungen unterhalb der Akademikerebene seit Jahren mindestens ebenso, wie wir sie um die Pflegewissenschaft an den Universitäten. Sie beneiden uns deshalb, weil die College-Ausbildung den Riesennachteil hat, dass sie nur wenigen eine angemessen bezahlte Anstellung ermöglicht. Die Schere zwischen Hochqualifizierten und Angelernten in der Praxis der Einrichtungen dort war und ist enorm. Unser System erlaubt es, diesen Anteil der Hilfskräfte relativ gering zu halten und in Stufen zu denken: erst die Fachausbildung, dann Spezialisierungen/Höherqualifizierungen.

Mit anderen Worten: Den Container hoch zu schieben wird nicht allen zugute kommen, sondern eine Pflegeelite hervorbringen – und den Ruf der Einrichtungen nach Finanzierbarkeit über die erhebliche Vergrößerung des Anteils an An- und Ungelernten in der Praxis. Es ist dies nicht die Lösung, die die Veröffentlichung der Robert Bosch Stiftung mit dem Titel: „Pflege braucht Eliten" (1992) gemeint hat, sondern es gibt dann nur noch die FachhochschulpflegerInnen als den Normalfall im Feld und die Heerscharen der im Schnellkurs den Bedarfen der Praxis Eingepassten. Was hätten letztere der Ökonomie einer technisch organisierten Ausführungspflege entgegenzusetzen? So verlockend die Idee der Insgesamt-Höherqualifizierung auch ist, ich sehe nicht, wie wir mit diesem Modell zur Qualitätssicherung in der Pflege kommen, sondern ganz im Gegenteil: das Auseinanderdriften von „cure" und „care" eher noch beschleunigen.

Zusammenfassend: wer wir sind

Mit der Umstrukturierung des Arbeitsmarktes insgesamt strukturiert sich auch die Pflege als Erwerbsarbeit um. Unser Kopf ist rund, wir müssen umdenken lernen, und das ist nicht einfach. Das Umdenken beginnt bei unserem Berufsverständnis, denn in der Dienstleistungsgesellschaft ist ein neues Pflegeverständnis gefragt. Anfangen aber müssen wir bei unseren eigenen Einschätzungen. Sie betreffen unseren Bezug zur Pflegewissenschaft, zur deutschen Berufsbildungspolitik und – zu uns selbst. Mit Letzterem meine ich die heimliche Hierarchie unter den Pflegenden in deren Selbsteinschätzung, die da heißt: je näher am

Arzt, desto schwieriger die Pflege, desto höher das Ansehen; der Glanz des grünen oder weißen Kittels, er scheint und färbt ab – ein gefährliches, kassen- und arztnahes Denken, das wir überprüfen sollten. Denn legen wir Eigenverantwortlichkeit und Komplexitätsgrad der Arbeit zugrunde, ist gerade die arztfernste, die gute und deshalb ökonomisch rentabelste Hauspflege die schwierigste.

Unser Kopf ist rund, das Denken wird die Richtung ändern müssen – auch, um durch gute Pflege Kosten zu minimieren. Die alte ist auf lange Sicht gesehen erstaunlich teuer – und inhuman. Neue Konzepte bedürfen:

- der fachlichen Integration von 'cure' und 'care',
- neuer Ausbildungsprofile in der Schule,
- pädagogisch ausgerichteter Lernorte in der Praxis unter qualifizierter Praxisanleitung,
- der Durchstiegswege zum Fachhochschulstudium und zur Universität,
- mit neuestem Wissen aus der Pflegeforschung und der Pädagogik angereicherte Lehrerinnen und Lehrer;.
- Integration der Ausbildung in die Standards öffentlicher Berufsbildung.

Wir denken nicht mehr in Containern sondern in Wegen, in Wegen der Qualitätsentwicklung der Pflege, als Eigenprofil und als Markenzeichen guter Einrichtungen, als Standortfaktoren wirtschaftlicher Entwicklung und als Sicherung von Humanität.

Nachwort

Die oben entwickelten Überlegungen basieren auf Erkenntnissen forschenden Lernens über eine komplexe Praxis und ihre Rahmenbedingungen. Diese verdanke ich nicht zuletzt den Studierenden des Bremer Lehramtsstudienganges. Mein Beitrag versteht sich entsprechend auch als eine tiefe und respektvolle Verbeugung vor ihren Leistungen. Sie haben sich als einzigartige Spezialisten ihrer Berufspraxis erwiesen, die sie als Bezugsfolie ihres wissenschaftlichen Studiums, gestützt auf studentische Forschungsprojekte, nie vergessen haben. Ihre Abschlussarbeiten erschließen durchgängig neue Gebiete pflegewissenschaftlichen Wissens, bis hin zur Ausbildungsdidaktik und -methodik durchdacht. Auf dieser Wissensgrundlage ergibt sich erst die Chance, Anatomie und Physiologie, Psychologie und Soziologie, Pflege und Dokumentation in den Ausbildungsstätten so zu unterrichten, dass ein integrales Kompetenzprofil fachlich optimaler Pflege entstehen kann. Ihnen gilt mein Dank und meine

Hoffnung, denn ihre Stärken sind die Inhalte, ihr Innovationspotential ist deren Anschlussfähigkeit an die bestehende Praxis. Ihre Arbeit ist der Weg nach vorn.

Literatur

Becker, W./Meifort, B. (1994): Pflegen als Beruf – Ein Berufsfeld in der Entwicklung. BIBB (Hrsg.): Berichte zur beruflichen Bildung, Heft 169; Bielefeld.

Bienstein, Chr./Fröhlich, A. (1995): Basale Stimulation in der Pflege: pflegerische Möglichkeiten zur Förderung von wahrnehmungsbeeinträchtigten Menschen; 8. Auflage; Düsseldorf.

Breitenstein, A./Pohl, O. (2000): Arbeitsplatznahes Lernen in der Pflegeausbildung. Eine Analyse innovativer Berufsbildungskonzepte und ihre theoretische Reflexion. Diplomarbeit, Universität Bremen

Brendel, S./Dielmann, G. (2000): Zur Reform der Ausbildung in den Pflegeberufen. Standortbestimmung im Bildungssystem und Perspektiven; in: Zeitschrift für Berufs- und Wirtschaftspädagogik, 96. Band, Heft 1, S. 79-101.

Buchholz, Th./Gebel-Schürenberg, A./Nydahl, P./Schürenberg, A. (1998): Der Körper: eine unförmige Masse. Wege zur Habituationsprophylaxe; in: Die Schwester/Der Pfleger; 37. Jg., 7, S. 568-572.

Göbel, D. (2000): Diversifizierte Handlungsfehler in der stationären Altenpflege im Schnittpunkt einer veränderten Gesundheits- und Sozialpolitik am Beispiel eines Schulungskonzeptes für die Pflege von beatmungspflichtigen Heimbewohnern. Diplomarbeit, Universität Bremen.

Görres, S. (1992): Geriatrische Rehabilitation und Lebensbewältigung. Alltagsbezogene Faktoren im Rehabilitationsprozess und in der Nachsorge chronisch kranker älterer Menschen; Weinheim/München.

Görres, S./Roes, M./Krol, M. (1999): Wissenstransfer in der Pflege: Hinderliche und förderliche Faktoren für die Umsetzung von innovativen Ausbildungsinhalten in die pflegerische Praxis In: Dokumentation einer Fachtagung zum Modellversuch "didaktisch-methodische Optimierung der Erstausbildung in den Berufsfachschulen des Gesundheitswesens", München gesu Arbeitsbericht Nr. 309, S. 42-62.

Hatch, F./Maietta, L./Schmidt, S. (1994): Kinästhetik: Interaktion durch Berührung und Bewegung in der Krankenpflege. 3. Auflage; Eschborn.

Hatch, F./Maietta, L. (1999): Kinästhetik – Gesundheitsentwicklung und menschliche Funktion; Wiesbaden.

Holzgreve-Landmark, M. (2000): Die Bedeutung der nonverbalen Kommunikation in der Kinderkrankenpflege und ihre Nutzung für eine integrative Pflegeausbildung. Diplomarbeit, Universität Bremen.

Keil, A. (1996): Die „Kunst" der Pflege und der leidende Körper des kranken Menschen; in: Krüger, H./Piechotta, G./Remmers, H. (Hrsg.) Innovation der Pflege durch Wissenschaft. Perspektiven und Positionen. Reihe: Forum Pflegewissenschaft 1; Bremen, S. 84-102.

Krippner, A./Sobotta, Ch. (2000): „Pflege im Spannungsverhältnis zwischen 'cure' und 'care' – eine Herausforderung für Praxis und Ausbildung" Diplomarbeit, Universität Bremen.

Krüger, Helga (1992): Lehramtskonzeptionen – Aus dem Weg aus den Sackgassen der Pflegeberufe; in: Deutsche Krankenpflegezeitschrift; Heft 10; 45. Jg; Stuttgart, S. 17-22.

Krüger, Helga (1996): Pflege zwischen besetzten Stühlen? Die Neuordnung der Ausbildung vor dem Hintergrund der Anforderungen neuer pflegerischer Handlungsfelder; in: Bundesausschuss der Länderarbeitsgemeinschaften der Lehrerinnen und Lehrer für Pflegeberufe; Fürth, S. 67-76.

Lipka, K. (2000): Die häusliche Pflege als Innovation für die Krankenpflegeausbildung. Diplomarbeit, Universität Bremen.

Müller, E. (2000): Leitbilder in der Pflege. Eine qualitativ-empirische Untersuchung zur gegenwärtigen Standortbestimmung der Pflege. Dissertation, Universität Bremen.

Offe, C. (1984): Arbeitsgesellschaft. Strukturprobleme und Zukunftsperspektiven; Frankfurt/New York.

Offe, C./Heinze, R. G. (1986): Am Arbeitsmarkt vorbei. Überlegungen zur Neubestimmung ‚haushaltlicher' Wohlfahrtsproduktion in ihrem Verhältnis zu Markt und Staat;in: Leviathan 14, S. 471-495.

Pfau-Effinger, B. (1999): Welfare Regimes and the Gendered Division of Labour in Cross-National Perspective – Theoretical Framework and Empirical Results; in: Christiansen, J./Kovalainen, A./Koistinen, P. (Hrsg.): Working Europe – Reshaping European Employment System. Aldershot, S. 69-96.

Piechotta, G. (2000): Weiblich oder kompetent? Der Pflegeberuf im Spannungsfeld von Geschlecht, Bildung und gesellschaftlicher Anerkennung; Bern, Göttingen, Toronto, Seattle.

Remmers, H. (1999): Pflegewissenschaft und ihre Bezugswissenschaften. Fragen pflegewissenschaftlicher Zentrierung interdisziplinären Wissens; in: Pflege, 12. Jg., Heft 4, S.367-376.

Robert Bosch Stiftung (Hrsg.) (1992): Pflege braucht Eliten. Denkschrift der „Kommission der Robert Bosch Stiftung zur Hochschulausbildung für Lehr- und Leitungskräfte in der Pflege"; Stuttgart.

Robert Bosch Stiftung (Hrsg.) (1996): Pflegewissenschaft. Grundlegung für Lehre, Forschung und Praxis; Denkschrift. Materialien und Berichte 46; Gerlingen.

Salter, M. (1997): Altered Body Image. The Nurse's Role. Second Edition London, Philadelphia, Toronto, Sydney, Tokyo.

Scheffel, F. (1999): Die Relevanz der Lebenswelt für pflegerisches Handeln – Anforderungen an berufliche Pflege und deren Ausbildung. Diplomarbeit, Universität Bremen.

Stooß, F. (1997): Reformbedarf in der beruflichen Bildung. Expertise im Auftrag des Ministeriums für Arbeit, Gesundheit und Soziales des Landes Nordrhein-Westfalen; Nürnberg.

Uexküll v., Th./Fuchs, M./Müller-Braunschweig, H./Johnen, R. (Hrsg.) (1997): Subjektive Anatomie. Theorie und Praxis körperbezogener Psychotherapie. 2. Auflage; Stuttgart, New York.

Urbas, L. (1994): Die Pflege des Hemiplegiepatienten nach dem Bobath-Konzept. Einführung in die therapeutische Pflege; Stuttgart, New York.

Zenker, Ch. (1996): Zur Verwissenschaftlichung pflegerischer Praxis; in: Krüger, H./Piechotta, G./Remmers, H. (Hrsg.): Innovation der Pflege durch

Wissenschaft. Perspektiven und Positionen. Reihe: Forum Pflegewissenschaft 1; Bremen, S. 33-42.

Martin Moers

Neue Aufgaben- und Berufsprofile in der Pflege

Die Etablierung von Pflegestudiengängen und mehr noch: von Pflege-wissenschaft und -forschung hat – bei allen noch zu lösenden Aufgaben – im letzten Jahrzehnt einen gewaltigen Sprung gemacht, während die vorher-gehenden Jahrzehnte von heftigen internen und externen Kontroversen über den Charakter und damit die angemessene Ausbildungsform für die Pflegeberufe gekennzeichnet waren. Zeit also für eine erste Zwischenbilanz. Ausgehend von einer Standortbestimmung werden im folgenden Beitrag einige Entwick-lungsrichtungen für neue Berufs- und damit auch Studiengangsprofile diskutiert. Zuvor soll ein kurzer Blick auf die bisherige Entwicklung der beruflichen Pflege im gesellschaftlichen Kontext die Reichweite der Herausforderungen sichtbar machen.

Berufliche Pflege ist historisch neu und auch ein Neologismus (vgl. Duden 1995). Berufliche Pflege begrenzt Emotionalität auf veranstaltete Zwischen-menschlichkeit und bedeutet einen Wechsel von persönlicher Sorge zur Dienstleistung. Begleitet von längeren gesellschaftlichen Diskussionen wurde dieser Modernisierungsprozess allmählich akzeptiert, sowohl von den beruflich Pflegenden als auch von den gesundheitspolitisch dominierenden Kräften – aus einer Berufung wurde mehr und mehr ein Beruf. Im Zuge des nunmehr weitgehend konsensuellen Dienstleistungscharakters der Pflege galt in der Bundesrepublik der 50er bis 80er Jahre für den Pflegesektor die wenig hinterfragte Maxime „mehr Pflege bedeutet automatisch bessere Pflege". Damit dominierte lange die Vorstellung von einer Sozialleistung, deren vorherr-schendes Gütekriterium die Leistungsmenge war. Die jüngste Entwicklung hat dieses Verständnis aufgebrochen, indem Pflege nicht mehr als Sozialleistung, sondern als volkswirtschaftliches Produkt gesehen wird. Seither haben wir es gesundheitspolitisch gesehen mit einer qualitätskontrollierten Pflegeleistung zu tun, die man mit dem modifizierten Schlagwort einer ökonomisierten Sozialtechnologie kennzeichnen könnte. Für die Pflegeberufe besteht die Herausforderung aktuell darin, den eingeschlagenen Weg fortzuführen und sich zu professionalisieren, um dem in der Beschreibung „Sozialtechnologie" enthaltenen Vorwurf des reduzierten sozialen Anspruchs durch fallorientierte Problemlösungen begegnen zu können (vgl. Beck/Bonß 1989).

In diesem Kontext ist die Entwicklung der Pflegewissenschaft zu sehen, deren gesundheitspolitische Akzeptanz einerseits eine Aufwertung der Pflege als

Beruf bedeutet, andererseits mit höheren Erwartungen der Politik und veränderten Aufgabenstellungen in der Praxis einher geht. Diese Veränderungen werden auch von kritischen Stimmen begleitet. So sehen manche AutorInnen neben den Entwicklungschancen auch Gefahren für die Einheit der beruflichen Pflege. Sie befürchten einen Zustand, in dem beruflich Pflegende zu Laien im eigenen Haus werden und ein „Heimatverlust der Krankenpflege" (Axmacher 1991) die Folge wäre. Unabhängig davon, ob diese Befürchtungen zutreffend sind, kann man folgern, dass die mit der Etablierung von Pflegewissenschaft eingeleitete Bewegung nur dann nachhaltig erfolgreich sein wird, wenn das produzierte Wissen in die gesamte Praxis des Berufes Eingang findet. Um dies zu erreichen, wird es nicht genügen, für Lehr- und Leitungsfunktionen zu qualifizieren, wie die meisten pflegebezogenen Studiengänge dies tun. Die Akademisierung von Teilfunktionen der Pflege, die in diesem Band umfangreich dokumentiert, diskutiert und bilanziert wird, ist sicher unumgänglich und entspricht auch den internationalen Vorbildern. Gleichwohl wird dieser Schritt nicht ausreichen, um die Praxis grundlegend auf ein höheres Niveau zu heben. Unter Professionalisierungsgesichtspunkten ist vielmehr eine wissenschaftliche Qualifikation aller eigenständig und verantwortlich Pflegenden anzustreben (vgl. Schaeffer 1994). Dieses Vorhaben dürfte aus gesundheitspolitischen Gründen – insbesondere mangelnder Finanzierungsbereitschaft –, wegen fehlender pflegewissenschaftlicher Ausbildungskapazitäten sowie auch wegen ungelöster Folgeprobleme, beispielsweise dem des Bedarfs an zusätzlichen Hilfskräften, nur in kleinen Schritten und in großen Zeiträumen realisierbar sein. Daher ist ein zusätzlicher Wissenstransfer in die Praxis notwendig. Zur Lösung dieser weitreichenden Aufgabe können PflegeexpertInnen als „change agents", als Experten für den Wandel, beitragen. Ein Blick auf aktuelle Entwicklungen und Bedarf im Handlungsfeld Pflege soll helfen, Kontextbedingungen, Chancen und Risiken neuer Aufgaben- und Berufsprofile einschätzen zu können.

Die Ausgangslage

Wie steht es zur Zeit um die Pflegeberufe? Die Lage ist komplex und widersprüchlich. Einerseits gibt es eine deutliche Bewegung im Verhältnis der Pflegeberufe zu den anderen Gesundheitsberufen, die man als Professionalisierungsbestrebungen bezeichnen kann, andererseits gibt es auch Deprofessionalisierungserscheinungen. Zunächst zu den positiven Entwicklungen:

- Die Pflegeberufe bemühen sich um eine eigenständige Wissensbasis, höhere Qualifikation der Berufsangehörigen und Entwicklung eigener pflegerischer Interventionskonzepte.

Das wird in der Einrichtung zahlreicher Pflegestudiengänge deutlich. Zur Zeit zählt man bundesweit ungefähr 50 Pflegemanagement-, Pflegepädagogik- und Pflegeexpertenstudiengänge (vgl. Görres et al. 2000). Ebenso macht die Etablierung der Pflegewissenschaft Fortschritte. Es sind erste Pflegeforschungsinstitute entstanden. Professuren für Pflegewissenschaft gibt es vorwiegend bereits an Fachhochschulen, vereinzelt werden sie nun auch an Universitäten eingerichtet (vgl. Schaeffer 1998a). Der Deutsche Verein zur Förderung von Pflegewissenschaft und -forschung ist auf dem Wege, sich in eine wissenschaftliche Fachgesellschaft umzuwandeln. Die Zahl der pflegewissenschaftlichen Kongresse wächst. Die Liste dieser Beispiele ließe sich verlängern.

- Die Pflegeberufe bemühen sich um mehr berufliche Autonomie im Verhältnis zur Medizin.

Im Bereich stationärer akutmedizinischer Versorgung sind vor allem Systematisierungsbestrebungen in der Gestaltung der pflegerischen Arbeit zu verzeichnen. Pflegeanamnese, Pflegeplanung und -dokumentation sowie neue Organisationsformen der Pflege mit höherer Verantwortung der einzelnen Pflegekräfte für bestimmte Patienten stellen einen zwar mühsamen, aber langfristig auf Erhöhung der Handlungsspielräume der Pflege angelegten Prozess dar (Büssing et al. 1998). Das Pflegemanagement der Krankenhäuser bemüht sich in letzter Zeit vermehrt, die pflegerischen Leistungen sichtbar zu machen und beispielsweise durch Ansätze für pflegerisches Qualitätsmanagement den Beitrag des Pflegedienstes an den Gesamtleistungen des Krankenhauses zu verdeutlichen. Nebenbei gesagt, ist im Bereich der Entwicklung inhaltlicher Qualitätsstandards als professionelle Einigung auf ein anzustrebendes Leistungsniveau die Pflege der Medizin sogar voraus (Deutsches Netzwerk für Qualitätssicherung in der Pflege 2000).

In Bereichen der Versorgung chronisch Kranker und in der stationären Altenhilfe lassen sich, ebenso wie bei der pflegerischen Betreuung von Kindern und ihren Eltern im Krankenhaus, Ansätze zur pflegerischen Konzeptentwicklung erkennen, die ebenfalls die Handlungsspielräume der Pflege langfristig erhöhen können (exempl. Moers/Schiemann/Schnepp 1999). Im ambulanten Bereich eröffnet das Pflegeversicherungsgesetz bei allen Restriktionen erste autonome Handlungsmöglichkeiten der Pflege. Erstmals werden Pflegeleistungen auf eigener gesetzlicher Grundlage erbracht. Damit wird berufliche Pflege nicht mehr im Anschluss an medizinische Behandlung und per ärztlicher Verschreibung ausgeführt, sondern aufgrund eines Gutachtenverfahrens durch den medizinischen Dienst der Pflegekassen, an dem erstmals Pflegefachkräfte zwingend und gleichberechtigt beteiligt sind, eigenständig von Pflegediensten wahrgenommen.

Andererseits gibt es Tendenzen der Deprofessionalisierung:

- Der *skill mix* beruflicher Pflegekräfte verschiebt sich zu Ungunsten der Pflegefachkräfte. In der ambulanten Pflege sind zahlreiche nicht oder gering qualifizierte Pflegekräfte tätig, vielfach als Aushilfskräfte auf der Basis geringfügiger Beschäftigung. In der stationären Altenhilfe wird mit einem hohen Anteil gering qualifizierter Pflegekräfte gearbeitet und die Verordnung, nach der 50 % des Pflegepersonals Fachkräfte sein müssen, ist bedroht. Seit längerem außer Kraft gesetzt ist im Akutkrankenhausbereich die Pflegepersonalverordnung, und auch hier gibt es Tendenzen zur Verlagerung von Arbeiten aus dem Pflegedienst zu geringer qualifizierten und bezahlten Kräften.

- Die Bezahlung der Pflegekräfte sinkt tendenziell. Zum Teil sind es ungünstig verlaufende Tarifverhandlungen, zum Teil die Auswirkungen des Wegfalls beziehungsweise der Besteuerung von Zulagen und Ähnlichem, die einen ungünstigen Effekt auf das Nettoeinkommen haben. Das hebt Status und Ansehen der Pflegeberufe beim potentiellen Nachwuchs nicht.

- Durch die Entwicklung neuer Berufe und ihr Vordringen in die Einrichtungen der Gesundheitsversorgung werden den Pflegeberufen zahlreiche interessante Aufgaben entzogen. Häufige Praxis ist, dass sich die Sozialarbeiterin um die pflegerische Überleitung kümmert, die Wohnraumanpassung nach der Rehabilitationsmaßnahme von der Ergotherapeutin wahrgenommen wird und der Anus praeter von der Stomatherapeutin versorgt wird. Wenn sich diese Tendenz fortsetzt, wird dies zur weiteren Entleerung des pflegerischen Berufsfeldes führen. Diese Gefahr drückt sich auch darin aus, dass auf konzeptioneller Ebene die Aufgabenstellung der Pflege, sich um die Lebensaktivitäten, Lebenswelt und Alltagskompetenz des Patienten zu kümmern, Konkurrenz von den anderen therapeutischen oder gesundheitsberatenden Berufen erhält, die ebenfalls auf dieses Gebiet drängen, und der Pflege im negativen Fall die bloße körperliche Versorgung eines Patienten übrig bleibt.

Eine erste Zwischenbilanz fällt also zwiespältig aus. Schauen wir uns daher nun den Prozess der Modernisierung im Gesundheitswesen näher an, um anschließend fördernde und hemmende Faktoren für die Pflege identifizieren zu können.

Vier große Modernisierungstrends

Das Gesundheitswesen als Teil des deutschen Sozialsystems zeichnet sich durch eine relativ große Stabilität aus. Seine Institutionen haben im letzten Jahrhundert eine bemerkenswerte Kontinuität der Aufgabenstellung, der Methoden der Problembearbeitung und der Aufgabenverteilung der Berufe bewahrt. In den letzten Jahrzehnten und zunehmend in den letzten Jahren hat sich dies offenbar geändert. Wir haben es nunmehr mit dem vorherrschenden Moment der Veränderung zu tun. Diese als Modernisierung zu fassende Entwicklung drückt sich in mehreren Trends aus, die sich gegenseitig beeinflussen: Technisierung, Differenzierung der Berufe, Priorisierung der ambulanten Versorgung und – last but not least – die Ökonomisierung, gemeint ist die Einführung von Markt- und Wettbewerbselementen.

Auf der Ebene der Leistungsanbieter erleben wir eine ungebrochene Entwicklung der Medizintechnologie, von der Transplantationstechnik über neue diagnostische Verfahren, mikroinvasive Chirurgie bis hin zur Gentechnologie. Aber auch andere Bereiche, wie medizinische und pflegerische Dokumentation sowie die Krankenhausverwaltung, aber auch die Verwaltung von Arztpraxen und anderen Gesundheitseinrichtungen, werden zum Gegenstand technologischer Innovationen in Form der Krankenhaus- und Medizininformatik (vgl. Hübner et al. 2000).

Auf der Ebene der Berufe findet sich eine weiter zunehmende Differenzierung der Berufsfelder, die sich um die traditionell – und in Deutschland besonders – starke Profession Medizin gruppieren. Von der Diätberaterin bis zum Kardiotechniker oder dem Rettungssanitäter, von der Altenpflegerin bis zur Stomatherapeutin finden sich zahlreiche neue Berufsprofile und ein Ende der Ausdifferenzierung ist nicht abzusehen.

Betrachtet man die Versorgungssektoren, so ist hier eine Trendumkehr zu verzeichnen. Der lange vorherrschende Trend zur Institutionalisierung von Gesundheitsproblemen wird seit längerem mit der gesundheitspolitischen Maxime *ambulant vor stationär* beantwortet. Ob im Bereich der Psychiatrie, der somatischen Akutmedizin oder in der neu geschaffenen Säule der Sozialversicherung, der Pflegeversicherung: Überall werden stationäre Kapazitäten abgebaut und Konzepte ambulanter Betreuung und Versorgung propagiert. Zum Teil hängt das mit dem Versuch der Kostenbegrenzung zusammen.

Über alle Bereiche und Felder hinweg befinden wir uns in einer Welle der Ökonomisierung des Gesundheitswesen (vgl. Kerres/Lohmann 1999). Der gesundheitspolitische Wille, die stationären Institutionen der Krankenversorgung aus Regiebetrieben in Betriebe unter Wettbewerbsbedingungen umzuwandeln, geht quer durch alle politischen Lager. Teils wird die Notwendigkeit der Modernisierung der Institutionen mit dem Versuch der Erhaltung des Solidarprinzips begründet, teils dient die Marktorientierung der Vorbereitung einer privaten Risikoverantwortung und -vorsorge. In jedem Fall soll der Anteil der Gesundheitskosten an den Lohnkosten stabil bleiben oder sinken, was zu effizienteren Leistungen zwingen soll, gegebenenfalls jedoch auch Leistungseinschränkungen zur Folge hat – kurz gesagt: Rationalisierung und Rationierung stehen an (vgl. Kühn 1996; 1997).

Chancen und Risiken der Modernisierung

Betrachtet man die Wirkkräfte, die diesen Modernisierungsströmungen innewohnen, so lässt sich feststellen, dass die *Technisierung* eine Dauertriebkraft besitzt, ihre Umsetzung im Moment jedoch keinen revolutionären Charakter hat, wie es in den 70er Jahren vielfach der Fall war, sondern eher als evolutionäre Weiterentwicklung verläuft – neue Generationen von Diagnostikgeräten, EDV-Software oder verfeinerte Therapieverfahren mit z.B. Lasertechnik lösen vorhandene Instrumente und Methoden ab. Für die Pflegeberufe gibt es Gestaltungschancen im Bereich der sogenannten Pflegehilfsmittel, um die sich die Pflegekräfte mit ihrem Selbstverständnis als personenbezogene Dienstleistung traditionell wenig gekümmert haben. Ebenso bietet das Vordringen der Krankenhausinformationssysteme der Pflege Chancen, da sie von der Verwaltung der Patientendaten auf der Station bis hin zur Pflegeplanung und -dokumentation per EDV in diesen Aufgabenbereich einbezogen ist (vgl. Grusdat/Wolters 1998). Es bestehen jedoch auch Risiken, hier mögliche Anschlüsse zu verpassen, wenn Pflegeinformatik als neuer Bereich aus dem Aufgabenprofil der Pflege ausgegliedert wird. Ansätze sind in der Einführung von Stationsassistentinnen, die die Patientenverwaltung übernehmen, zu sehen. Dem Argument, dass Pflegekräfte dann mehr Zeit für die Patienten hätten, würde ich angesichts der laufenden Mobilisierung von Rationalisierungsreserven mit großer Vorsicht begegnen. Und langfristig halte ich es für wahrscheinlicher, dass diejenige Berufsgruppe mehr Einfluss bekommt, die EDV-gestützte Daten produziert und verwaltet.

Die *Differenzierung der Berufe* führt auf der einen Seite zu spezifischen Angeboten für Patienten. Auf der anderen Seite ergeben sich Konkurrenzen und Kooperationsprobleme, da seitens der Gesundheitspolitik der mit der Differenzierung natürlicherweise einhergehenden Leistungsausweitung mittels Budgetierung ein Riegel vorgeschoben werden soll. Diese Entwicklungen bergen große Risiken für die Pflegeberufe. Es entstehen aufgrund demographischer, epidemiologischer und medizinisch-therapeutischer Veränderungen zahlreiche neue Aufgaben, von denen als Beispiele nur das Case-Management, unter anderem mit dem wichtigen Schnittstellenmanagement, die Gesundheitsberatung, die Wohnraumanpassung, die Biographiearbeit im Alter, die Angehörigenarbeit sowie Hospizarbeit mit palliativen Elementen, z.B. Schmerzmanagement, genannt seien. Wenn der Trend, dass interessante Aufgaben in diesen Feldern von anderen Berufsgruppen reklamiert werden oder als neue Berufsprofile aus der Pflege ausgegliedert werden, nicht gestoppt wird, dann bleibt die bundesdeutsche Pflege bei ihrem reduzierten Berufsbild, und das würde sich deprofessionalisierend auswirken. Chancen liegen hier in den neuen Hochschulausbildungen der Pflegemanager, -pädagogen und -experten, die versuchen können, diesem Ausverkauf sowohl konzeptionell als auch auf Hierarchie und Status bezogen entgegen zu wirken. Auf das mit der Differenzierung in akademisch und nicht-akademisch ausgebildete Pflegekräfte einher gehende Risiko, die ohnehin prekäre Einheit der Pflegeberufe weiter auszuhöhlen, ist bereits hingewiesen worden.

Die *Ambulantisierung* bekommt nicht die Schubkraft, die ihr zugedacht war. Das liegt zum Teil daran, dass zwar im stationären Bereich Versorgungskapazitäten abgebaut, im ambulanten Sektor jedoch nicht in entsprechendem Maße aufgebaut werden. So werden zwar in der Psychiatrie Betten reduziert, jedoch nur zögerlich Konzepte für ambulante psychiatrische Pflege entwickelt und entsprechende Leistungsanbieter finanziert. Ähnlich stellt sich die Lage für Hospizkonzepte, Hospizeinrichtungen und Hospizteams dar. Und nicht anders ist es bei Hospital at Home-Konzepten wie Infusionsgabe und maschinell gestützter Beatmung zu Hause.[1]

Bei der Entwicklung des ambulanten Bereiches liegen Chancen insbesondere im arztfernen Bereich der häuslichen Versorgung chronisch kranker und alter Menschen. Hier wurden bereits vereinzelt eigenständige Konzepte entwickelt und erprobt. Größtes Risiko ist hier die restriktive Finanzierung dieses Bereiches durch das Pflegeversicherungsgesetz, die zu einem äußerst schmalen Leistungsangebot führt, mit dessen wenigen Verrichtungen keine patientenorientierte Pflege konzipierbar ist (vgl. Klie 1998).

In dem kurzen Abriss der Wirkkräfte wurde indirekt bereits mehrfach auf die *Ökonomisierung des Gesundheitswesens* Bezug genommen. Diese erweist sich derzeit als der dynamischste Trend und löst damit die Dominanz der Technisierung ab. Die im Zuge der Wettbewerbsorientierung eingeführten betriebswirtschaftlichen Steuerungsinstrumente beginnen vielfach, die traditionellen Aufgabenteilungen und Berufsrollen zu verändern. So werden Entwicklungen des Leistungsangebotes nicht mehr automatisch durch das medizinisch/technisch Machbare determiniert, sondern vielfach auch anhand von Refinanzierungschancen diskutiert. Höchste Entscheidungsinstanz des Krankenhauses ist bereits heute häufig ein Geschäftsführer – vielfach ein Betriebswirt, ganz im Sinne der Definition des Krankenhauses als normalem Betrieb. Auch an internationalen Entwicklungen, vor allem in den USA und in Großbritannien, lässt sich ablesen, dass hinter den „Halbgöttern in Weiß" längst die „Erzengel in Grau" Stellung bezogen haben. Die Besonderheiten des Expertenbetriebes Krankenhaus, der die Dominanz der Medizin sicherte, ohne dass diese sich für das Funktionieren des Gesamtbetriebes verantwortlich fühlen musste, treten allmählich zurück (vgl. Grossmann 1997).

Im ambulanten Bereich ist diese Entwicklung für die kassenärztlichen Vereinigungen mit dem Stichwort der strikten Budgetierung mittels Regressdrohung verbunden. Das hat auch Folgen für die von ärztlichen Verschreibungen abhängigen therapeutischen Berufe wie Physio- und Ergotherapie. Auch für die ambulanten Pflegeanbieter gilt, dass sie zwar seit dem Pflegeversicherungsgesetz erstmalig eine eigenständige Finanzierungsgrundlage haben, zugleich aber mit dem vom damaligen Sozialminister Blüm so treffend

---

[1] Diese Liste der Beispiele ließe sich ebenfalls verlängern (vgl. Ewers 1998; Schaeffer 1998b).

formulierten Teilkaskoprinzip auf ein äußerst schmales Leistungsspektrum festgelegt sind. Interessant ist, dass die zahlenmäßig stark gewachsenen privaten und meist eben auch kommerziellen Anbieter mit diesen Vorgaben offenbar effizienter wirtschaften können als die frei-gemeinnützigen Anbieter. Ebenso wird die vom Gesetz ausdrücklich erwünschte Stärkung der privaten und informellen Pflegeleistung durchaus angenommen. Gut 80 % der Leistungsempfänger der Pflegeversicherung nehmen Geldleistungen und keine professionelle Pflegeleistung in Anspruch. Der dann nur viertel- bzw. halbjährlich vorgesehene einmalige beratende Pflegeeinsatz eröffnet für die ambulante Pflege keine neuen Handlungsmöglichkeiten im Bereich der Angehörigenarbeit (vgl. Kerschke-Risch 1998).

Die Ökonomisierung des Gesundheitswesens bedeutet einerseits natürlich, dass eine schlichte Leistungsausweitung der Pflege auf wenig Begeisterung der Kostenträger stößt, im Gegenteil die bereits angesprochenen Rationalisierungsreserven gesucht werden. Andererseits eröffnen die Pflegemanagementstudiengänge die Chance für Angehörige des Pflegeberufes, durch Beherrschung des ökonomischen Repertoires an Instrumenten und Methoden Einfluss auf die Gestaltung des Gesamtbetriebes zu nehmen. Zwei Risiken bestehen dabei dennoch: Erstens kann es bei der im Gang befindlichen Abschaffung der Berufssäulenstruktur des Krankenhauses passieren, dass nicht genügend PflegemanagerInnen vordere Positionen besetzen (vgl. Frauenknecht 1996). Und zum zweiten kann eben diesen PflegemanagerInnen, gerade wenn sie sich erfolgreich in Leitungspositionen vorkämpfen, ihre Identität als Angehörige eines Pflegeberufes beziehungsweise einer sich entwickelnden Profession abhanden kommen, da sie nunmehr in der gesamtbetrieblichen Verantwortung stehen (vgl. Geißner 1999) – damit wäre eine andere Variante eines möglichen Heimatverlustes angesprochen.

Möglichkeiten der Konzeptentwicklung

Gemeinsam ist allen Einzelentwicklungen, dass seitens der Pflegeberufe den beschriebenen Trends mit einer Vorwärtsstrategie begegnet werden kann. Die Entwicklung patienten- und Setting-orientierter Pflegekonzepte kann neue Aufgabenprofile hervorbringen, die sich als sinnvoller und bedarfsgerechter Beitrag der Pflege zur gesundheitlichen Versorgung darstellen lassen. Ökonomisch vertretbar werden sie allerdings erst dann, wenn einer Bewertung nicht nur der Preis der Leistung, sondern auch das erwünschte Niveau der Leistung zugrunde gelegt wird. Die Wiederherstellung von Lebensqualität durch

Erhöhung der Alltagskompetenz eines chronisch kranken Menschen wird weder über den Ladentisch gereicht, noch lässt sie sich so problemlos als Fallpauschale kalkulieren wie eine Appendektomie. Dieser Punkt soll hier nicht weiter vertieft werden, vielmehr wird abschließend an Beispielen skizziert, wie solche Strategien aussehen können.

Im Bereich der Technik kann die Entwicklung der *Pflegeinformatik* – in Ansätzen bereits heute schon ein Fach in den Pflegestudiengängen – zur Produktion von Leistungsdaten führen, die die Nachweisbarkeit pflegerischer Arbeit erhöht. Ebenso kann mit Hilfe der Informatik die Systematisierung pflegerischer Arbeit, die Sicherheit der Versorgung und deren Kontinuität vorangetrieben werden. Die Patientenorientierung selbst ist meines Erachtens kein primäres Ziel der EDV. Daher bleibt es eine mit anderen Mitteln zu bearbeitende Aufgabe der Pflege, Patientenorientierung konzeptionell voranzubringen und eine fallangemessene Betreuung und Begleitung angesichts kürzerer, aber intensiverer Aufenthalte im Akutkrankenhaus zu gestalten. Die Begleitung durch die technikorientierte Akutversorgung beinhaltet sicher mehr Elemente von Aufklärung über Optionen, Hilfe bei Entscheidungen, Reduktion von Ängsten, Vermittlung von Kontakten zu Angehörigen usw. als zur Zeit konzeptualisiert und realisiert sind. Mitarbeiterorientierte Methoden der Qualitätsentwicklung in der Pflege scheinen hier ein vielversprechender Weg zu sein.

Für das Berufs- und Aufgabenprofil der Pflege erscheint ein weiterer Ausbau von Pflegewissenschaft und -forschung der richtige Weg zu sein, und zwar insbesondere der Ausbau von Studiengängen für *Pflegeexperten* (vgl. Moers/Schiemann/Schröck 1995). Diesen kommt die überaus wichtige Funktion zu, vor Ort für die Verbindung von wissenschaftlich gestützten Konzepten und der Praxis zu sorgen. Dabei geht es weniger um eine Expertisierung im Sinne der Spezialisierung, sondern um die Fähigkeit, pflegewissenschaftlich gestützt situationsspezifische Konzepte zu entwickeln, einzuführen und deren Effekte zu evaluieren. Dazu gehört die Entfaltung von Projektmanagement, die Schulung und Anleitung der für die Betreuung der PatientInnen direkt verantwortlichen Pflegekräfte, aber auch die Betreuung und Beratung pflegender Angehöriger im Rahmen häuslicher Pflegearrangements (vgl. Braun/Schmidt 1997). Mit dieser *change-agent* Funktion kann auf das Problem des Transfers pflegewissenschaftlichen Wissens in die Praxis reagiert werden. Voraussetzung für einen gelungenen Transfer ist allerdings die genaue Kenntnis des Berufsfeldes durch die Pflegeexperten. Dem Konzept des *change agent* kann gleichwohl mit dem kritischen Einwand begegnet werden, dass es eine forcierte Variante der Sozialtechnologie darstellt. Andererseits scheint ein wirksamer Transfer wissenschaftlichen Wissens in die Praxis ohne systematisches Management nicht vorstellbar, auch wenn selbstbestimmtere und selbstreflexivere Wege wünschenswert erscheinen, wie beispielsweise Axmacher (1991) sie vertritt.

Indirekt ist die Bedeutung der Studiengänge auch daran abzulesen, dass die anderen Medizinalfachberufe nunmehr energisch die Akademisierung einfordern, die ihnen die ansonsten als status-niedriger eingeschätzte Pflege vorgemacht hat. Hilfreich war sicher die Größe der Pflegeberufe, die einen Einstieg in den tertiären Bildungssektor, also die Hochschulen, über Studiengänge für Lehre und Leitung möglich gemacht hat – ein Konzept, das für die anderen Berufe nur bedingt tragfähig ist. Die internationale Erfahrung zeigt, dass in westlichen Industrienationen eine *Hochschulerstausbildung für die Gesundheitsfachberufe* – ob Pflege oder Physiotherapie – für notwendig gehalten wird. Es ist damit zu rechnen, dass sich dieser Trend mittelfristig in Deutschland ebenfalls durchsetzen wird. Für die Pflegeberufe sind damit weitere Herausforderungen verbunden, beispielsweise wissenschaftlich gestützte, innovative und zugleich praxisnahe Berufsprofile zu entwerfen. Eine Aufgabe, auf deren Schwierigkeit kritische Stimmen hinweisen (vgl. Brendel/Dielmann 2000). Auf ein Problem sei in diesem Zusammenhang kurz eingegangen. Bereits heute werden Studiengänge für Pflegeexperten angeboten, die keine pflegerische Erstausbildung voraussetzen, also Erstausbildungen sind. Die AbsolventInnen erwerben einen Hochschulgrad, jedoch nicht die Anerkennung als Krankenschwester/-pfleger nach dem Krankenpflegegesetz oder die analoge Berufsbezeichnung der anderen Pflegeberufe. Die AbsolventInnen dieser Studiengänge stehen vor erheblichen Akzeptanzproblemen in der Praxis. Wie auch immer Studiengangskonzepte aussehen, wesentlich erscheint, dass nicht notwendig zu Beginn, auf jeden Fall jedoch am Ende eines Pflegestudiums die berufliche Anerkennung nach dem entsprechenden Gesundheitsberufsgesetz erreicht wird, um die Einheit der Pflegeberufe weitmöglichst zu erhalten. Auch international werden der wissenschaftliche Abschluss mit der Registrierung in der Berufsrolle (beispielsweise als Registered Nurse) kombiniert. Auf das deutsche Hochschulwesen abgestimmte gesetzliche Regelungen für die Realisierung dieser Forderung stehen allerdings noch aus.

Im ambulanten Bereich ist es bereits heute an der Arbeit von *Spezialpflegediensten* abzulesen, dass mit neuen Konzepten ein höherer Grad an eigenständiger Pflegearbeit erreichbar ist (vgl. Schaeffer/Moers 1995). Beispiele

hierfür sind die Aids-Spezialpflegedienste, onkologische Pflegedienste, Spezial-
dienste für die ambulante Pflege kranker Kinder und ihrer Familien oder auch
ambulante psychiatrische Pflegedienste. Auf diesem Weg konzeptionell weiter
voran zu schreiten und die dazu notwendigen Finanzierungen zu erstreiten
erscheint schwierig, aber möglich, da gerade hier langfristig Finan-
zierungsausgleiche für den Abbau an stationären Kapazitäten unumgänglich
sind, wenn nicht eine schnöde Rationierung von Gesundheitsleistungen Platz
greifen soll. Und chronisch kranke PatientInnen werden nur dann das
Krankenhaus nicht mehr als Auffangeinrichtung benötigen – ein Umstand, der
vielfach als Fehlbelegung angeprangert wird –, wenn ihr komplexer Pflege- und
Versorgungsbedarf ambulant gedeckt werden kann. Das beinhaltet gegebenenfalls auch die Möglichkeit weitergehender häuslicher Pflege und Versorgung
vom Krankenhaus aus, die sogenannte transmurale Versorgung.

Die Ökonomisierung des Gesundheitswesens selbst lässt sich meines
Erachtens nur mit der Kenntnis der ökonomischen Klaviatur konzeptionell
beantworten. Denn jede weitere Entwicklung betriebswirtschaftlichen Denkens
im Krankenhaus wird zu einer erneut erstrittenen Besetzung von *Leitungs-
strukturen* seitens des Pflegemanagements oder eben ihrem Verlust führen. Eine
Fortschreibung der bisherigen Strukturen, des Dreier-Direktoriums und der
Berufssäulenstruktur, ist bereits mittelfristig nicht zu erwarten. So wird im Zuge
der Einführung von Budgetverantwortung auf Abteilungsebene oder
Profitcentern entscheidend sein, dass PflegemanagerInnen auf dieser Ebene die
fachliche Kompetenz zum Umgang mit Budgets haben, um allein auf der
mittleren Führungsebene präsent zu bleiben (vgl. Dahlgaard/van den Bussche
1995). In verstärktem Maße gilt dies für zentrale Managementfunktionen. Die
seit längerem privatwirtschaftlich geführten Pflegedienste zeigen, dass dies
keineswegs zwangsläufig mit einem Verzicht pflegefachlicher Konzeptionen
einhergeht. Manche der privaten Pflegedienste erscheinen in den Fällen, in
denen sie es nicht auf Gewinnmaximierung abgesehen haben, dank ihrer
höheren Flexibilität unter konzeptionellen Gesichtspunkten innovativer zu sein.

Fazit

Es konnten zahlreiche Risiken, aber auch Chancen für die Pflege aufgezeigt
werden. Wenn abschließend eine Prognose gewagt sein soll, sind aufgrund der
Trends der gesundheitlichen Problemlagen (beispielsweise der Zunahme
betagter und chronisch kranker Menschen) und der eingeleiteten Professionali-
sierungsschritte – z.B. des Zugangs zu den Hochschulen – mehr Chancen als

Risiken für die Pflegeberufe zu sehen. Eine wesentliche Bedingung für positive Entwicklungen ist allerdings die Lösung einer doppelten Aufgabe. Einerseits gilt es, die weitere Ausdifferenzierung von Aufgabenprofilen in der Pflege voranzutreiben, wobei weniger ein „skill mix" für derzeitig ausgeübte Tätigkeiten gemeint ist, als vielmehr eine Erweiterung der Handlungskompetenzen, beispielsweise die eigenständige Entwicklung von Konzepten für die Praxis oder vermehrter Einfluss auf die Leitung von Gesundheitseinrichtungen sowie die Versorgungsgestaltung insgesamt. Andererseits wird es für die gesellschaftliche und institutionelle Bedeutung der Pflegeberufe entscheidend sein, ob sie eine neue Einheit des Berufes schaffen können, die Pflegepraxis, Pflegemanagement, Pflegepädagogik und Pflegewissenschaft zusammenhalten kann. Gelingt es nicht, ein eigenständiges und erweitertes Berufsprofil zu schaffen, droht weitere Fragmentierung pflegerischer Arbeit mit erheblichen negativen Folgen für die Patienten. Bei allen diagnostischen und therapeutischen Leistungen der Medizin blieben dann Förderung der Alltagskompetenz und der alltagsbezogenen Lebensqualität weitgehend unbeachtet. Gelingt hingegen eine neue Einheit des Berufes, dann wäre eine Entwicklung in Richtung einer Praxisdisziplin gebahnt, die sich – bei allen notwendigen Anpassungen – am Modell professionellen Handelns orientieren und einen eigenen Zugang zur Lösung von Patientenproblematiken erreichen kann. Die konkrete Ausgestaltung des Verhältnisses von beruflicher Praxis und wissenschaftlicher Begründung ist zur Zeit vielfach noch offen – und auch darin liegen zahlreiche Chancen und Risiken.

Literatur

Axmacher, D. (1991): Pflegewissenschaft – Heimatverlust der Krankenpflege?; in: Rabe-Kleberg, U./Krüger, H./Karsten, M./Bals, T. (Hrsg.): Dienstleistungsberufe in Krankenpflege, Altenpflege und Kindererziehung: Pro Person. Bielefeld, S. 120-138.

Beck, U./Bonß, W. (Hrsg.) (1989): Weder Sozialtechnologie noch Aufklärung? Analysen zur Verwendung sozialwissenschaftlichen Wissens. Frankfurt/M.

Braun, U./Schmidt, R. (Hrsg.) (1997): Entwicklung einer lebensweltlichen Pflegekultur. Beiträge zur sozialen Gerontologie, Sozialpolitik und Versorgungsforschung. Regensburg.

Brendel, S./Dielmann, G. (2000): Zur Reform der Ausbildung in den Pflegeberufen; in: Zeitschrift für Berufs- und Wirtschaftspädagogik, 96. Band, Heft 1, S. 79-101.

Büssing, A./Barkhausen, M./Glaser, J. (1998): Modernisierung der Pflege durch ganzheitliche Pflegesysteme? Ergebnisse einer formativen Evaluation; in: Pflege, 11. Jg., Nr. 4, S. 183-191.

Dahlgaard, K./van den Bussche, H. (1995): Kollegiale Abteilungsleitung I & II; in: Das Krankenhaus, Nr. 1, S. 38 - 38; Nr. 2, S. 89–91.

Deutsches Netzwerk für Qualitätssicherung in der Pflege (Hrsg.) (2000): Arbeitstexte zur 1. Konsensus-Konferenz in der Pflege. Thema: Dekubitusprophylaxe. Durchgeführt am 24. Februar 2000 in Osnabrück.

Duden, B. (1995): Geschichte unter der Haut. Vortrag gehalten auf dem 2. Internationalen Kongreß zur Geschichte der Pflege am 23. & 24. November 1995 in Frankfurt am Main.

Ewers, M. (1998): Schwerstkranke pflegen – Kooperation gestalten. Perspektiven ambulanter Pflegedienste; in: PflegeManagement, 6. Jg., Nr. 5, S. 33-38.

Frauenknacht, F. (1996): Pflegemanagement im Krankenhaus – ein Auslaufmodell?; in: KrankenhausUmschau, Nr. 2, S. 109–111.

Geißner, U. (1999): Rückzug aus der Verantwortung? Über die künftige Rolle der PDL in der Betriebsleitung; in: Heilberufe, 51. Jg., Nr. 12, S. 20-21.

Görres, S./Hinz, I./Krippner, A./Zerwas, M. (2000): Evaluation pflegewissenschaftlicher Studiengänge in Deutschland: Ein Pilotprojekt zum gegenwärtigen Stand und zukünftigen Entwicklungsperspektiven; in: Pflege, 13. Jg., Nr. 1, S. 33-41.

Grossmann, R. (Hrsg.) (1997): Besser Billiger Mehr. Zur Reform der Expertenorganisationen Krankenhaus, Schule, Universität. Wien/New York.

Grusdat, M./Wolters, P. (1998): Nutzung von Informationstechnik in der Pflege. Stuttgart.

Hübner, U./Kammeyer, G./Seete, H./Sander, W./Mönter, J. (2000): Modellierung der Benutzeranforderungen am Beispiel eines elektronischen Bestellwesens zwischen Krankenhaus und Apotheke: Ein interdisziplinärer Ansatz;. in: Pr-Inter-Net/Pflegeinformatik, 2. Jg., Nr. 1, S. 1-20.

Kerschke-Risch, P. (1998): Zufriedenheit und Kritik – Die Pflegeversicherung aus der Sicht von Betroffenen; in: Loccumer Protokolle 17/98: Was hat die Pflegeversicherung für Angehörige gebracht? Loccum.

Kerres, M./Lohmann, H. (1999): Der Gesundheitssektor: Chance zur Erneuerung. Vom regulierten Krankenhaus zum wettbewerbsfähigen Gesundheitszentrum. Wien, Frankfurt M.

Klie, T. (1998): Pflegeversicherung – Einführung, Lexikon, Gesetzestexte, Nebengesetze, Materialien. Hannover.

Kühn, H. (1996): Ethische Probleme einer ökonomisch rationalisierten Medizin. Paper 96-207 der AG Public Health. Wissenschaftszentrum Berlin für Sozialforschung. Berlin.

Kühn, H. (1997): Managed Care. Medizin zwischen kommerzieller Bürokratie und integrierter Versorgung. Am Beispiel USA. Paper 97-202 der AG Public Health. Wissenschaftszentrum Berlin für Sozialforschung. Berlin.

Moers, M./Schiemann, D. /Schröck, R. (1995): Das Osnabrücker Konzept für praxisbezogene Studiengänge; in: Die Schwester/Der Pfleger, 34. Jg., Nr. 10, S. 909-913.

Moers, M./Schiemann, D./Schnepp, W. (Hrsg.) (1999): Pflegeforschung zum Erleben chronisch kranker und alter Menschen. Bern, Göttingen.

Schaeffer, D. (1994): Zur Professionalisierbarkeit von Public Health und Pflege; in: Schaeffer, D./Moers, M./Rosenbrock, R. (Hrsg.): Public Health und Pflege: zwei neue gesundheitswissenschaftliche Disziplinen. Berlin, S. 103-126.

Schaeffer, D./Moers, M. (1995): Ambulante Pflege von HIV- und Aids-Patienten; Paper 95-201 der AG Public Health, Wissenschaftszentrum Berlin für Sozialforschung. Berlin.

Schaeffer, D. (1998a): Pflegewissenschaft in Deutschland. Zum Entwicklungsstand einer neuen wissenschaftlichen Disziplin. Paper 98-101 des Instituts für Pflegewissenschaft der Universität Bielefeld. Bielefeld.

Schaeffer, D. (1998b): Die Versorgung von akut kranken Menschen durch integrierte ambulante Versorgungsverbünde in Deutschland; in: Pelikan, J./

Stacher, A./Grundböck, A./Krajic, K. (Hrsg.): Virtuelles Krankenhaus zuhause –
Entwicklung und Qualität von ganzheitlicher Hauskrankenpflege. Wien, S. 40-
56.

Karin Luckey/Stefan Görres

Organisationsentwicklung im Bereich der Pflege

Organisations- und Personalentwicklung in der Pflege: Rahmenbedingungen und Handlungsbedarf in Einrichtungen der gesundheitlichen Versorgung

Die gesundheitlichen Versorgungseinrichtungen stehen gegenwärtig vor der Notwendigkeit, einen weitreichenden Strukturwandel zu vollziehen: Demographische Entwicklung, Gesetzgebung, Dienstleistungs- und Informationsgesellschaft, Rationalisierung sowie zunehmender Wettbewerb im Gesundheitswesen sind wesentliche Gründe.

Die Folge dieser Entwicklungen ist derzeit, dass in Gesundheitseinrichtungen Bemühungen zur Anpassung an diese veränderten Rahmenbedingungen im Vordergrund stehen (vgl. Mayer/Walter 1996). Um dem Effizienz- und Kostendruck und der zunehmenden Markt- und Wettbewerbsorientierung im Gesundheitsbereich zu begegnen, wird derzeit eine Vielzahl von Maßnahmen entwickelt und umgesetzt, die zu Kosteneinsparungen und somit unter betriebswirtschaftlichen Gesichtspunkten zu einer effizienteren Gestaltung des Leistungsgeschehens führen sollen. Dazu gehören beispielsweise im Krankenhaussektor die Effektivierung von Ressourceneinsatz und -steuerung, Spezialisierung bzw. Konzentration auf „gewinnbringende" Leistungssegmente, Risikoselektion der PatientInnen, Reduzierung von Verweildauer und Fehlbelegungen, Erweiterung des Dienstleistungs- und Aufgabenspektrums (z.B. im Krankenhaus: ambulantes Operieren, prä- und poststationäre, flankierende Angebote der Diagnostik, Therapie, Beratung, Erweiterung von ambulant-pflegerischen Versorgungsangeboten etc.), Flexibilisierung der Träger- und Organisationsstrukturen (z.B. Privatisierungsansätze in Form von GmbHs), Einführung bzw. Gestaltung von kundenorientierten Strukturen und Abläufen, Dezentralisierung der Ressourcenverantwortung, Abbau von hierarchischen, funktions- bzw. berufsgruppenorientierten Organisationsformen, Outsourcing von Aufgaben- bzw. Leistungssegmenten, Einführung von Qualitätssicherungs- und Qualitätsmanagementkonzepten und Controllingverfahren etc..

Zu berücksichtigen ist, dass neben jenen Maßnahmen, die vor allem eine stärkere betriebswirtschaftliche Steuerung zum Ziel haben und die deutlicher als in der Vergangenheit die Dienstleistungsqualität festschreiben, auch Veränderungskonzepte und -strategien erforderlich sind, die langfristig, prozesshaft und in integrierter Weise nicht nur ökonomische, sondern auch konzeptionelle, organisatorische und personelle Bedingungen im Gesundheitssystem effektiver und effizienter gestalten (vgl. Görres 1999). Denn gleichzeitig verändern sich – nicht zuletzt mit der Professionalisierung der Pflege – auch die fachlichen Anforderungen an eine qualitätsorientierte Versorgung im Interesse der PatientInnen. Hinzukommt, dass vor allem Beschäftigte aus der Pflege in ihrer Rolle als ArbeitnehmerInnen zunehmend deutlicher Kritik an den Arbeitsbedingungen in den Gesundheitseinrichtungen formulieren und mehr Mitgestaltungs- und Mitwirkungsmöglichkeiten sowie die Berücksichtigung ihrer Interessen fordern (vgl. Bartholomayczik 1993; Büssing et al. 1995; Feuerstein/Badura 1991; Görres et al. 1997; Luckey 1997). Gesundheitseinrichtungen stehen damit vor der schwierigen Aufgabe, unterschiedliche, zum Teil divergierende Interessen und Anforderungen bei den notwendigen Veränderungsprozessen zu berücksichtigen.

In dieser Situation richtet sich vor allem an Leitungskräfte in der Pflege die Aufgabe, Management-Konzepte zu implementieren, die nicht nur die Effizienz und Effektivität der Einrichtungen unter Markt- und Wettbewerbsbedingungen langfristig gestalten und sichern, sondern auch dazu geeignet sind, neben einer optimierten, qualitäts- und „kundenorientierten" Patientenversorgung die Interessen von Beschäftigten berücksichtigen (vgl. Damkowski et al. 1997; Görres 1992; 1999). Den Organisations- und Personalentwicklungskonzepten kommt dabei eine zentrale Bedeutung zu.

Organisations- und Personalentwicklung als Gestaltungsaufgabe und Lernprozess

Organisationen – vor allem jene, die sich wie im Gesundheitssektor mit personenbezogenen Dienstleistungen befassen – befinden sich heute in einem gesellschaftlichen, wirtschaftlichen und technologischen Wandel, der in einem hohen Maße neue Anforderungen an ihre Wettbewerbsfähigkeit stellt. Einrichtungen, die in diesem turbulenten Umfeld bestehen wollen, sind gefordert, diesen Wandel und den damit verbundenen Veränderungsdruck zu erkennen, herkömmliche Leistungen, Arbeitsorganisationen und Handlungsoptionen zu überprüfen und neue Strategien für die Anpassung an die veränderten Anforderungen zu entwickeln. Die Bereitschaft zum Wandel und zur Innovation von Leitbildern, Konzepten und Organisationsmodellen werden in diesem Kontext zu einer zentralen Aufgabe, auch und gerade für die Pflege.

Im Zuge der Professionalisierung der Pflege wird die Förderung von Gestaltungs- und Lernprozessen in einer Organisation zunehmend mehr an Bedeutung gewinnen (vgl. Görres 1992; Pelikan et al. 1993; Damkowski et al. 1997).

Die zukünftigen Leitungskräfte in der Pflege – aber auch das Pflegepersonal insgesamt – sind daher gefordert, kompetent und innovativ Gestaltungs- und Lernprozesse zu initiieren, zu unterstützen und zu implementieren. Vor allem die Gestaltung von Organisationsveränderungen unter aktiver Beteiligung der Beschäftigten im Sinne von mitarbeiterorientierten, gruppenbezogenen Organisations- und umfassenden Personalentwicklungsstrategien wird zu einer wesentlichen Aufgabe (vgl. Sattelberger 1991): Organisations- und Personalentwicklung hat dabei unterschiedliche Interessen und Sichtweisen zu berücksichtigen und zu vermitteln. Hierzu gehören zum einen Klienten- und Beschäftigteninteressen (verschiedener Berufs- und Hierarchieebenen) sowie Träger- und Einrichtungsinteressen und zum anderen die Interessen und Rahmenbedingungen, die von externen Akteuren (z.B. andere Einrichtungen, Dienste und Berufsgruppen, politisch-administrativer Bereich) vorgegeben werden.

In diesem Zusammenhang ändern sich – nicht nur auf der Leitungsebene – die Tätigkeitsanforderungen für die Pflegeberufe: Schlüsselqualifikationen wie etwa Managementkompetenzen gewinnen unter diesem Aspekt an Bedeutung; das Tätigkeitsprofil der Pflege erweitert sich vom individuellen, inter-aktionistischen zum konzeptionellen und organisatorischen Handlungsansatz (vgl. Görres 2000).

Angesichts der Vielfalt der Veränderungsbedarfe, der unterschiedlichen Interessen und zu vermutenden – zumindest partiellen – Ziel- und Interessen-inkonsistenzen (z.B. ökonomische Effizienz vs. Qualitätsanforderung, Interessen verschiedener Berufs- und Statusgruppen) in einer Organisation, erfordert die Organisations- und Personalentwicklung eine integrierte Problemlöse-, Entwicklungs- und Veränderungsstrategie, die ein hohes Maß kommunikativer, methodischer und strategischer Kompetenzen voraussetzt, um die damit ver-bundenen Gestaltungsprozesse aushandeln und steuern zu können.

Gefragt sind Veränderungskonzepte und -strategien, die darauf abzielen, langfristig und prozesshaft die konzeptionellen, organisatorischen, personellen und ökonomischen Bedingungen im Dienstleistungssektor effektiver und effizienter zu gestalten – unter Mitwirkung nicht nur der Beschäftigten, sondern in einem stärkeren Maße auch unter Beteiligung der „KundInnen" bzw. BürgerInnen.

Diese „neuen" Steuerungs- und Managementkonzepte sowie Veränderungs-strategien unterscheiden sich deutlich von jenen, die im Wesentlichen auf reine Kostensenkungs- und Rationalisierungs- oder Deregulierungs- sowie Privatisierungsmaßnahmen im gesundheitlichen Sektor setzen (vgl. hierzu Görres 1999; Luckey 1999). Solche Strategien und Maßnahmen haben eher dazu beigetragen, die traditionellen Organisationsstrukturen weitgehend beizu-behalten. Die Strukturprobleme im öffentlichen Gesundheitssystem sind zwar vordergründig auch eine „Kostenkrise", ihnen liegen jedoch wesentliche Qualitäts- und Innovationsprobleme als „Kostentreiber" zugrunde (vgl. Naschold o.J.: 2; Feuerstein/Badura 1991).

Infolgedessen sind vielmehr Innovations-, Management- und Organisations-entwicklungskonzepte gefragt, die in einer umfassenden Weise dazu geeignet sind, die strukturellen Dienstleistungs- und damit auch Organisations-, Personal- und Qualifikationsprobleme zu lösen. Zielten im gesundheitlichen Sektor die Organisationsveränderungen – wenn sie nicht als reine Kostensenkungs-programme angelegt waren – bislang eher auf graduell-segmentielle Verände-rungen, insbesondere hinsichtlich technisch-organisatorischer Aspekte im Bereich der Aufbau- und Ablauforganisation (z.B. Dekonzentrationsstrategien, Reorganisation der Ablauforganisation oder ähnliches), so werden darüber hinaus neben der Anpassung an die veränderten Anforderungen der Organisa-tion im strukturellen Bereich jetzt flankierend auch verhaltens- und verhältnis-bezogene Maßnahmen durchgeführt, da es zunehmend mehr darum geht, durch mehr oder weniger gezielte Personalentwicklungsmaßnahmen, vor allem im Bereich der Qualifizierung, das Verhalten, die Wertorientierungen und Quali-fikationsprofile der Beschäftigten auf die neue Situation hin zu orientieren. Aus Sicht der Pflege dürfte dazu vor allem die Frage und deren (professionelles bzw. berufliches) Selbstverständnis im Kontext der Diskussion um Pflege als personenbezogene Dienstleistung stehen.

Innovative Management- und Organisationsentwicklungs-konzepte für die Pflege: Ansätze zur Systemgestaltung

Im folgenden Abschnitt sollen im Schwerpunkt strategische, das heißt Ansätze der Systemgestaltung dargestellt werden, die darauf abzielen, Organisations-und Personalveränderungsprozesse bzw. die Entwicklung von Innovationsprozessen zu initiieren, zu unterstützen und durch sowie für die Pflege fruchtbar zu machen. In den Mittelpunkt werden dabei Ansätze gestellt, die zum Ziel haben, die Problemlösungsfähigkeit in einer Organisation prozesshaft und systematisch zu erhöhen (vgl. dazu ausführlich Görres 1999; Damkowski et al. 1997; Staehle 1989; Wunderer 1979) und damit die Qualität – Struktur-, Prozess- und Ergebnisqualität – etwa im Sinne der Pflegequalität deutlich zu verbessern.

Organisationsveränderungskonzepte als Problemlösungs- und Innovationsprozesse

Organisationen in der gesundheitlichen Versorgung, so etwa das Krankenhaus, lassen sich als komplex strukturierte, soziale Systeme umschreiben, in denen in der Regel arbeitsteilig und in einem ausdifferenzierten formellen und informellen Interaktionsfeld mit entsprechenden, mehr oder weniger ausgeprägten Organisationsstrukturen, Regelungen, Wert- und Zielorientierungen gehandelt wird (vgl. hierzu Görres 1999). Änderungen und Anpassungsprozesse innerhalb einer Organisation finden mehr oder weniger dynamisch und zielgerichtet statt. Veränderungsimpulse werden zum einen von außen, z.B. durch die Umsetzung von externen Auflagen (Normen, Gesetze etc.), verändertem Nachfrageverhalten der „Kunden" und damit verbundenen Veränderungsnotwendigkeiten hinsichtlich des Leistungsangebots und der Leistungsqualität, Veränderungen des Organisationsumfelds, z.B. im Krankenhaussektor durch die Weiterentwicklung und Ausdifferenzierung des gesundheitlichen Versorgungssystems, initiiert. Zum anderen finden Veränderungsprozesse auch durch die Impulse statt, die von „innen" gegeben werden, z.B. Veränderung der Qualifikationsprofile des Personals, veränderte Einstellungen zur Arbeit durch gesellschaftlichen Wertewandel (z.B. stärkere Betonung von Selbstentfaltungs- und Autonomiewerten), Rationalisierungsmaßnahmen, Einsatz neuer Technologien und Arbeitsformen (z.B. Teamarbeit) und vielem anderen mehr. Innovations- und Veränderungsfähigkeit einer Organisation sowie die Angemessenheit der dabei angewendeten Konzepte und Methoden, entscheiden vielfach über die „Überlebens- und Marktfähigkeit" der Organisation.

Organisationsveränderungskonzepte lassen sich unterscheiden nach ihren Hauptzielsetzungen, den dabei zugrunde gelegten organisationstheoretischen und gesellschaftlichen bzw. sozialpsychologischen Grundannahmen sowie den daraus abgeleiteten Ansatzpunkten und Methoden für die Veränderungsstrategie (vgl. Wunderer 1982, S. 295):

- Organisationsänderungskonzepte, die sich im Wesentlichen auf die Anpassung auf erfolgte Veränderungen beziehen (sowohl strukturell als auch verhaltensbezogen) und dabei graduelle, punktuelle Veränderungen der entsprechend relevanten Organisationssegmente bzw. Verhaltensoptionen zum Ziel haben. Diese Veränderungsstrategien sind eher ad hoc als eine Folge der Eigendynamik der Organisation zu verstehen und deren Konzepte werden häufig weitgehend bürokratisch-hierarchisch initiiert und gesteuert.

- Organisationsveränderungs- bzw. -entwicklungsansätze, die als ein längerfristig angelegter, systematisch geplanter, möglichst umfassender Prozess verstanden werden, die unter Anwendung von Methoden und Instrumenten der angewandten Sozialwissenschaften darauf abzielen, die Problemlösungs- und Innovationsprozesse in einer Organisation generell zu verbessern und sie effektiver zu gestalten. Ziele der OE beziehen sich dabei sowohl auf die Leistungsfähigkeit und -qualität der Organisation als auch auf die Qualität der einzelnen Arbeitsprozesse. Die Institution wird damit zu einer „lernenden Organisation" (vgl. unter anderem Bennis 1972; French/Bell 1977; Sievers 1977; Wunderer 1979).

Erfolgversprechend scheinen generell solche Entwicklungs- und Innovationsstrategien, die sich durch folgende Merkmale kennzeichnen lassen (vgl. unter anderem French/Bell 1977, S. 183 ff.; Damkowski/Luckey 1993, S. 178 ff.; Damkowski/Luckey 1994):

- die eher umfassende, gegebenenfalls in Entwicklungsstufen zu realisierende OE- und Managementstrategien darstellen;

- die auf das komplexe und vielfältige Bedingungsgefüge (und Organisationsumfeld) abzielen und weniger einseitig oder punktuell ansetzende Interventions- und Reorganisationskonzepte darstellen (z.B. nur Organisations- und Ablauforganisationsveränderungen, kostenbezogene, verhaltens- und qualifikationsbezogene Ansätze etc.);

- die sowohl die Veränderung der Organisationsstrukturen als auch der Verhaltensorientierung im Blickfeld haben und die durch entsprechende Personalentwicklungsmaßnahmen flankiert werden;

- die als kontinuierliche und prozesshafte Entwicklungskonzepte angelegt sind;

- die die interaktive, interdependente Verknüpfung der organisationsinternen Vorgänge, Struktur- und Interaktionsprozesse betonen;

- die auf allen Organisationsebenen in integrierter Weise (rückgekoppelter Prozess) und in einem offenen, transparenten, dialogischen und frühzeitig kooperativen Verfahren, in gleichberechtigter Weise Mitwirkungsmöglichkeiten für alle Akteure eröffnen (nach Möglichkeit auch unter Einbeziehung der Kundenperspektive). Top-down-Ansätze führen dem gegenüber beispielsweise zu Akzeptanzproblemen, Widerständen, Blockaden und/oder dem Verzicht wesentlicher, arbeitsplatznaher Informationen und von Mitgestaltungspotentialen seitens der Beschäftigten (human resources) (vgl. dazu Görres et al.. 1997; Staehle 1988; Wunderer 1979).

Organisations- und Personalentwicklung: Beteiligung der Akteure

Ein in den letzten Jahrzehnten auch in der Bundesrepublik praktiziertes Konzept, das darauf abzielt, die Leistungsfähigkeit der Organisation und die Qualität der Arbeitsstrukturen, -prozesse und -ergebnisse zu verbessern, ist jener Ansatz der Organisationsentwicklung (OE), der flankierend Personalentwicklungskonzepte (PE) in der Regel integriert (vgl. Staehle 1989; Wunderer 1979; 1982; Doppler 1986; Bennis 1972; Luckey 1997; Görres 1999). Im Rahmen von OE sollen in einem längerfristig angelegten, umfassenden Prozess sowohl die organisatorischen Ziele, Strukturen und Regelungen als auch die Einstellungen, Fähigkeiten und Verhaltensweisen der Organisationsmitglieder entwickelt und verändert werden. Eine zentrale Grundidee ist dabei, dass diese Ziele dann realisiert werden können, wenn die betroffenen Organisationsmitglieder in umfassender Weise den OE-Prozess und seine Ergebnisse mitgestalten können und wenn OE als offener Lernprozess verstanden wird, in dem die Organisationsmitglieder ihre Fähigkeiten, Bedürfnisse und Interessen entfalten und bei der Lösung von Organisationsproblemen beteiligt werden (vgl. Görres/Luckey 2000).

Nach French/Bell (vgl. 1977, S. 36; vgl. auch Doppler 1986, S. 5) unterscheiden sich Interventionen von OE von traditionellen Veränderungskonzepten und -strategien durch die integrierte Entwicklung von Organisationsstrukturen und der -effizienz sowie der Lösung von Sach- und Kommunikationsproblemen, aber auch der Veränderung des Verhaltens der Organisationsmitglieder unter Berücksichtigung der Binnen- und Umweltbedingungen der Organisation.

OE-Konzepte scheinen daher im Grundsatz geeignet, in integrierter Weise die zentralen Steuerungsprobleme, z.B. im Krankenhausbereich, „von innen heraus" zu lösen (vgl. Görres et al. 1997). Im Folgenden werden die Ansatzpunkte und Methoden, die für solche OE-Konzepte grundlegend sind, im Einzelnen näher erläutert (vgl. French/Bell 1977):

• Organisationen sind veränderbar, steuerbar und entwicklungsfähig durch die Initiierung von OE-Prozessen; sozialer und organisatorischer Wandel wird als fortlaufender Prozess verstanden;

• die Gestaltung systematischer, handlungsorientierter Problemlösungsverfahren mit dem Ziel der Verbesserung der Organisationsqualität unter Einbindung aller relevanten Akteursbereiche sowohl innerhalb als auch außerhalb der Organisation soll gesichert werden durch die Anwendung von Aktionsforschungsansätzen sowie sozial- bzw. pflegewissenschaftliche Prinzipien und Erkenntnisse. Durch die Einbeziehung eines (externen) OE-Beraters kann dabei eine dynamische Organisationsentwicklung unterstützt werden;

• wesentlich erscheint dabei die Gestaltung von Gruppenprozessen innerhalb der Organisation. Den betrieblichen bzw. organisatorischen Gruppenkonstellationen (Arbeitsgruppen, Teams) kommt eine Schlüsselfunktion für erfolgreiches Handeln und Gestalten in der Organisation zu. Gruppen bzw. Arbeitsteams stehen daher im Mittelpunkt des Veränderungs- und Lernprozesses (vgl. ausführlich Görres et al. 1997). Alle Gruppenmitglieder und ihre Aktions- und Verhaltensmuster prägen die Ergebnisqualität der Organisation entscheidend. Der im Amerikanischen geprägte Begriff des „Organizational Development", der mehr die Entwicklung *in der* Organisation meint, macht sprachlich deutlicher als der deutsche Begriff „Organisationsentwicklung", der eher „Entwicklung *der* Organisation" impliziert, dass OE einen wechselseitigen, integrierten Prozess sowohl zur Erhöhung der Effektivität der Organisation als auch zur Qualifizierung und zur Verhaltensänderung der Personen in der Organisation darstellt. OE zielt demnach sowohl auf die Objektebene (Struktur der Organisation) als auch auf die Subjektebene (personelle Ebene: MitarbeiterInnen). Im Bereich der Pflege- und Gesundheitsdienste sind darüber hinaus Organisationsentwicklungsprozesse von Bedeutung, die über einen engen Bezug auf eine Einrichtung hinausgehen. Der Anspruch an eine integrierte Versorgung in der Pflege (ambulant, stationär, teilstationär) macht einen arbeitsfeld- bzw. berufsgruppenübergreifenden Ansatz der Organisationsentwicklung erforderlich. Die Qualität in der pflegerischen und gesundheitlichen Versorgung lassen sich somit nur durch einen einrichtungsübergreifenden

Organisationsentwicklungsprozess nachhaltig lösen (z.b. Schnittstellen- und Vernetzungsprobleme).

Diese Ansatzpunkte und Merkmale der OE werden nachfolgend näher gekennzeichnet (vgl. unter anderem French/Bell 1977; Sievers 1977; Trebesch 1982; Doppler 1986; Schimanski 1990):

• Ganzheitlicher Ansatz: Ziele, formelle und informelle Strukturen eines Unternehmens oder einer Organisation, Regeln, Verhalten und Kommunikationsformen der darin tätigen Beschäftigten und die Umweltbeziehungen der Organisation werden als ein ineinander vernetztes System betrachtet. Ausgehend hiervon ist bei einem erfolgversprechenden Veränderungs- und Entwicklungsansatz eine ganzheitliche, integrierte Sichtweise und Interventionsstrategie erforderlich, bei der alle wechselseitigen Einflussfaktoren, Bedingungen und Abhängigkeiten im Kontext der strukturellen Bedingungen, Machtkonstellationen und Akteursinteressen Berücksichtigung finden sollten.

• Mehrdimensionale Zielsetzung: Demnach zielt OE gleichzeitig und integriert darauf ab, die Leistungsfähigkeit der Organisation nach innen und außen zu erhöhen, die Rahmenbedingungen der Arbeit im Sinne der Steigerung der Qualität der Arbeitsbedingungen zu verbessern und die individuellen, beruflichen Entwicklungsmöglichkeiten der Beschäftigten zu berücksichtigen.

• Beschäftigtenorientierter Ansatz: OE-Konzepten liegt ein bestimmtes Menschenbild zugrunde. Es wird dabei davon ausgegangen, dass Menschen auch in ihrer beruflichen Rolle das Bedürfnis nach individueller Entfaltung und Entwicklung haben und nicht nur Organisationsinteressen verfolgen, sondern auch individuelle Interessen und Bedürfnisse der Beschäftigten berücksichtigt sehen wollen (vgl. French/Bell 1977, S. 90). In diesem Kontext wird als Begründung auch auf den konstatierten gesellschaftlichen Wertewandel verwiesen. Demnach kommt auch im Arbeitsleben „postmateriellen" Wertorientierungen eine größere Bedeutung zu (vgl. Klages et al. 1992; Rosenstiel et al. 1993; Ingelhart 1989; Oppolzer 1994). Dazu gehören vor allem Selbstentfaltungs- und Autonomiewerte, z.B. Selbstverwirklichung, Individualität, Mitsprache, Partizipation, Abwechslung, soziale Kompetenzen (vgl. ebenda). Darüber hinaus spielt die Annahme eine Rolle, dass Beschäftigte einen effektiveren, kreativeren und weitreichenderen Beitrag zu den Zielen der Organisation leisten können, als dies die jeweilige Organisation in der Regel zulässt (vgl. French/Bell 1977,

S. 90). Zudem kann durch eine stärkere Einbeziehung der Beschäftigten und
entsprechende Mitwirkungs- und Gestaltungsräume die Motivation und
Identifikation mit der Organisation gestärkt werden. Letztlich ist davon
auszugehen, dass sich durch einen partizipativen Ansatz mögliche
Umsetzungsbarrieren und -widerstände, wie sie durch autokratische,
hierarchische Veränderungsstrategien erzeugt werden können, eher
vermeiden lassen. Ziel ist es dabei, das interne Problemlösungs- und Selbst-
steuerungspotential der Organisation insgesamt oder in Teilsystemen zu
stärken (vgl. dazu Görres 1999).

- Interdisziplinäre Orientierung: Ausgehend von dem ganzheitlichen,
  integrierten Ansatz und den multidimensionalen Zielsetzungen der OE, kann
  durch einen interdisziplinären Arbeits- und Entwicklungsansatz das
  Problemlösungs- und Veränderungspotential effektiver genutzt werden.
  Dabei kommen bei der OE vor allem Ansätze und Prinzipien sowohl der
  angewandten Sozialwissenschaften zur Anwendung (z.b. Sozialpsychologie,
  kommunikations- und gruppentheoretische Ansätze, Soziologie, Rollen- und
  Motivationstheorie, Aktionsforschung, Organisations- und Systemtheorie
  etc.) als auch andere relevante Disziplinen wie Ökonomie, Betriebswirtschaft
  oder ähnliches zur Geltung.

- Offener, prozessorientierter Handlungsansatz: Im Gegensatz zu stark vorstrukturierten, isolierten Einzelmaßnahmen zielt OE auf einen dynamischen,
  kontinuierlichen, reflexiven Entwicklungsprozess. Demnach ist OE als
  langfristige Maßnahme zu verstehen. Damit verbunden basieren OE-Prozesse
  auf der Annahme, dass diese Entwicklungsprozesse auf der Fähigkeit
  beruhen, dass sich Einrichtungen als „lernende Organisationen" verstehen
  (vgl. Sattelberger 1991). Eine grundlegende Komponente der OE ist es,
  erfahrungsorientiertes Lernen unter Einbeziehung des Erfahrungswissens der
  Organisationsmitglieder in einem experimentellen, offenen Lernprozess zu
  organisieren (vgl. French/Bell 1977, S. 81 ff.). OE versteht sich dabei als ein
  flexibler, dauerhaft angelegter Ansatz.

- Partizipatives Grundmodell, d.h. Betroffene sollen zu Beteiligten gemacht
  werden (vgl. Görres 1994): OE beruht auf einem partizipativen,
  teamorientierten Ansatz. Einen besonderen Stellenwert hat dabei die
  Beteiligung von „Betroffenen" bei der OE, anstelle von lediglich „top-down"
  oder von „außen" initiierten Entwicklungsprozessen. Die Organisations-

veränderungen basieren demnach nicht auf Expertenwissen bzw. einem expertenorientierten Ansatzpunkt.

• Team- bzw. gruppenorientierter Interventionsansatz: Team- bzw. gruppenorientiertes Kommunikations- und Kooperationsverhalten zu entwickeln und zu verbessern, bildet einen Hauptansatzpunkt von OE-Prozessen.

• Grundlegend ist die Vorstellung, dass Arbeit in Organisationen durch Arbeitsgruppen verschiedenster Art durchgeführt wird. Es wird erwartet, dass durch die entsprechende „Veränderung" von Organisationsstrukturen, der Beziehungs-, Kommunikationsmuster, der Ablaufprozesse in Teams bzw. Gruppen, grundlegende Verbesserungen in der Organisation insgesamt herbeigeführt werden können (vgl. French/Bell 1977, S. 85 ff.). Dies gelingt jedoch nur unter der Voraussetzung, dass die Entwicklungsprozesse der Organisation wesentlich durch die Betroffenen selbst in einem kooperativen, interdisziplinären Kontext geplant, gestaltet und kontrolliert werden können. Teamentwicklungsinterventionen, sowohl bezogen auf bestehende Arbeitszusammenhänge in der Organisation als auch in projektbezogenen ad hoc-Gruppen und neugebildeten Arbeitsteams, bilden die Grundlage dafür, die Leistungsfähigkeit der Gruppen selbst und damit der Gesamtorganisation zu verbessern. Eine Bedeutung kommt dabei der Vernetzung der Teilgruppen zu (im Sinne rückgekoppelter Prozesse). Dies mit dem Ziel, zielgerichtete, ganzheitliche Veränderungsprozesse zu gewährleisten.

• Offenes Gestaltungskonzept: OE-Konzepte propagieren inzwischen differenzierte Maßnahmen und Strategien für die Gestaltung des organisatorischen Wandels. So lässt das OE-Konzept im Grundsatz viel Gestaltungsraum für die jeweilige Organisation und ihre Beteiligten. Die Methoden und Strategien der OE sollten dabei den jeweiligen Ausgangsbedingungen der Einrichtung maßgeschneidert angepasst und gegebenenfalls im Interventionsverlauf modifiziert werden.

• Integration von OE und PE: OE-Konzepte sind in der Regel verzahnt mit entsprechenden, vielfältigen Maßnahmen zur Personalentwicklung. Diese zielen zum einen darauf ab, die Beschäftigten für die Mitwirkung an Organisationsentwicklungsprozessen zu motivieren bzw. zu sensibilisieren sowie durch entsprechende Leistungsanreizsysteme die Mitarbeitermotivation und -zufriedenheit zu erhöhen. Zum anderen sollen Personalentwicklungsmaßnahmen, insbesondere gezielte, flankierende Qualifizierungsmaßnahmen, auf die intendierten Organisationsveränderungen und auf die bei der OE eingesetzten Instrumente und Verfahren vorbereiten (z.b. Teamfähigkeit, kommunikativ-soziale Kompetenzerweiterung, Führungskompetenzen, Problemlösungskompetenzen, Entwicklung von Selbststeuerungsfähigkeit und Eigenverantwortlichkeit etc.).

- Methodische Ansatzpunkte: Bei OE können eine Reihe unterschiedlicher Methoden im Gestaltungsprozess zur Anwendung kommen. Zum einen handelt es sich dabei um personenorientierte Methoden. Diese zielen beispielsweise darauf, zunächst die Voraussetzungen für den OE-Prozess bei den beteiligten Akteuren zu schaffen, z.B. zur Gewinnung von Akzeptanz, Motivation, Mitwirkungsbereitschaft. Darüber hinaus gilt es, Fähigkeiten bzw. Kompetenzen und Verhaltensweisen zu erweitern, die für den geplanten Entwicklungsprozess notwendig sind, z.B. die Kooperations-, Konflikt-, Kommunikations- und Problemlösungsfähigkeit. Diese Methoden basieren im Wesentlichen auf psychotherapeutischen, vor allem individual- und gruppenpsychologischen Konzepten, z.B. Sensibilitäts-Trainings, TZI, Encountergroups, Transaktionsanalyse (vgl. Schimanski 1990, S. 64 f.; Comelli 1985). Diese Ansatzformen werden jedoch aufgrund der dabei zur Anwendung kommenden psychotherapeutischen und damit persönlichkeitsbezogenen Implikationen aus betriebsverfassungs- und datenschutzrechtlichen Aspekten zum Teil kritisch bewertet. Problematisiert wird, dass diese psychotherapeutischen Methoden im betrieblichen Kontext den Persönlichkeitsschutz der Beschäftigten tangieren können (vgl. ebenda). Zum anderen sind demgegenüber gruppen- und organisationsbezogene Methoden der OE wesentlich bedeutsamer. Diese OE-Methoden bzw. - Maßnahmen zielen dabei im Wesentlichen darauf, die Teamfähigkeit, Interaktions-, Kommunikations-, Problemlösungs- und Selbststeuerungsprozesse in den Arbeitsgruppen zu verbessern bzw. zu entwickeln. Hierzu gehören z.B. (vgl. French/Bell 1977, S. 131 ff.):

- Teamentwicklungsaktivitäten;

- Intergruppenaktivitäten;

- Survey-Feedback-Aktivitäten;

    * diagnostische, planerische Interventions- und Evaluationskompetenzen: Techniken der Datenerhebung, z.B. Interviews, Fragebogen, Umfragen, Auswertungsmethoden, um Problemdiagnosen durchführen zu können, Problemlösungs-, Kreativ-, Präsentations-Techniken, Schwachstellen-

analysen, Kosten-Wirksamkeits- bzw. Machbarkeits-Analysen, Evaluationsmethoden (vgl. hierzu Görres 1998);

* „neutraler Dritter"-Aktivitäten: In diesem Falle werden Gruppen- bzw. OE-Prozesse durch einen externen Berater initiiert und unterstützt (Supervisor, change agent, Mediator, Impulsgeber, Prozesshelfer);

* Kontraktmanagement bzw. Leistungs- und Zielvereinbarung;

* Aktionsforschungsmethoden;

* Personalentwicklung, insbesondere Qualifizierungsmaßnahmen.

• Mehrdimensionaler Interventionsansatz: Unterscheiden lassen sich verschiedene Ebenen bzw. Ansatzpunkte, auf die die OE-Prozesse abzielen. Neben Interventionen, die sich auf die individuelle, gruppenbezogene bzw. organisationsstrukturelle Ebene beziehen, lassen sich OE-Konzepte zudem hinsichtlich ihrer darauf bezogenen Strategie unterscheiden: Top-down-, Bottom-up-Strategie und „from middle both ways" (Keilstrategie). Auch wenn in OE-Prozessen partiell unterschiedliche Interventionsebenen und - strategien in den Mittelpunkt gestellt werden können, sind jedoch, ausgehend von dem ganzheitlichen Ansatz der OE, idealerweise alle Interventionsebenen in den OE-Prozess einzubeziehen.

• Rolle des „change agent": OE-Prozesse werden als notwendige Voraussetzung in der Regel durch einen externen OE-BeraterIn unterstützt. Der/die externe BeraterIn hat die Funktion des change agents. Diese externe Rolle scheint deshalb sinnvoll, da der/die externe BeraterIn weniger in den internen Interessen- und Machtkonstellationen involviert ist und als „Neutraler", als ImpulsgeberIn, KonfliktmoderatorIn und im Sinne einer „Hilfe zur Selbsthilfe" die interne Problemlösungskapazität und Selbststeuerungsfähigkeit einer Organisation unterstützen kann (vgl. French/Bell 1977, S. 184; Doppler 1986, S. 8). Zudem kann die spezielle Beratungskompetenz, insbesondere bezogen auf OE- und PE-Vorhaben, die Interventionsgestaltung effektivieren. Unter Umständen kann diese Funktion jedoch auch durch interne BeraterInnen oder Projektgruppen wahrgenommen werden.

Schlussfolgerungen: Change Management als zukünftiges Selbstverständnis der Pflege

Die dargestellten Konzepte und Ansätze zur Organisations- und Personalentwicklung als zukünftige konzeptionelle und organisatorische Handlungsansätze der Pflege – neben der traditionell individuell-interaktionistischen – fokussieren ein Selbstverständnis der Pflege, das wesentlich auf Prämissen des „Change Managements" beruht (vgl. Krebsbach-Gnath 1992; Doppler/Lauterburg 1995; Luckey 1999).

Im Rahmen von Change Management Konzepten lassen sich folgende Strategien und Instrumente zusammenfassend darstellen, die geeignet erscheinen, Innovations- und Modernisierungsprozesse durch Pflegende nachhaltig zu initiieren und kontinuierlich weiterzuentwickeln. Innovationsstrategien in diesem Sinne sind keine kleinen unbedeutenden Veränderungen, sondern basieren auf Gesamtkonzeptionen und –strategien, die eine umfassende, prozesshafte und kontinuierliche Veränderung der Organisation zum Ziel haben (vgl. Abb. 1; vgl. dazu auch Luckey 1999; Görres 2000):

Abb. 1 Strategien und Instrumente von Change Management in der Pflege

Strategien und Instrumente der Organisations- und Personalentwicklungentwicklung: z.B.
• klare Diagnose der Ausgangssituation erstellen
• gemeinsame Vision, Gesamtkonzept und –strategie entwickeln, jedoch Komplexitätsreduktion der Prozess- und Ergebnisziele vornehmen
• aktive Einbindung der Erfahrungen und des Engagements aller Beschäftigten in den Veränderungsprozess
• Fort- und Weiterbildung (Personalentwicklung)
• Einsatz des Repertoires von OE- und PE-Instrumenten

Organisationsstrukturelle Strategien

- Schaffung von Innovationseinheiten: Projektgruppen, Qualitätszirkel, Controllinginstanzen, Teamentwicklung

- Installierung von Frühwarnsystemen und Beobachtungseinheiten (intern und extern bezogen auf Veränderungsbedarfe)

- umfassende Informations- und Kommunikationspolitik sichern

- klare Rahmenbedingungen zur Schaffung von Handlungs- und Verfahrenssicherheit setzen

Prozessorientierte, systematische Strategien

- kleinschrittige, prozesshafte, kontinuierliche Veränderung auf der Grundlage einer Gesamtkonzeption vornehmen

- bezogen auf Ziele, Konzeptentwicklung, Projektentscheidung, -umsetzung: Evaluation/Erfolgskontrolle

Innovationsnetze

- Initiierung von Personen- und Gruppennetzwerken, die die Rolle der Unterstützung, Impulsgebung, Beratung, Moderation, Mediation, Multiplikation wahrnehmen (intern/extern: z.B. innovationsbereite MitarbeiterInnen, Kommunalpolitik, NutzerInnen, Bürgervertretung, Verbund mit ebenfalls innovativen Projekten und Modellen, FachexpertInnen)

Externe, phasenweise Impulse

- Beratung (Change Agent-Funktion) nutzen

- Austausch mit anderen Praxisfeldern (best pracise) schaffen

Experimentelle Strategien

- Modellversuche initiieren

- Pilotprojekte starten

- sofern zunächst Insellösungen entwickelt werden: Vernetzung mit anderen Innovationsmaßnahmen („Ölfleckstrategie")

Anreize
• gezielte Anreize für innovationsbereite Beschäftigte schaffen (materiell, immateriell)
Leistungsvergleiche (Benchmarking)
• Impulse durch Vergleich mit anderen Einrichtungen ermöglichen
Macht- und Legitimationsstrategien
• Wille, Vorbild, Akzeptanz und Unterstützung „von oben" (Leitung, Politik) stellt eine Voraussetzung dar • Glaubwürdigkeit, Vertrauen, Kommunikation und Motivation schaffen eine wesentliche Grundlage • „Stimmigkeit" des Führungsstils und der Organisationskultur muss gegeben sein • Gewinnung von Machtpromotoren (intern/extern)

Deutlich wird, dass mit Change Management in der Pflege nicht nur die Effizienz und Effektivität der Organisation, die Beschäftigten- und PatientInnen-Interessen verändert werden, sondern ein längerfristiger „Kulturwandel" der Organisation intendiert ist, um den erforderlichen Lern- und Anpassungsprozess zu vollziehen. Instrumentelle Bausteine, die den kulturellen Wandel unterstützen, setzen dabei – von der Leitungsebene ausgehend („die Treppe wird von oben gekehrt") – kaskadenförmig bei der gesamten Organisation an. Veränderungen der Verhaltensweisen und Wertorientierungen stehen dabei im Vordergrund der Veränderungsstrategie; wobei die Kombination mehrerer Instrumente angewendet wird.

Die Qualität und das Ergebnis von Innovationsprozessen ist entscheidend von den Bedingungen ihrer Entstehung abhängig. Insofern geht es nicht nur um „innovative" Ideen und Konzepte („was"), von zentraler Bedeutung ist darüber hinaus vor allem die Entwicklung und Umsetzung von maßgeschneiderten, passgenauen Strategien („wie"). Eine primäre Rahmenbedingung für Innovationsprozesse stellt dabei die „Stimmigkeit der Organisationskultur" dar. Vertrauen, Offenheit und Chancen für gemeinsame Lernprozesse aller

Beteiligten werden in diesem Kontext zu Schlüsselaspekten für Innovationsprozesse.

Die Professionalisierung von Pflegekräften setzt eine zunehmende Dynamisierung des bisher Gelernten voraus. Problemdiagnosefähigkeit sowie die Kompetenz, organisations-, situations- und personenspezifisch Lösungen voranzutreiben, sind zukünftig bedeutende Qualifikationen nicht nur für die Tätigkeit in Führungspositionen in der Pflege. Die Befähigung der Beschäftigten zur Mitwirkung, Selbstgestaltung und Mitverantwortung wird zu einer zentralen Herausforderung für die Einrichtungen und zu einer unverzichtbaren Zukunftsinvestition. Für die Pflege bedeutet dies mehr Selbstentfaltung, Mitbestimmung und Mitverantwortung und mehr Möglichkeiten des selbständigen Handelns und Entscheidens. Die Förderung und Befähigung der Beschäftigten, diese Ansprüche auch in der beruflichen Praxis realisieren zu können, wird zu einer zentralen Gestaltungs- und Lernaufgabe für die Pflege.

Die Erkennung, Förderung und Aktivierung dieser Potentiale und des vorhandenen Erfahrungswissens der Beschäftigten „vor Ort" stellen eine wesentliche Voraussetzung dafür dar, innovative Entwicklungsprozesse in einer Organisation zu vollziehen. Denn ohne die Sensibilisierung und Befähigung der MitarbeiterInnen für notwendige Organisationsinnovationen, die Einbeziehung von Beschäftigten in Veränderungsprozesse und die Förderung der Mitarbeitermotivation wird eine wesentliches Leistungspotential vernachlässigt; dies kann zu grundlegenden Fehlsteuerungen sowie Effizienz- und Effektivitätsbarrieren führen und daher die „Organisationsentwicklung" behindern. Kompetenzen zur Gestaltung von Organisationsveränderungen stellen somit zukünftig ein notwendiges Qualifikationsprofil für die Pflegeberufe dar, ohne das nachhaltige Innovationsprozesse kaum zu erzielen sein werden. Davon ist die Praxis der Pflege bisher jedoch weit entfernt. Systematische Ansätze zur Organisations- und Personalentwicklung sind in den Einrichtungen der gesundheitlichen Versorgung, sofern es die Pflege betrifft, bislang kaum entwickelt und umgesetzt worden. „Personal" wird im Schwerpunkt unter personalwirtschaftlichen und verwaltungstechnischen Aspekten betrachtet und umfassende innerbetriebliche Qualifizierungsmöglichkeiten werden zudem nur begrenzt angeboten. Die Entwicklung von Schlüsselqualifikationen und Aufgabenstellungen, die sich auf die Gestaltung der Arbeitsbedingungen in einem umfassenden Sinne beziehen, gewinnt jedoch zunehmend mehr an Bedeutung.

Literaturhinweise

Badura, B. (1993): Systemgestaltung im Gesundheitswesen: Das Beispiel Krankenhaus; in: Badura, B./Feuerstein, G./Schott, T. (Hrsg.) (1993): System Krankenhaus, Weinheim, München, S. 28-40.

Bartholomeyczik, S. (1993): Arbeitssituation und Arbeitsbelastung beim Pflegepersonal im Krankenhaus; in: Badura, B./Feuerstein, G./Schott, T. (Hrsg.) (1993): System Krankenhaus, Weinheim, München.

Bennis, W. (1972): Organisationsentwicklung. Ihr Wesen, ihr Ursprung, ihre Aussichten, Baden-Baden, Bad Homburg.

Büssing, A./Eisenhofer, J. et al.. (1995): Psychischer Stress und Burnout in der Krankenpflege: Untersuchungen zum Einfluß von Anforderungen, Hindernissen und Spielräumen, Bericht Nr. 21, TU München, München.

Comelli, G. (1985): Training als Beitrag zur OE, München, Wien.

Damkowski, W./Klie, T./Kronseder, E./Luckey, K./Stappenbeck, J. (1997): Ambulante Pflegedienste – Veränderungen wahrnehmen – Ideen umsetzen, Hannover.

Damkowski, W./Luckey, K. (1993): Informationspool. Teil 3. Lokale Sozial- und Gesundheitsdienste, Düsseldorf.

Damkowski, W./Luckey, K. (1994): Durchsetzung und Scheitern von Innovationen oder „Es genügt nicht, nur eine gute Idee zu haben", Düsseldorf.

Doppler, K. (1986): Organisationsentwicklung als Führungsaufgabe – Eine kritische Bestandsaufnahme, Anregungen und Perspektiven; in: Zeitschrift der Gesellschaft für Organisationsentwicklung, 2, S. 1-14.

Doppler, K./Lauterburg, C. (1995): Change Management, 4. Auflage, Frankfurt a. M., New York.

Feuerstein, G./Badura, B. (1991): Patientenorientierung durch Gesundheits-förderung im Krankenhaus, Düsseldorf.

French, W.L./Bell, C.H. jr. (1977): Organisationsentwicklung, Bern, Stuttgart.

Görres, S. (1992): Qualitätszirkel in der Alten- und Krankenpflege. Ein partizipativer Ansatz für die Organisations- und Personalentwicklung in

Einrichtungen der Gesundheitsförderung. Deutsche Krankenpflege-Zeitschrift, 5, S. 337-342.

Görres, S. (1994): Experten in eigener Sache. Qualitätszirkel in der Pflege; in: Dr. med. Mabuse, Nr. 88, 19. Jahrgang.

Görres, S. (1998): Evaluationsforschung – dargestellt am Beispiel der Einrichtung von Qualitätszirkeln in der Pflege, in: Wittneben, K. (1998): Forschungsansätze für das Berufsfeld Pflege, Stuttgart, S. 199-216.

Görres, S. (1999): Qualitätssicherung in Pflege und Medizin, Bern, Göttingen, Toronto, Seattle.

Görres, S. (2000): Public Health und Pflege – Entwicklungsdynamiken in der gesundheitlichen Versorgung und neue Dienstleistungen in der Pflege – Vortrag anläßlich der Summerschool Delmenhorst, Sommer 1999 (zur Veröffentlichung vorgesehen).

Görres, S./Luckey, K. (2000): Qualitätszirkel in der Pflege als Instrument der Qualitätssicherung, in: Schnabel, E. (Hrsg.) (2000): Qualitätssicherung in der Pflege, Reihe, Dortmunder Beiträge zur angewandten Gerontologie, Hannover (in Vorbereitung).

Görres, S./Luckey, K./Stappenbeck, J. (1997): Qualitätszirkel in der Alten- und Krankenpflege, Bern, Göttingen, Toronto, Seattle.

Görres, S./Luckey, K./Stappenbeck, J. (1998): Qualitätszirkel im Krankenhaus: Ein Instrument zur Verbesserung der Arbeitsqualität auf der Stationsebene, in: Damkowski, W./Precht, C. (Hrsg.) (1998): Moderne Verwaltung in Deutschland. Public Management in der Praxis, Stuttgart, Berlin, Köln, S. 270-282.

Inglehard, R. (1989): Kultureller Umbruch, Wertewandel in der westlichen Welt, Frankfurt a.M., New York.

Klages, H. et al. (Hrsg.) (1992): Werte und Wertewandel, Frankfurt a.M., New York.

Krebsbach-Gnath, C. (Hrsg.) (1992): Den Wandel in Unternehmen steuern, Frankfurt a.M..

Luckey, K. (1997): Qualitätszirkel im Krankenhaus. Eine Strategie der Organisationsentwicklung, Hamburg.

Luckey, K. (1999): Innovationsbedarfe und -strategien im Dienstleistungssektor, in: TBS (Hrsg.) (1999): Innovation und Beschäftigtenbeteiligung, Kiel.

Mayer, E./Walter, B. (Hrsg.) (1996): Management und Controlling im Krankenhaus, Stuttgart.

Naschold, F. (o.J.): Modernisierung des öffentlichen Sektors. Haushaltskonsolidierung, Leistungstiefe, Binnenmodernisierung, o.O., (unveröffentl. Manuskript), S. 1-15.

Oppolzer, A. (1994): Wertwandel und Arbeitswelt; in: GMH, 6. Jg., S. 349-357.

Pelikan, J.M./Demmer, H./Hurrelmann, K. (Hrsg.) (1993): Gesundheitsförderung durch Organisationsentwicklung in Betrieben, Krankenhäusern und Schulen, Weinheim, München.

Rosenstiel, L.v. et al. (1993): Wertewandel, 2. Auflage, Stuttgart.

Sattelberger, T. (Hrsg.) (1991): Innovative Personalentwicklung – Grundlagen, Konzepte, Erfahrungen, Wiesbaden.

Sattelberger, T. (Hrsg.) (1996): Die lernende Organisation, 3. Auflage, Wiesbaden.

Schimanski, J. (1990): Organisationsentwicklung; in: Unternehmensführung, 2, S. 53-73.

Sievers, B. (Hrsg.) (1977): Organisationsentwicklung als Problem, Stuttgart.

Sievers, B. (1992): Theorie und Praxis der Organisationsentwicklung; in: Wimmer, R. (Hrsg.) (1992): Organisationsberatung. Neue Wege und Konzepte, Wiesbaden, S. 38-47.

Staehle, W.H. (1988): Human Resource Management (HRM): Eine neue Managementrichtung in den USA?; in: Zeitschrift für Betriebswirtschaft, 5/6, S. 576-587.

Staehle, W.H. (1989): Management, 4. Auflage, München.

Trebesch, K. (1982): Definition für Organisationsentwicklung; in: Zeitschrift für Organisationsentwicklung, Heft 2, S. 58-67.

Wunderer, R. (1979): Humane Personal- und Organisationsentwicklung, Berlin.

Wunderer, R. (1982): Konfingente Organisationsentwicklung in der öffentlichen Verwaltung; in: Rehmer, A. (Hrsg.) (1982): Verwaltungsführung, Berlin, New York, S. 293-315.

Barbara Meifort

(Berufs-)Bildungspolitische Aspekte zur Entwicklung eines pflegewissenschaftlichen Profils

Gesundheits- und sozialberufliche Arbeitsfelder unter Innovationsdruck

Galt das Gesundheits- und Sozialwesen noch vor wenigen Jahren als tiefgreifend reform- und veränderungsresistent, befindet es sich heute inmitten eines weitreichenden Umstrukturierungsprozesses. Maßgeblich hierfür sind die Auswirkungen

- der Bevölkerungs- und Morbiditätsentwicklung (demografische Entwicklung, verändertes Panorama der Krankheitsbilder, Multimorbidität, chronische Leiden),

- der Veränderung der rechtlichen Rahmenbedingungen und Finanzierungs- voraussetzungen (Gesundheitsstrukturgesetz (GSG) und Pflegeversiche- rungsgesetz (PflVG)) sowie

- der Entwicklung der Versorgungsstrukturen (Dezentralisierung, Ausgrün- dung, Diversifizierung, Spezialisierung, Trägervielfalt, Privatisierung).

Vor allem das Pflegeversicherungs- und das Gesundheitsstrukturgesetz haben die gegenwärtig einsetzenden Veränderungen in der Organisation des Systems und in der Struktur von Berufen und Qualifikationen beeinflusst. Gegenwärtig wird immer deutlicher, dass die bestehenden Aus- und Weiter- bildungsstrukturen der Gesundheits- und Sozialberufe den sich verändernden Anforderungen kaum noch entsprechen und durch modifizierte oder neue Berufs- und Qualifikationsprofile in Aus- und Weiterbildung ergänzt oder ersetzt werden müssen.

Konzentriert man den Blick auf das Gebiet der pflegerischen Berufsarbeit, sind es insbesondere die Faktoren

- der Alters- und Gesundheitsentwicklung pflegebedürftiger alter Menschen (z. B. Zunahme demenzieller Erkrankungsformen, Anstieg von Schwer- und Schwerstpflegebedürftigkeit in der stationären Altenpflege usw.),

- die Entwicklung alternativer und interprofessioneller Betreuungsformen in stationären und ambulanten Handlungsumgebungen,

- der Vorrang ambulanter pflegerischer Versorgung in häuslicher Umgebung vor stationärer Unterbringung,

- die „ökonomische Öffnung" des Pflege- und Krankenhaussektors infolge des Gesundheitsstruktur- und Pflegeversicherungsgesetzes sowie daraus abgeleitete strenge „Budgetierung" von Pflegezeiten und Sachmitteln,

die zusammen mit dem schon chronisch bekannten Mangel an ausreichend qualifizierten Fachpersonal die Anforderungen an beruflich Pflegende deutlich erhöht haben[1].

Vor dem Hintergrund der hier skizzierten Anforderungswechsel in den Kernbereichen des Gesundheits- und Sozialwesens stehen für Qualifikationsforschung und Berufsbildungspolitik seit den 90er Jahren im Kern zwei Entwicklungslinien im Mittelpunkt des Interesses:

- Zum einen lässt sich beobachten, dass sich seit der Einführung des Pflegeversicherungsgesetzes immer mehr gesundheitsbezogene Tätigkeiten und Verrichtungen quasi „verberuflichen": Sie erhalten auf der Grundlage kurzer und nicht immer zweifelsfrei qualifizierender Bildungsmaßnahmen – als Ausbildung, Weiterbildung, Zusatzqualifizierung, als Kurs, Schulung oder Seminar usw. – einen berufsähnlichen Titel und konkurrieren als Teilqualifikationen mit ihren meist sehr speziellen (und im Regelfall auch billigeren) Leistungsangeboten mit den traditionellen „Professionen" in der Gesundheits- und Sozialpflege. Das heißt, Pflege wird bereits heute und vor allem in jenem Ausschnitt, den das Pflegeversicherungsgesetz mit seinen Definitionen notwendiger und abgeltungsfähiger pflegerischer Dienstleistungen fokussiert, nicht mehr exklusiv von AltenpflegerInnen und Krankenschwestern/-pflegern ausgeführt, sondern in Konkurrenz zu diesen. Alle Anzeichen, insbesondere aber die betriebs- und personalwirtschaftlichen Prinzipien von Pflegeeinrichtungen und -betrieben sprechen dafür, dass sich dieser Trend in Zukunft noch intensivieren wird.[2]

---

[1] Vgl. Becker/Meifort 1993; 1994; 1997; 1998

[2] Staatlich geregelt und anerkannt sind allein sieben Pflegeberufe: Altenpflege, Dorfhilfe, Entbindungspflege/Hebammenwesen, (Haus- und) Familienpflege, Heilerziehungspflege, Krankenpflege, Kinderkrankenpflege. Hinzu kommen noch eine Reihe von staatlich geregelten Helfer/Helferinnenausbildungen – von der Krankenpflegehilfe über die Altenpflegehilfe bis zur Heilerziehungspflegehilfe. Vgl. jährliches Verzeichnis der anerkannten Ausbildungsberufe. Bundesinstitut für Berufsbildung, 2000

- Zusätzlich haben sich vor allem im Weiterbildungsbereich weitere Berufe und berufsähnliche Tätigkeitsfelder für pflegerische, besser: personenbezogene Dienstleistungen herausgebildet. Insbesondere auf dem Gebiet der gesundheits- und sozialpflegerischen Betreuung, Versorgung und Pflege alter, behinderter und dauerhaft gesundheitlich beeinträchtigter Menschen wurden in den vergangenen Jahren zunehmend „neue Weiterbildungsberufe" angeboten. Sie sollen den TeilnehmerInnen (als Variante „klassischer" Weiterbildung) eigenständige berufliche Entwicklungswege aus dem erlernten Beruf heraus oder (als Variante des Um- oder Zustiegs in den Berufsbereich über Weiterbildung) neuartige Tätigkeitsfelder im Berufsbereich erschließen.

Von dieser Entwicklung sind unter den Pflegeberufen an erster Stelle die Altenpflege und die (Haus- und) Familienpflege, aber auch die Krankenpflege betroffen. Am Beispiel der Altenpflege lässt sich die Dynamik der Entwicklung, aber auch ihre berufspolitische Brisanz besonders deutlich herausarbeiten: Nach neuesten Untersuchungen des Bundesinstituts für Berufsbildung[3] haben sich um den beruflichen Kern der immer noch auf 16 Länderregelungen verteilten „examinierten Altenpflege" herum bis heute mehr als 50 Weiterbildungs-Berufsabschlüsse an der Peripherie dieses Berufes angesiedelt, die allesamt explizit mit einem mehr oder weniger großen Leistungsbestandteil der beruflichen Altenpflege konkurrieren. Sie tun dies mit Abschlussbezeichnungen wie „Altentherapeut/-in" oder „gerosoziale/r Betreuer/-in", ohne dass es auch nur einigermaßen nachvollziehbare Hinweise darauf gäbe, welche halbwegs verlässlichen oder sogar verbesserten (Arbeitsmarkt?)Perspektiven und „Karriereoptionen" sich mit einem solchen Weiterbildungsabschluss ergeben könnten. Ihre Leistungsdomäne ist die funktionale und kosteneffiziente Nische, aus der Teile der „generalistischen Pflege" in Form von „lean human services" abgerufen werden können.

Diese Entwicklung kennt jedoch nicht nur Opfer unter denjenigen, die sich auf das Wagnis eines „neuen Weiterbildungsberufes" eingelassen haben. In Gefahr ist auch die arbeitsmarktliche Zukunft von pflegenden „Fachberufen". Ihr traditionell mit dem Anspruch auf „Ganzheitlichkeit" definiertes Handlungsspektrum wird unter dem Diktat der Wirtschaftlichkeit geteilt und in wichtigen Teilen an Spezial- und Hilfsqualifizierte übertragen – ohne dass diese immer über die notwendigen fachlichen Kompetenzen verfügen würden, um

---

[3] Vgl. Becker (in Vorbereitung)

Voraussetzungen, Folgen und zu beachtende Querbeziehungen ihrer Tätigkeiten zu reflektieren und in die Planung ihrer Berufsarbeit einzubeziehen.

Vor dem Hintergrund dieses hier nur kurz und exemplarisch ausgebreiteten Szenarios an strukturellen Defiziten, Anforderungsverschiebungen und neuen Entwicklungen im Gesundheits- und Sozialwesen ist eine Neuordnung der schulischen Berufsbildung der „Kernberufe" im Berufsfeld unumgänglich. Dies gilt um so mehr, als die formalen und inhaltlichen Optimierungsspielräume der vorhandenen, überwiegend länderspezifischen Qualifizierungsgänge weitgehend ausgeschöpft sind und in der bestehenden Struktur keine substanziellen Verbesserungen mehr zulassen.

Während demnach die Bedarfslage an unzweideutig qualifiziertem Personal in der Gesundheits- und Sozialpflege geklärt zu sein scheint, nimmt auf der anderen Seite der Ökonomisierungsdruck auf Träger, Einrichtungen und Betriebe im Gesundheits- und Sozialwesen insbesondere infolge des Pflegeversicherungs- und Gesundheitsstrukturgesetzes beständig und in immer kürzeren Zyklen zu.

Angesichts dieser Entwicklungen sind Zweifel angebracht, ob sich ein quantitativ relevanter Trend zu hoher Qualifikation und anspruchsvoller, qualifizierter Pflegearbeit ohne Brüche durchsetzen wird. Umfangreiche Kostensenkungsmaßnahmen bei gleichzeitig steigendem Personalbedarf in diesem Bereich können ebenso zu einer Deprofessionalisierung und Polarisierung zwischen einer kleinen Zahl hochprofessioneller Fachkräfte und einer großen Zahl gering ausgebildeter Hilfs- und Anlernkräfte führen.[4] Die Attraktivität dieses (amerikanischen) „Manpower Managements" könnte zusätzlich durch Entwicklungsströme gestärkt werden, die sich in der beruflichen Pflege, Versorgung und Betreuung kranker, alter, behinderter pflegebedürftiger Menschen seit den 90er Jahren ganz deutlich abzeichnen: Fluktuation und Berufsausstieg bei qualifiziertem Pflegepersonal steigen immer weiter an.[5] Während somit grundständig ausgebildetes, examiniertes Personal

---

[4] In diesem Zusammenhang lohnt es sich, die von Kern und Schumann Anfang der 80er Jahre im Zusammenhang mit vergleichbaren Verwerfungen im Sektor der Produktion vorgestellte „Polarisierungshypothese" auf den Pflegebereich zu übertragen und zu prüfen (vgl. Kern 1984).

[5] Vgl. hierzu neben den Untersuchungsergebnissen aus Becker/Meifort (1997; 1998) vor allem auch die Befunde von Zimber/Weyerer (1998) sowie die Berufswechselstatistik nach

fehlt und der Schattenarbeitsmarkt für Pflege- und Betreuungspersonal ohne angemessene und eindeutige Qualifizierung unaufhaltsam wächst, boomt gleichzeitig das Angebot an Fachhochschulbildungsgängen.

Aus der Perspektive der Berufsbildungsforschung ist einer der wichtigsten Rückschlüsse aus diesem heterogenen Prozess, dass eine humane Pflegepraxis in erster Linie durch eine solide und umfassende Qualifikation an der beruflichen Basis gesichert wird. Kompetenz und Verantwortung für die Sicherung der Qualität direkter Pflege muss daher so nahe wie möglich an den „Pflegealltag", an seine Routinen herangeführt werden. Das erfordert ein ausgewiesenes hohes fachliches Niveau der direkten Pflege durch Pflegefachkräfte. „Professionelle Pflege" ist jedoch ohne ein arbeitsorganisatorisches Konzept, das sowohl fachliche Kompetenz als auch funktionsbezogene Verantwortlichkeit bis zur täglich durchzuführenden Pflegearbeit zwischen Pflegebedürftigen und Pflegefachkraft umfasst, undenkbar. Aus Sicht der Berufsbildungsforschung und vor dem Hintergrund der skizzierten Problemlagen legitimieren sich gesundheits- und pflegewissenschaftliche Studiengänge demnach vor allem dadurch, dass sie die berufliche Arbeit auf systematisch begründetes Fach- und Methodenwissen zurückführen, dieses Wissen öffentlich zugänglich machen und es auf bezogene Schlussfolgerungen oder Entwicklungen nachvollziehbar und validationsfähig präsentieren. Sie sollten – darüber hinaus – allgemein gültige, überprüfbare Standards setzen, diese weiterentwickeln und vor allem durch die Rückbindung wissenschaftlich begründeter Erkenntnisse an die Berufspraxis eine geordnete und systematische Berufsbildung für die Berufspraxis möglich machen.

Allerdings hat die Wirklichkeit die hier beanspruchte Normalität noch lange nicht erreicht: Berufsentwicklung und Berufsbildungspolitik in diesem Bereich leiden nicht an Lösungskonzepten, sondern an der Dominanz berufsverbandlicher Einflussnahmen. Angesichts der kumulierenden Problemlagen in der Pflegepraxis dürfen Akademisierung, Wissenschaftsentwicklung sowie LehrerInnenausbildung im Gesundheits- und Sozialwesen daher nicht als hochschulinterne Diskussion und weitgehend losgelöst von der Qualifikations- und Qualitätsentwicklung der grundständigen Ausbildung der Fachberufe des Gesundheits- und Sozialwesens geführt werden. Eine kritisch distanzierte Bestandsaufnahme des gegenwärtigen Zustands der Pflegewissenschaften und daraus resultierende Überlegungen an die erforderlichen Entwicklungs-

---

den Ergebnissen der Mikrozensen seit 1991 in Statist. Bundesamt, Gesundheitsbericht für Deutschland (1998).

perspektiven sind vielmehr von hoher bildungspolitischer Dringlichkeit und gehören in die generelle berufsbildungspolitische Reformdebatte.

Akademisierung von Pflegeberufen – Basis für professionelle sekundäre Dienstleistungen?

Es darf weitgehend als empirisch abgesichert und als gesellschaftlicher Konsens gelten, dass hohe, komplexe berufliche Anforderungen effektiver und langfristig um so günstiger erfüllt werden, je stärker sie auf systematisch erworbenen und ebenso systematisch in die Berufspraxis umgesetzten Fach- und Methodenkompetenzen beruhen. Insofern trafen in den 90er Jahren für die Einrichtung pflegebezogener Studiengänge im Fachhoch- bzw. Hochschulbereich günstige Konstellationen aufeinander:

• Die berufspolitisch und berufsständisch als längst überfällig geforderte Akademisierung „der Pflege",

• die im Zuge des Strukturwandels im Gesundheitswesen insbesondere ökonomisch begründete Einforderung einer (verbesserten) Qualität der Pflege

• und die – wohl ebenfalls überwiegend ökonomisch begründete – hochschulpolitische Strategie von Bund und Ländern, mit dem quantitativen Ausbau der Fachhochschulen eine – im internationalen Vergleich scheinbar angemessene – kürzere und beruflich unmittelbar verwertbare Variante des Hochschulstudiums einzuführen.

Angesichts der Nachwirkungen der seit Ende der 80er Jahre virulenten Debatten um die Bewältigung des (personellen) Pflegenotstands und die 1992 von der Robert Bosch Stiftung geäußerte Hypothese, dass Pflege Eliten brauche, war die Einrichtung pflegerisch akzentuierter Studiengänge ein politisch durchaus willkommenes Ventil: Durch (Fach-)Hochschulstudiengänge konnte nicht nur das Ansehen und die Attraktivität der Pflegeberufe gestärkt, sondern auch bildungspolitische Lernfähigkeit demonstriert werden. Vor dem Hintergrund dieser berufspolitischen, wirtschafts- und gesellschaftspolitischen Gemengelage etablierten sich seit Mitte der 90er Jahre in bis dahin kaum vorstellbarer Geschwindigkeit und in geradezu atemberaubendem Ausmaß eine

Vielzahl von gesundheitsbezogenen, insbesondere pflegerischen Studiengängen – mit wenigen Ausnahmen – vor allem an Fachhochschulen.[6]

Der Auf- und Ausbau von pflegerischen Studiengängen an (Fach-) Hochschulen und Universitäten wird gemeinhin als Beitrag zur Professionalisierung der Pflegeberufe, zur Steigerung ihres gesellschaftlichen Ansehens und der Attraktivität pflegerischer Berufsarbeit für den interessierten Nachwuchs gehandelt. Mit der Akademisierung und – möglichst eigenständigen – Disziplinentwicklung soll außerdem die berufliche Gleichrangigkeit im Vergleich mit den ärztlichen Gesundheitsberufen erreicht werden.

Im Rückblick auf die zurückliegenden Jahre der Institutionalisierung der Pflegewissenschaften ergibt sich allerdings, dass sie sich noch keinesfalls etabliert haben; das ist in dieser relativ kurzen Zeitspanne auch nicht zu erwarten gewesen. Allerdings in des Wortes wahrster Bedeutung haben sich Pflege-wissenschaften „verbreitet" – und das ist aus berufsbildungspolitischer Perspektive und auf der Suche nach einem beruflichen Profil der pflege-wissenschaftlichen Studienangebote ein durchaus kritischer Befund. Er manifestiert sich zum Beispiel nicht nur in der kaum noch fachlich zu begründenden Vielfalt des Angebots, sondern vor allem in der kaum noch interpretationsfähigen inhaltlichen Differenzierung und fachlichen Profilierung dieser Studiengänge untereinander.

So führt der Studienführer Gesundheitswissenschaften der deutschen Koordinierungsstelle für Gesundheitswissenschaften von 1998 allein 38 Studiengänge im engeren und weit mehr als 60 Studiengänge im weiteren gesundheitswissenschaftlichen Sinn auf (Kälble/v. Troschke 1998). Zwischen-zeitlich sind nach Recherchen aus dem Bundesinstitut für Berufsbildung allein im Bereich der pflegebezogenen Studiengänge zusätzlich durchschnittlich rund 10 Studiengänge jährlich eingerichtet worden.

Während sich die Studiengänge an Universitäten immerhin durch ein weitgehendes Bemühen um Orientierung an etablierten Abschlüssen aus-

---

[6] Pflegebezogene Studiengänge gibt es mittlerweile an Fachhochschulen, Hochschulen, Gesamthochschulen und Universitäten (vgl. Kälble/v. Troschke 1998). Hochschulen sind Einrichtungen des tertiären Bildungsbereichs. Die Einteilung der Hochschularten ist nicht geregelt. Nach einer bislang gängigen Systematik gliedert sich das Hochschulsystem in sieben, unter Einbeziehung der Berufsakademien, die keine Hochschulen im Sinne des Hochschulrahmengesetzes (HRG) sind, in acht Hochschularten (vgl. Kälble/v. Troschke 1997).

zeichnen, ist die Struktur der pflegebezogenen Studiengänge an (Fach-) Hochschulen intransparent. Hier hat auch die inzwischen etablierte Dekane-Konferenz der Fachhochschulen bislang noch keine Abhilfe schaffen können. Dabei lässt allein die verwirrende Vielfalt bei den Studiengang-Bezeichnungen kaum auf fachlich reflektierte und tragfähige Konzepte bei ihrer Konstruktion schließen. Eher scheint es ein massiv fehlsteuerndes Interesse an professioneller Exklusion zu geben. Denn das kaum zu entwirrende Nebeneinander an Bezeichnungen, Formen und Abschlüssen der Studiengänge führt letztlich zur Intransparenz und Orientierungsungenauigkeit bei den AbnehmerInnen der Studiengänge – den Studierenden ebenso wie den Beschäftigern der AbsolventInnen dieser Studiengänge. Mit diesem berufsbildungspolitisch höchst bedenklichen Befund haben die Pflegewissenschaften den Zustand der strukturellen Zersplitterung der schulisch ausgebildeten Pflege- und Sozialberufe noch übertroffen. Als er Mitte der 70er Jahre diagnostiziert wurde, war er Anlass genug, von einer tiefgreifenden Krise dieser Berufe zu sprechen und grundsätzliche berufsbildungspolitische Reformen einzufordern (vgl. z.B. Bundesgesundheitsrat 1978; Meifort 1981).

Einer der damals geforderten Reformschritte war die Akademisierung der Pflege, um wissenschaftlich fundierte Grundlagen für systematisch begründetes berufliches Handeln zu schaffen. Die Professionalisierung der pflegerischen Praxis sollte vor allem über die Ansiedlung der LehrerInnenausbildung für Pflegeberufe an Universitäten angestoßen werden. Die Kultusministerkonferenz (KMK) hat hierfür mit der eigenständigen Fachrichtung „Pflege" inzwischen den notwendigen Rahmen geschaffen. Betrachtet man allerdings die Ausbreitung pflegepädagogischer Studiengänge insbesondere an Fachhochschulen, die diesen Standards nicht entsprechen[7], in ihren quantitativen und qualitativen Dimensionen, kann der Eindruck entstehen, dass es darum geht, Studiengänge in großer Zahl „an den Markt zu bringen", die mit dem ursprünglichen Konzept der Akademisierung kaum noch etwas gemein haben. Offensichtlich sollte

---

[7] In nicht wenigen Fällen sind hier hinsichtlich der wissenschaftlich abgesicherten inhaltlichen Basis der Lehre zumindest gewisse Zweifel erlaubt, die sich aus einer vornehmlich berufsständischen Kriterien folgenden Lehrstuhlbesetzung, insbesondere infolge einer Umgewichtung von wissenschaftlichen Leistungsindikatoren und vorangegangener Berufsausbildung in der Krankenpflege ergeben.

„an mancher (Fach-)Hochschule der Studiengang primär das Überleben der Institutionen sichern und die vorhandenen (...) nicht (mehr) dringend benötigten Kapazitäten einbinden" (Garms-Homolová 1998, S. 24).

Dies ist zwar eine ernüchternde Feststellung, aber aus heutiger Sicht kaum noch erstaunlicher Befund. Bedauerlich an dieser Situation ist jedoch, dass aus dieser Akademisierungswelle bislang im Ergebnis weder für die Pflegepraxis noch für die berufliche Aus- und Weiterbildung von Pflegeberufen außerhalb von (Fach-)Hochschulen spürbare Entwicklungsimpulse ausgegangen sind.

Wir leben in einer Zeit der Transformation, des Übergangs von der Industriegesellschaft zur wissensbasierten Dienstleistungsgesellschaft. Allerdings wird dadurch, dass man Weiterbildungsgänge, die traditionell außerhalb des Hochschulbereichs angeboten werden, an Fachhoch- und Hochschulen verlagert, aus Weiterbildungsberufen nicht automatisch sogenannte „wissensbasierte Berufe" mit tragfähigem professionellem Profil. Hierfür gibt es gute Beispiele: Betrachtet man beispielsweise im Vergleich zur Entwicklung der pflegewissenschaftlichen Studiengänge den Prozess der Akademisierung der Sozialarbeit, sollte das Ergebnis eine Warnung sein. Zwar ist die Sozialpädagogik den Weg über die Qualifizierung ihres Lehrpersonals nach Standards der universitären Lehramtsstudiengänge gegangen und hat die ErzieherInnenausbildung qualifiziert; in der sozialen Arbeit hat sich allerdings nichts dadurch grundlegend geändert, dass die Ausbildung von der ehemaligen Fachschule für Sozialarbeit an der Fachhochschule angesiedelt wurde, die SchülerInnen zu Studierenden und die Ausbildenden zu ProfessorInnen umbenannt wurden. Die Strukturen der Sozialarbeit sind ebenso unverändert wie der Status der SozialarbeiterInnen und die Situation der Klientel. Sozialarbeit ist, wenn auch mit Hochschuldiplom, weitgehend die selbe staatliche „Fürsorge" wie ehedem geblieben – im foucaultschen Sinne einer zwanghaften und kontrollierenden Für-Sorge, die bei „Professionellen" und Klientel kaum Autonomie-Spielräume zulässt. Gewiss gibt es Ausnahmen[8], doch bestimmen sie höchstens die Praxis einer kleinen Zahl sozialpädagogischer ExpertInnen, nicht aber die Praxis der Sozialarbeit der Mehrheit.[9]

---

[8] Vgl. z. B. Dewe et al. 1986; Olk/Otto 1987;1989.
[9] Zum Mythos der Verwissenschaftlichung für die Professionalisierung von Sozialarbeit/ Sozialpädagogik als Beruf und einer Verbesserung von Praxis durch Akademisierung der sozialpädagogischen Ausbildung s. Olk/Otto 1989.

Überträgt man diese ernüchternde Bestandsaufnahme auf das Projekt der Akademisierung der Pflege, so heißt das: Aus einer Vielzahl pflegewissenschaftlicher Studiengänge wird nicht „automatisch", das heißt aus sich heraus eine ernst zu nehmende wissenschaftliche Disziplin. Anders ausgedrückt: Lehre an der (Fach-)Hochschule muss weder zwangsläufig das Niveau der Reflexion über den Studiengegenstand noch notgedrungen die theoretische Entwicklung der „Disziplin" vorantreiben – schon gar nicht dann, wenn sich die Weiterentwicklung von sogenannten „Pflegetheorien" auf das eklektische Nachvollziehen alter und/oder neuer alter amerikanischer „theories" konzentriert. Statt dessen wäre vielmehr ein Studienkonzept gefragt, das sich der Problemlösung und Modernisierung einer defizitären Pflegepraxis verschreibt – eine nicht berufsständisch gefärbte Strategie, die den Strukturwandel im Gesundheits- und Sozialwesen durch die Erarbeitung wissenschaftlicher Grundlagen mit der notwendigen professionellen Distanz richtungweisend vorantreibt und die den Modernisierungsprozess in gesellschaftspolitischer Verpflichtung auf verlässliche Füße stellt. Auch hier erweist sich der historische Prozess der Akademisierung der sozialpädagogischen Ausbildung und der Herausbildung der Sozialpädagogik als wissenschaftliche Disziplin als lehrreich, sowohl was die Rezeption amerikanischer Vorbilder während der Entwicklungsphase der Sozialpädagogik als wissenschaftliche Disziplin als auch die Hoffnung auf eine praxisverbessernde Anwendung wissenschaftlich erzeugten Wissens betrifft. Zumindest was das Problem der Transformierbarkeit wissenschaftlichen Wissens in die Alltagspraxis betrifft, wurde nach über 20jähriger Geschichte der Verwissenschaftlichung hier nüchtern konstatiert, dass sich, die mit der Akademisierung von Sozialarbeit/Sozialpädagogik verbundene Vorstellung, über eine praktische Anwendung wissenschaftlich erzeugten Wissens Theorie und Praxis in eine neue, praxisverbessernde Beziehung zueinander zu bringen, nicht erfüllt hätten (ausführlich hierzu Olk/Otto 1989).

Sicherlich hat das (noch?) unterentwickelte Profil der krankenschwesterlich geprägten Pflegewissenschaften zwischen Public Health und Gesundheitswissenschaften, Pflegemanagement und Pflegepädagogik, Gesundheit und Pflege viele Ursachen. Auch ist verständlich – und vieles spricht dafür – dass der Prozess der wissenschaftlichen „Selbstfindung" der Pflege noch am Anfang steht. Allerdings dürfte dieser Prozess, wenn er noch lange anhält, erhebliche Folgen für die Arbeitsmarktrelevanz von Abschlüssen und die Arbeitsmarkttauglichkeit von AbsolventInnen dieser Studiengänge zeigen: Nicht nur, dass in diesem Zustand die systematische und die öffentliche Kommunikation der Leistungsfähigkeit pflegewissenschaftlicher Studiengänge maßgeblich behindert ist. Auch die Integration der AbsolventInnen pflegewissenschaftlicher Studiengänge in den Arbeitsmarkt läuft Gefahr, an der mangelnden Genauigkeit der Profile zu scheitern.

Die „Marktgängigkeit" der AbsolventInnen ist ein wichtiger Aspekt für die gesellschaftliche Legitimierung von Bildungsgängen. Das gilt nicht nur für die Aus- und Weiterbildung, sondern auch für die Studiengänge der Gesundheits- und Pflegewissenschaften. Erfahrungsgemäss haben AbsolventInnen neuer Studiengänge, das zeigen beispielsweise Erfahrungen mit der Bildungsinitiative „Ost", in der Regel anfangs gute Einmündungschancen in den Arbeitsmarkt. Das gilt – wie zu erfahren war – auch für die ersten AbsolventInnen des pflege-wissenschaftlichen Studiengangs aus Bremen, die in Referendariate einge-mündet sind. Zu diesem Erfolg ist die Universität Bremen zu beglückwünschen. Nur: Im Blick über Bremen hinaus sieht die Situation etwas weniger eindeutig aus: Nach den Ergebnissen einer empirischen Untersuchung des Bundesinstituts für Berufsbildung (BIBB) würden 8 von 10 Arbeitgebern im Gesundheits- und Sozialwesen bei der Besetzung von Leitungspositionen grundständig weiter-gebildete AbsolventInnen – also Fachberufe mit Weiterbildung – den AbsolventInnen pflegewissenschaftlicher Studiengänge vorziehen. Bereits ge-wonnene Erfahrungen mit Studierenden oder mit AbsolventInnen der Pflege-wissenschaften wirken sich dabei nach unseren Ergebnissen nicht positiv auf die Einstellungsbereitschaft aus (Csongár 2000).[10]

Aus Sicht der Berufsbildungsforschung ist diese Ungenauigkeit der Leistungsprofile von Pflegewissenschaften und ihrer Abschlüsse – wenn sie überhaupt außerhalb der Hochschulen wahrgenommen werden – eines der zentralen Probleme und die zentrale Anforderung für die konzeptionelle Ausrichtung der Studiengänge.[11] Gewiss, die Studiengänge sind noch relativ jung. Über die Kompetenzen und Leistungsfähigkeit ihrer AbsolventInnen ist noch wenig bekannt. Aber wie soll sich die gesellschaftliche und berufs-bezogene Leistungsfähigkeit der Pflegewissenschaften herauskristallisieren, wenn sich weder aus den Abschlüssen noch aus Inhalten der Studiengänge klare Konturen abzeichnen?

---

[10] Andererseits gibt es inzwischen – wenn auch seltene – Lichtblicke, wenn in einer Stellenausschreibung für ein Modellprojekt ein/e Sozial- oder PflegewissenschaftlerIn gesucht wird; vgl. Die Zeit, Nr. 21 vom 18. Mai 2000, S. 69.
[11] Vgl. hierzu ebenfalls Kälble/v. Troschke 1998.

Wissenschaftliche LehrerInnenausbildung zur Sicherung von beruflicher Qualifikation und Qualität personenbezogener Dienstleistungen

Die einheitliche Organisation und Systematisierung der beruflichen Bildung im Gesundheits- und Sozialwesen ist nicht nur der Motor gesellschaftlicher Chancengleichheit durch Berufsbildung, sondern gleichzeitig auch ein wichtiger Faktor im Wirtschaftssektor der personenbezogenen Dienstleistungen. Die eindeutige Zuordnung der beruflichen Bildungsgänge der „Kernberufe" im Gesundheits- und Sozialwesen zum Regelsystem der beruflichen Bildung in der Bundesrepublik, dem dualen System, wäre demnach die wichtigste Voraussetzung für eine verbesserte gesellschaftliche Anerkennung dieser Berufe und ihrer Leistungsfähigkeit als „Fachberufe" im Vergleich mit den übrigen (gewerblich-technischen, bürokaufmännisch-verwaltenden etc.) „anerkannten Ausbildungsberufen" des dualen Systems.

Aber auch ohne die Zuordnung der Ausbildungen im Gesundheits- und Sozialwesen zum dualen System ist die unzweideutige formale Zuordnung zu einem spezifischen Berufsbildungssystem zwingende Voraussetzung für deren gesellschaftliche und berufliche Anerkennung. In Abhängigkeit davon, ob die berufliche Bildung danach im dualen System, an Berufsfachschulen oder an Fachschulen durchgeführt wird, ist die eindeutige Klassifizierung der Berufsbildung als (Erst-)Ausbildung oder als Weiterbildung/Umschulung erforderlich.

Eindeutige, verlässliche und professionelle Qualifikation und Kompetenz der Berufsangehörigen ist jedoch nicht nur von stimmigen systematischen und formalen Rahmenbedingungen der Berufsausbildung abhängig. Im Gegensatz zum dualen System, in dem die Ausbildungskräfte im Betrieb ebenso wie die berufsschulischen Lehrkräfte über definierte Qualifikationsvoraussetzungen verfügen müssen, um ausbilden zu dürfen, fehlen diese Mindeststandards für die Bildungsgänge im Gesundheits- und Sozialwesen völlig: Weder für die schulische Ausbildung noch für die praktische Anleitung in den Praktikumseinrichtungen oder -betrieben sind verbindliche Qualifikationsstandards für die eingesetzten Lehr- und Anleitungskräfte beschrieben, so dass in den weitaus meisten Fällen „Berufserfahrung" das einzig nachvollziehbare Qualifikationsmerkmal von LehrerInnen und AnleiterInnen im Gesundheits- und Sozialwesen darstellt.

Aus diesem Grund wird mit der Akademisierung der Pflege neben der Etablierung einer Wissenschaftsdisziplin zugleich das Konzept einer wissenschaftlichen LehrerInnenausbildung verfolgt. Vor allem auch aus der Perspektive der Berufsbildungsforschung kommt der Professionalisierung des Lehramts nicht nur für Pflegeberufe, sondern für die berufliche Bildung aller Gesundheitsberufe zentrale Bedeutung zu. Unter Berücksichtigung der Forderung nach unverwechselbaren Bildungsstrukturen und im Hinblick auf die herrschenden Standards für die LehrerInnenausbildung an berufsbildenden Schulen erweist sich die derzeitig noch vorherrschende Ausbildung der Lehrer-Innen für Gesundheits- und Sozialberufe, insbesondere aber die Qualifikation für „PflegelehrerInnen an Fachhochschulen" nicht mehr bloß als kurios, sondern ist ein entscheidender Hemmschuh für die Modernisierung der Berufsbildung für die Pflegeberufe.

Zu den Leitformeln, die zur Sicherung von qualitativen Mindeststandards in der beruflichen Bildung der zentralen Wirtschaftssektoren allgemeine und unbestrittene Gültigkeit haben, zählt eine wissenschaftliche LehrerInnenausbildung. Dass dieses Qualitätskriterium in Debatten zur Reform der Berufsbildung für eine wissensbasierte Dienstleistungsgesellschaft etwa 100 Jahre nach der ersten staatlichen Regelung der Berufsbildung in der Pflege noch immer nicht realisiert ist, belegt auf fatale Weise die Randständigkeit dieser Berufe beispielsweise gegenüber den gewerblich-technischen und kaufmännisch-verwaltenden Berufen.

Als Antwort auf das noch ungenügend scharfe Leistungsprofil der Pflegewissenschaften für die LehrerInnenausbildung ist ein Verweis auf das äußerst „klebrige" Erbe der traditionellen Bildungspolitik allerdings zu kurz gegriffen. Aus der Sicht der Berufsbildungsforschung wäre vor dem Hintergrund der Akademisierung der Pflege zusätzlich vor allem die kaum zu verantwortende „Gewaltenteilung" zwischen Universitäten und Fachhochschulen bei der Qualifizierung von Lehrkräften für Gesundheits- und Pflegeberufe kritisch zu hinterfragen: Unabhängig davon, dass das Zwei-Klassen-System der LehrerInnenbildung die Fachschulausbildung besonderer Art im Gesundheits- und Sozialwesen künstlich stabilisiert, provoziert das Nebeneinander zweier berufspädagogischer „Typologien" die Frage nach der gesellschaftlichen, systemischen und fachwissenschaftlichen Begründung einer solchen Deprofilierung der Pflegepädagogik und des Lehrerberufs.

„Pflege-Wissenschaft" – auf dem Weg wohin?

Angesichts des Zusammenspiels und der Konsequenzen von Veränderungen in der Organisation des Systems und der Struktur von Berufen, Qualifikationen, Arbeitsqualität und Beschäftigungssicherheit für die grundständig qualifizierten Fachberufe darf sich die Diskussion über die Entwicklung der Pflegewissenschaften nicht im Ghetto der Hochschulpolitik abspielen, sondern muss im Kontext der bildungspolitischen Diskussion über eine Bildungsreform der Fachberufe des Gesundheits- und Sozialwesens insgesamt geführt werden. Gerade vor dem Hintergrund der Polarisierungsthese sind angesichts der Entwicklungen im Gesundheits- und Sozialwesen in den 90er Jahren und vor dem Hintergrund der geschilderten bildungsrechtlichen Defizite im Bereich der Berufsbildung für Gesundheits- und Sozialberufe zumindest Zweifel angebracht, ob sich in der Gesundheits- und Sozialpflege ein quantitativ relevanter Trend zu hoher Qualifikation und anspruchsvoller, qualifizierter Arbeit durchsetzen wird und Pflege damit als stabiles zukunftssicheres Beschäftigungsfeld anzusehen ist. Durch die Einrichtung der Vielzahl pflegewissenschaftlicher Studiengänge ist angesichts der fortbestehenden Konturlosigkeit ein solcher Trendumschwung noch nicht erkennbar.

Die Vielzahl und Vielfalt der Studiengänge im pflegewissenschaftlichen Bereich, ihre kaum überschaubaren Bezeichnungen und Abschlussvarianten, die häufig beliebig erscheinenden disziplinären Zuordnungen und – nicht zuletzt – die konkurrierenden Einordnungen gleichlautender Studiengänge an Fachhochschulen, Gesamthochschulen und Universitäten machen die Erfolgsgeschichte der „Pflegewissenschaften" zu einem Problemfall: Wenn Vielfalt und Unübersichtlichkeit als Begleiterscheinungen einer überhasteten, aber mit Machtgefühl verfolgten Gründungsphase noch hingenommen werden können, wirft fortdauernde Strukturlosigkeit jetzt die Frage nach der Leistungsfähigkeit der Studienrichtung Pflegewissenschaft auf. Aus (berufs-) bildungspolitischer Perspektive stellt sich das Problem nicht nur systemtheoretisch, sondern auch praktisch: Was bedeutet und welche Folgen hat die Entwicklung von wissenschaftlich akzentuierten Berufsprofilen auf dem Gebiet der Pflegeberufe? Sind die Begründungen für Pflegewissenschaftliche (Hochschul-)Berufsabschlüsse stimmig oder läuft die Emanzipationsbewegung der Krankenpflege in eine Traditionalitätsfalle, aus der sie sich zwar akademisch, aber beruflich letztlich bedeutungslos befreien kann? Hierzu werden Erklärungen geleistet werden müssen, wenn denn der Anspruch auf „Autonomie der Professionen" wenigstens ansatzweise erfüllt werden soll. Erst wenn Pflegewissenschaften eine gesellschaftliche, systemische und fachwissenschaftliche Begründung für ihre fortgeschrittene „innere Differenzierung" zu liefern imstande sind, werden sie an Profil und Anerkennung gewinnen können. Solange sie sich überwiegend berufsständisch und (fach-)hochschulpolitisch legitimieren, werden sie sich außerhalb der Hochschule kaum legitimieren können.

Literatur

Becker, W.: Berufswege im Berufsfeld Gesundheit und Soziales: Weiterbildung als Element beruflicher Entwicklungsplanung? Schlussbericht zum Forschungsprojekt 4.1006 des Bundesinstituts für Berufsbildung (in Vorbereitung).

Becker, W./Meifort, B. (1993): Professionalisierung gesundheits- und sozial-pflegerischer Berufe – Europa als Impuls?. (Hrsg.): BIBB. Bielefeld (Berichte zur beruflichen Bildung; Heft 159: Qualifikationsforschung im Gesundheits-und Sozialwesen).

Becker, W./Meifort, B. (1994): Pflegen als Beruf – ein Berufsfeld in der Entwicklung. Berufe in der Gesundheits- und Sozialpflege: Ausbildung, Qualifikationen, berufliche Anforderungen. Eine Praxisanalyse. (Hrsg.): BIBB. Bielefeld (Berichte zur beruflichen Bildung; Heft 169: Qualifikationsforschung im Gesundheits- und Sozialwesen).

Becker, W./Meifort, B. (1997): Altenpflege: Eine Arbeit wie jede andere? Ein Beruf fürs Leben? (Hrsg.) BIBB. Bielefeld (Berichte zur beruflichen Bildung; H. 200: Qualifikationsforschung im Gesundheitswesen).

Becker, W./Meifort, B. (1998): Altenpflege – Abschied vom Lebensberuf? Dokumentation der Längsschnittuntersuchung zu Berufseinmündung und Berufsverbleib von Altenpflegekräften (Teil 2) (Hrsg.) BIBB. Bielefeld (Berichte zur beruflichen Bildung; Heft 227: Qualifikationsforschung im Gesundheits- und Sozialwesen).

Bundesgesundheitsrat (1978): Vollversammlung des B. am 12.12.1978, Votum des B. In: Bundesgesundheitsblatt 22 (1979), Nr. 15 vom 20.07.1979, S. 275.

Bundesinstitut für Berufsbildung (Hrsg.)(2000): Verzeichnis der anerkannten Ausbildungsberufe. Berlin (jährl. Verzeichnis).

Csongár, G. (2000): Untersuchung der Beschäftigungsentwicklung und des Qualifikationsbedarfs in mittleren Positionen des Gesundheits- und Sozial-wesens – Anforderungen an die berufliche Weiterbildung; in: Forschungsergebnisse 1999 des Bundesinstituts für Berufsbildung. Der Generalsekretär (Hrsg.), Bonn (im Druck).

Garms-Homolová, V.(1998): Gesundheitsberufe im Wandel – Qualifikationen unter Innovationsdruck; in: Meifort, B. (Hrsg.): Arbeiten und Lernen unter Innovationsdruck. Alternativen zur traditionellen Berufsbildung in gesundheits- und sozialberuflichen Arbeitsfeldern (Berichte zur beruflichen Bildung, Heft 221); Bielefeld, S. 13-27

Dewe, B./Ferchoff, W./Peters, F./Stüwe, G. (1986): Professionalisierung – Kritik – Deutung. Soziale Dienste zwischen Verwissenschaftlichung und Wohlfahrtskrise. ISS-Materialien 27. Institut für Sozialarbeit und Sozialpädagogik; Frankfurt a. M.

Kälble, K./v. Troschke, J. (1997): Aus- und Weiterbildung in den Gesundheitswissenschaften/Public Health. Schriftenreihe der ,Deutschen Koordinierungsstelle für Gesundheitswissenschaften' an der Abteilung für Medizinische Soziologie der Universität Freiburg, Band 8; Freiburg.

Kälble, K./v. Troschke, J. (1998): Studienführer Gesundheitswissenschaften. Schriftenreihe der ,Deutschen Koordinierungsstelle für Gesundheits- wissenschaften' an der Abteilung für Medizinische Soziologie der Universität Freiburg, Band 9; Freiburg.

Kern, H./Schumann, M. (1984): Das Ende der Arbeitsteilung? Rationalisierung in der industriellen Produktion; München.

Krais, B. (2000): Die Wissenschaftselite; in: Kursbuch 139; Berlin, März 2000, S. 137-146.

Meifort, B. (1981): Die Regelungssituation in der Aus- und Weiterbildung zu nichtärztlichen Gesundheitsberufen. Bildungspolitische Defizite und notwendige Konsequenzen; in: Deutsche Krankenpflegezeitschrift, 7, S. 413-418.

Meifort, B. (1998) (Hrsg.): Arbeiten und Lernen unter Innovationsdruck. Alternativen zur traditionellen Berufsbildung in gesundheits- und sozialberuflichen Arbeitsfeldern., Hrsg.: BIBB. Der Generalsekretär; Bielefeld: (Berichte zur Beruflichen Bildung, Heft 221).

Olk, T./Otto, H.-U. (Hrsg.) (1987; 1989): Soziale Dienste im Wandel. Helfen im Sozialstaat, Band 1 und 2; Neuwied, Darmstadt.

Statistisches Bundesamt (Hrsg.) (1998): Gesundheitsbericht für Deutschland. Gesundheitsberichterstattung des Bundes; Stuttgart .

Zimber, W./Weyerer, S. (1998): Stress in der stationären Altenpflege. Arbeitsbedingungen und Arbeitsbelastungen in Heimen; in: Kuratorium Deutsche Altenhilfe (Hrsg.) Reihe: vorgestellt, Heft 64; Köln.

Elke Müller

Nach dem Pflegestudium: Über berufliche Umwege, Haupt- und Nebenstrecken

Einleitung

Der Kongress: Bremer Pflegeperspektiven ist in mehrerlei Hinsicht ein Meilenstein – um in der Sprachwelt zurückgelegter Wegstrecken und zukünftig geplanter Reisen zu bleiben: Er bietet die einmalige Gelegenheit, über Hintergründe, Chancen und Freiräume informiert zu werden, wie diese sich hoffnungsvoll mit der Möglichkeit verbinden, Pflegewissenschaft an Hochschulen zu studieren. Er bedeutet aber auch, Gewesenes und Gegenwärtiges in ein Verhältnis zueinander zu setzen. Dies soll auf der Grundlage eines Vergleichs zwischen dem Modellversuch *„Lehrkräfte der Kranken- und Kinderkrankenpflege"* an der Freien Universität Berlin (1978-1981[1] und dem Bremer Studiengang *„Lehramt Pflegewissenschaft"*[2] (1993-2000, inzwischen Regelstudiengang geworden) erfolgen. Dieser Vergleich drängt sich deshalb auf, weil beide Studiengänge eine ähnliche Zielsetzung verfolgten. Überdies wird auf berufliche Stationen exemplarisch hingewiesen, die sich für die StudienabsolventInnen des Berliner Modellversuchs ergaben, um sie vorausschauend mit heutigen Möglichkeiten nach dem Studium zu kontrastieren[3].

Aufbruch in akademische Gefilde

Der Berliner Modellversuch – Hauptstrecke mit Umleitung

Das sechssemestrige Studium zur/m LehrerIn für Krankenpflege (Diplom) gliederte sich in Grund- und Hauptstudium und verband sich auch damals schon

---

[1] Vgl. „Entwicklung und Erprobung eines dreijährigen Studiengangs für Lehrkräfte an Lehranstalten für Medizinalfachberufe – Lehrer/in für Kranken- und Kinderkrankenpflege (Diplom)" und „Abschlußbericht über das Konzept für einen Studiengang ‚Pflegepädagogik'", Berlin 1991.

[2] Vgl. Krüger/Rabe-Kleberg/Mischo-Kelling (1993).

[3] Dieser Vergleich liegt jedoch nicht nur aus sachlichen Gründen auf der Hand, sondern auch deshalb, weil die Verfasserin dieses Beitrags Studentin des Berliner Modellversuchs (1978-1981) war und anderthalb Jahrzehnte später als wissenschaftliche Mitarbeiterin im Bremer Modellversuch zum Studiengang Lehramt Pflegewissenschaft (1993-1998) gearbeitet hat.

mit der Möglichkeit unterschiedlicher Fächerkombinationen, um dem sowohl inhaltlichen als auch strukturell desolaten Zustand des Hauptfaches (Kranken-) Pflege an den verschiedenen Bildungsstätten für Pflegeberufe Abhilfe zu verschaffen: Nicht mehr überwiegend nebenamtliche DozentInnen unterschiedlicher Fachgebiete und -berufe – oftmals auch noch ohne ausreichende didaktische Kompetenzen – sollten zukünftig wesentliche Bezugswissenschaften der Pflege unterrichten, sondern mit dem Berliner Qualifizierungsansatz sollte gleichzeitig dem Missstand abgeholfen werden, dass diese DozentInnenstruktur aufgrund der häufig fehlenden pflegerischen Perspektive zu Verfremdungen in der *inhaltlichen Vermittlung* des jeweiligen Stoffes und darüber hinaus auch zu *organisatorischen* Nachteilen für das Hauptfach Pflege führte (Müller 1981; Grauhan 1989). Statt dessen sollte mit der im Berliner Modellversuch vermittelten fachdidaktischen Kompetenzerweiterung dem Unterrichtsfach Pflege zu seinem ihm angemessenen zentralen Stellenwert verholfen werden und es sollten die Lehrenden dieses Hauptfaches auch vom *akademisch-wissenschaftlichen Anspruch* her den zumeist nebenamtlichen AkademikerInnen angeglichen werden (Grauhan 1989). Dass dieser Anspruch bis heute nichts an Aktualität eingebüßt hat, verdeutlicht die annähernd ähnliche Zielsetzung des Bremer Studiengangs, der ebenso das Ziel verfolgt, mit dem wissenschaftlich qualifizierten LehrerInnentypus in der Pflege zugleich die hegemoniale Dominanz der Medizin und Sozialwissenschaften über pflegerische Wissensbestände aufzuheben (Krüger 1996).

Diese Entwicklung verdeutlicht zudem, dass die Frage, wie es um berufliche Bildungsprogramme und die darin vermittelten Handlungskompetenzen bestellt gewesen sein mag, wenn die HauptfachvertreterInnen bislang die einzigen nicht wissenschaftlich geschulten LehrerInnen waren, eine recht betagte ist. Unbeantwortet blieben ebenso bis heute Fragen der grundsätzlichen Integration von Pflegeerstausbildung und deren LehrerInnen in das für die Bundesrepublik Deutschland typische duale Berufsbildungssystem – undenkbar war damals wie offensichtlich heute noch die Herausnahme der pflegerischen Ausbildung aus ihrem traditionellen Sonderstatus zwischen dualer und schulischer Ausbildungsorganisation. Gerade jedoch der Sachverhalt, dass zentrale pflegerische Berufsausbildungen – insbesondere die der Kinderkranken- und Krankenpflege – über das Gesundheitssystem einer Gesellschaft finanziert werden und aus schulrechtlichen Regelungen weitgehend herausfallen, wird seit Jahren immer wieder kritisch angemerkt (Brendel/Dielmann 1998).

Mit dem Anspruch der Erweiterung pflegerischer Unterrichtskompetenzen hatte es sich der Modellversuch in Berlin naheliegenderweise als wichtiges Ziel gesetzt, das Hauptfach Pflege nach einem US-amerikanischen Pflegemodell zu strukturieren, um hierüber Schwerpunkte des Faches zu verdeutlichen und letzten Endes auch dies den Studierenden als Grundlage möglicher Relevanz-kriterien zur späteren Stoffauswahl zu vermitteln – ein damals bahnbrechendes Novum, bedenkt man, dass die inhaltlichen und strukturgebundenen Momente vor allem durch schulmedizinisch determinierte Vorgaben beeinflusst waren. Für die Konstruktion des Studienfaches (Kranken-) Pflege ist es daher erwähnenswert, dass sein Themenkatalog nach den *21 Pflegeproblemen* der US-amerikanischen Pflegewissenschaftlerin Faye Abdellah[4] strukturiert war. Aus heutiger Rückschau muss dazu allerdings kritisch angemerkt werden, dass sich auch diese Systematisierung noch weitgehend an naturwissenschaftlichen Auffassungen der traditionellen Schulmedizin ausrichtet, additiv erweitert durch psychosoziale Komponenten. Den seinerzeitigen bundesdeutschen Rezeptions-blickwinkel in Betracht ziehend, ist die curriculare Übertragung des Abdellah-Modells aber durchaus als ein erster Versuch zu bewerten, Pflege neu zu systematisieren, auch wenn sich sein Anwendungsbezug im Wesentlichen auf hiesige Praxiserfahrungen in der tätigkeitsorientierten Funktionspflege ablichten ließ. Das Modell selbst wiederum beugte sich, wie heute außerdem kritisch angemerkt werden muss, wohl eher den Interessen der Schulmedizin, als dass ihm pflegekonzeptionelle Grundlagen nachgesagt werden können (Müller 2000).

Ohne an dieser Stelle auf den Studienverlauf näher einzugehen – einzelne Aspekte werden in der Gegenüberstellung eingehender aufgezeigt – sei angemerkt, dass der Berliner Modellversuch nach einmaliger Erprobung im wahrsten Sinne des Wortes *gestorben wurde*, wie aufmerksamen KennerInnen der bundesdeutschen Pflegelandschaft bekannt ist. Die Motive dafür hat Hedin

---

[4] Ein interessanter Aspekt zur Persönlichkeit Abdellahs sei erwähnt: wie einige andere ihrer wissenschaftlichen Kolleginnen hat sie wesentliche berufsbiographische Stationen in militärischen Institutionen zurückgelegt, das heißt in ähnlich androzentrischen Machtstrukturen wie sie in der Medizin vorherrschen – ein Aspekt, der in der Reflexion pflegerischer Beziehungskonstellationen unter dem Macht- und Geschlechtshierachie-Aspekt von Bedeutung ist, aber in der bundesdeutschen Diskussionslandschaft marginalisiert wird. Daher ist zu fragen, weshalb ihr Konterfei in der mehrteiligen Serie über us-amerikanische Pflegemodelle, als einziges in Farbe abgedruckt, sie in ordengeschmückter Uniform zeigt und, weshalb es – im Gegensatz zu den Fotos in anderen Serienkapiteln – verschämt auf die letzte Seite des sie betreffenden Artikels verdrängt wurde (Steppe 1990, S. 1050).

(1987) eruiert. Nachdem sie Interviews mit Lehrenden aus dem Modellversuch sowie mit VertreterInnen unterschiedlicher universitärer Gremien und für den Modellversuch zuständigen senatorischen Behörden geführt hatte, schluss-folgerte sie, dass die Gründe für die Beendigung im Wesentlichen auf zum Teil sich widersprechende Bewertungen des Modellversuchs zurückzuführen waren, die überdies in keinem koordinierenden Gremium diskutiert worden waren. Auf diese Weise entstand ein eher merkwürdig diffuses Meinungsbild über dessen Sinnhaftigkeit, dessen Pro- respektive Contra-Argumente zudem für die jeweiligen berufs- oder bildungspolitischen Interessen leicht abrufbar und gegeneinander ausspielbar waren. Als weiterer wichtiger Grund ist sicherlich anzumerken, dass der Modellversuch keine berufsständische Lobby hinter sich wusste, die seine Ziele und Zwecke damals vorbehaltlos unterstützt hätte (Müller 1990; 1997). Im Gegenteil, zu übermächtig schien sowohl das Lager derer, die die akademische Konkurrenz fürchteten, weil tarifliche Forderungen auf einem höheren Level als den üblichen Krankenhaus-Tarifgruppierungen zu erwarten waren, als auch das Vorurteil, das praktische Handlungsfeld der Pflege würde durch Verwissenschaftlichung theoretisch überladen (Bischoff und Botschafter 1984). Interessant ist in diesem Zusammenhang die Über-einstimmung zwischen rückständig denkenden PflegevertreterInnen und ähnlich Konkurrenz fürchtenden MedizinvertreterInnen, auch wenn ihre jeweiligen ablehnenden Motive sehr unterschiedlich waren. Dies erklärt aber auch zum Teil, weshalb Initiativen zur Akademisierung von Pflege in der alten Bundes-republik Deutschland schon fast traditionell durch die Pflegeberufe selbst behindert wurden, statt dessen auf die Unterstützung behördlicher Instanzen und weitsichtig denkender VertreterInnen anderer akademischer Gruppierungen gehofft werden musste (Grauhan 1989) – und hier gab es sehr wohl auch wohlgesinnte MedizinerInnen.

Für die damaligen Studierenden spitzte sich die dramatische Situation überdies dadurch zu, dass es ihnen nicht gelang, zu einer tragfähigen und solidarischen Initiative zusammenzuwachsen, um nach dem Studium bildungs-politische Interessen wirksam weiterzuverfolgen und durchzusetzen. Während des Studiums hatte es zwar eine gemeinsame Bewegung insofern gegeben, als eine Gruppe am Ende des Studiums erfolgreich gegen die Bezeichnung *Diplom-Unterrichtsschwester/-pfleger* rebellierte und die für den akademischen Abschluss angemessenere Bezeichnung *LehrerIn für Kinderkranken-* respektive *Krankenpflege (Diplom)* erstritt. Dennoch war diese Initiative zu schwach, um während des gesamten Studiums entstandene Gräben innerhalb der Studieren-dengruppe zu beseitigen. So erklärt es sich, dass sich nach dem Studium

Verbindungen zwischen den ehemaligen KommilitonInnen bis auf wenige Ausnahmen zusehends verloren und dass auch der Kontakt zu denjenigen Frauen und wenigen Männern, die damals die Lehre im Rahmen des Studiengangs zu organisieren und zu gestalten hatten, auf eher zufällige und seltene Begegnungen schrumpfte.

Nach dem Studium: Bedeutsame Zwischenaufenthalte, Umwege und Nebenstrecken

Für die meisten AbsolventInnen des Berliner Modellversuchs folgten sehr erfahrungsreiche Jahre im Berufsfeld der Lehre in der Pflege. In der Regel aber gingen diese mit Einstellungs- und Eingruppierungsbedingungen einher, die sich in nichts von denen weitergebildeter KollegInnen unterschieden. Neben einem unschätzbaren Fundus an Lehrerfahrungen überwogen jedoch Hindernisse, in Berlin begonnene Akademisierungswege auch formell weiterzuentwickeln – aus den oben genannten Gründen der fehlenden berufsständischen, bildungspolitischen und studentischen Lobby ist daher ein mehrjähriger Stillstand zu konstatieren, der diesen Berufsabschnitt für die meisten zu nicht mehr als einer bedeutsamen Zwischenstation werden ließ.

Erlangung von Forschungskompetenz außerhalb der Hochschule

Ganz ähnlich verhielt es sich auch mit der beim Deutschen Berufsverband für Pflegeberufe (DBfK) angesiedelten Interventionsstudie zur Veränderung der Pflege bei akut an einem Schlaganfall erkrankten PatientInnen, die von 1988 bis 1991 – also 10 Jahre nach dem Berliner Modellversuch – durchgeführt wurde und an der die Verfasserin dieses Beitrags als wissenschaftliche Mitarbeiterin mitwirkte[5]. Zweifelsohne bedeutete dieses Projekt einen ungeheuren Fortschritt für die bundesdeutsche Pflegeforschungslandschaft, waren es doch endlich Krankenschwestern, die sich drängenden Fragen der Pflegepraxis zuwandten, und nicht berufsfremde WissenschaftlerInnen. Zur gleichen Zeit wurden Seminare über Pflegeforschung angeboten (Bildungszentrum Essen des DBfK), aus denen eine Untersuchung über Pflegende im Nachtdienst[6] hervorging und in der abermals Forschungskompetenz erworben und erweitert werden konnte. Beiden Projekten war aufgrund ihres PionierInnencharakters allerdings

---

[5] Details zu diesem Projekt können nachgelesen werden in: Krohwinkel/Müller 1990 und in Krohwinkel 1993.
[6] Einzelheiten hierzu in: Bartholomeyczik/Dieckhoff/Drerup et al. 1993.

gemeinsam, dass sie außerhalb traditioneller Forschungsinstitutionen angesiedelt waren und demzufolge keine Perspektive einer *akademischen* Weiterentwicklung boten: Es bestand keine Aussicht auf Anerkennung der erbrachten Leistungen, insofern sie mit universitär erworbenen Abschlüssen formal nicht vergleichbar waren.

Alternative Beschäftigungsfelder waren überdies als FachdozentIn im Bereich der beruflichen Fort- und Weiterbildung möglich. Mit etwas Glück waren dies fachdidaktische Aufgabenfelder, die mit einem anspruchsvollen bildungsdidaktischen Konzept arbeiteten. Hierüber leisteten sie vor allem inhaltlich bedeutsame Vorarbeiten für verschiedene Studienprogramme an Fachhochschulen.

Mit anderen Worten: Für die achtziger Jahre des letzten Jahrhunderts waren auf der *berufsinhaltlich-qualifikatorischen Ebene* gelegentlich alle Entwicklungschancen mit Bezug auf Pflege und ihre Erforschung in der Bundesrepublik Deutschland vorhanden. Auf der *tariflichen Ebene* hatte mittlerweile eine Angleichung an Stellendotierungen für Personen mit *Hochschuldiplom* stattgefunden, sofern das Aufgabenfeld ebenso diesen Anforderungsprofilen entsprach; auf der *akademisch-formalen Ebene* war jedoch nach wie vor ein Stillstand zu verzeichnen – also auch hier handelte es sich um eine Ära bedeutsamer, auf Umwegen und Nebenstrecken angesteuerter Zwischenstationen, wie sie typisch für Innovationen und Übergänge sind.

Eine neuerliche Wende zeigte sich in der hochschulpolitischen Landschaft, als 1993 der Bremer Modell-Studiengang *Lehramt Pflegewissenschaft* eingerichtet wurde. Ein Vergleich zwischen dem Berliner Modellversuch und dem Bremer Studiengang Lehramt Pflegewissenschaft liegt deshalb auch aus historischer Perspektive auf der Hand.

Vergleich und Gegenüberstellung Berlin – Bremen

Pflegewissenschaft und Bezugswissenschaften

Im Berliner Modellversuch waren die durch alle sechs Semester durchgängigen Konstituenten das Fach *Krankenpflege* und *erziehungswissenschaftliche Anteile*, die ab dem vierten Semester durch eines von drei wählbaren Zweitfächern erweitert wurden. Gewählt werden konnten die Schwerpunkte *biologisch-medizinische Grundlagen*, *sozialwissenschaftliche Grundlagen oder Grundlagen des Gesundheitswesens*, die dann aber, ebenso wie Krankenpflege und Erziehungswissenschaften, obligatorisch studiert wurden (Grauhan 1979). Dagegen geht das Bremer Modell von vornherein davon aus, dass die LehrerInnen-Ausbildung für Pflege keine Sonderwege beschreiten sollte, das heißt, wie in Lehramtsstudiengängen insgesamt und auch für die der beruflichen Bildung üblich, werden zwei Fächer gleichberechtigt nebeneinander und in gleicher Länge studiert. Pflegewissenschaft ist auch im Bremer Lehramtsstudiengang für alle Studierenden obligatorisch, hinsichtlich des zweiten Faches kann aber zwischen den Varianten a) *allgemeinbildende Fächer*, b) *affine Fächer* und c) *Vertiefungsgebiete der beruflichen Fachrichtung Pflegewissenschaft* alternativ gewählt werden (Krüger/Rabe-Kleberg/Mischo-Kelling 1993)[7]. Die Zweitfachwahl richtet sich im Prinzip danach, welche Unterrichts- oder Verwertungsschwerpunkte die Studierenden später anstreben, worauf nachfolgend eingegangen wird. Interessant ist übrigens, dass sich das Zweitfachangebot des Berliner Modells weitgehend mit dem Spektrum der in Bremen angebotenen pflegewissenschaftlichen Vertiefungsgebiete deckt, was als Bestätigung dafür gewertet werden kann, dass ihnen eine hohe Relevanz für die fachliche Weiterentwicklung von Pflege zuzusprechen ist.

Lehramtsprofile in der Pflegewissenschaft

Die Entscheidungsverantwortlichen des Berliner Modellversuchs setzten sich noch vorbehaltlos für die/den FachlehrerIn für Pflegeberufe mit Diplomabschluss ein (Grauhan 1989) und verharrten damit immer noch in einer Sonderwegslösung für Unterrichtende in der Pflege, die außerhalb der üblichen Studienabschlüsse für Lehrende in der beruflichen Bildung blieb. Der Bremer Studiengang hingegen übernahm von Anfang an die bundesweiten Prinzipien

---

[7] Variante I (*allgemeinbildende Fächer*): Biologie, Chemie, Deutsch, Englisch, Gemeinschaftskunde/Politik, Kunst, Musik, Sport.
Variante II (*affine Fächer*): Soziologie, Psychologie, Behindertenpädagogik, Sozialpädagogik.
Variante III (*Vertiefungsgebiete der beruflichen Fachrichtung*): Natur- und Gesundheitswissenschaften in der Pflege (Humanbiologie, Pharmazeutische Chemie, Strahlenphysik, Gesundheitswissenschaften), Motologie und Rehabilitation in der Pflege (Behindertenpädagogik, sportwissenschaftliche Grundlagen, Sportmedizin, Neurophysiologie), Sozialwissenschaften und psychologisch-sozialpädagogische Intervention in der Pflege (Psychologie, Soziologie, Sozialpädagogie), Recht- und Organisation des Gesundheitswesens (Recht, Arbeitswissenschaft, Wirtschaftswissenschaft, Gesundheitswissenschaften).

der Lehramtsausbildung für BerufsschullehrerInnen. Ausgehend von bildungspolitischen Gefahren der Trennung von Fachpraxis und Fachtheorie in jenen
beruflichen Fachrichtungen, in denen an Fachhochschulen Ausgebildete (als
Fachlehrer bezeichnet) die sog. ‚fachpraktischen Fächer' unterrichten, den
UniversitätsabsolventInnen aber nur die Fachtheoriefächer vorbehalten sind,
zielt das Studium der beruflichen Fachrichtung in Bremen zudem und vor allem
auf die systematische Integration beider Kompetenzbereiche ab (Vermittlung
von Theorie und Praxis in jedem der Unterrichtsfächer der beruflichen
Fachrichtung Pflege) (Krüger 1992; Krüger et al. 1993). Dieses LehrerInnen-
modell findet seine Entsprechung in den Zugangsvoraussetzungen, im
Studienprofil und in den möglichen Abschlüssen.

Die Zweitfächer erleichtern je nach Wahl a) die Einführung
allgemeinbildender Fächer in der Pflegeausbildung, wie sie für die Eröffnung
des Zweiten Bildungsweges der SchülerInnen unter Chancengleich-
heitsgesichtspunkten mit den übrigen SchülerInnen beruflicher Bildung
unabdingbar (aber noch nicht durchgesetzt) sind; oder b) die fachwissenschaftliche Anreicherung und Vertiefung einzelner Fächer und c) die Bündelung
bestimmter Fachinhalte unter einheitlichen Gesichtspunkten. Letzteres war eine
alte Forderung der Berufspädagogik, der in der KMK-Rahmenvereinbarung von
1995, in der die Einrichtung des Lehramts Pflege nach den üblichen
Grundsätzen des Lehrerstudiums beschlossen wurde, zugleich entsprochen
wurde. Diese Optionserweiterung kommt dem inzwischen auch innerhalb der
Pflegeöffentlichkeit gewachsenen Selbstverständnis entgegen, wissenschaftlich
geschulte Lehrende zu fordern, die keine Ängste bezüglich des Blickes über den
eigenen Tellerrand haben, und sie berücksichtigt die unterschiedliche Verortung
pflegerischer Erstausbildung, wie diese in den meisten Bundesländern
zumindest zwischen Altenpflege auf der einen Seite und Kranken- und
Kinderkrankenpflege auf der anderen Seite festgestellt werden muss.

Hochschulintern spricht aber auch die unterschiedliche Ansiedlung der
beiden Studiengänge – historisch gesehen – für sich: Der Berliner Modellversuch war innerhalb der Freien Universität dem Fachbereich Medizin
zugeordnet und VertreterInnen aus den Bildungswissenschaften wurden aus den
entsprechenden Fachbereichen respektive Studiengängen der Freien Universität
für den Modellversuch quasi ausgeliehen, was indirekt auch darin deutlich wird,
dass formal „erziehungswissenschaftliche Anteile" und nicht Erziehungswissenschaften mit dem Schwerpunkt Erwachsenenbildung studiert wurde (Der
Präsident der Freien Universität Berlin 1982). Anders zeigt sich dies in Bremen:

Hier ist der Studiengang in den Fachbereich „Human- und Gesundheitswissenschaften" eingebunden, bedient sich aber gleichzeitig aller Ressourcen eines Lehramtsstudiums, wie den Ordnungsmitteln (Studien- und Prüfungsordnung) eindeutig zu entnehmen ist. Das Curriculum baut auf dem Prinzip auf, dass die „Erziehungs- und Gesellschaftswissenschaften" – unter denen die pädagogischen Studienanteile in Bremen firmieren – einen integrativen Bestandteil des Studiums aller Unterrichtsfächer (nicht nur der allgemeinbildenden, sondern auch der berufsbildenden) darstellen (Krüger/Müller/Piechotta et al. 1994; 1997). Auch wenn es keinen medizinischen Fachbereich an der Universität Bremen gibt, so existieren dort dennoch Studienfächer, in denen MedizinerInnen Lehre anbieten, wie beispielsweise in den Sportwissenschaften, der Behindertenpädagogik oder den Gesundheitswissenschaften (Krüger 1996), deren Veranstaltungen von den Studierenden des Lehramtes Pflegewissenschaft je nach Ausrichtung ihres Zweitfaches besucht werden. Allerdings entfällt, aus pflegerischer Perspektive betrachtet, die oftmals als fürsorglich-einengend und dominierend wahrgenommene Umarmung einer medizinischen Fakultät respektive eines solchen Fachbereiches.

Eingangsvoraussetzungen und Studienabschlüsse

Hinsichtlich der *Eingangsvoraussetzungen* zum Studium lassen sich ebenso Veränderungen nachweisen, die als Flexibilisierung bezeichnet werden können. Im Berliner Modellversuch waren diese Eingangsvoraussetzungen noch eingegrenzt, dafür aber hoch angesetzt. Denn vorausgesetzt wurde die *allgemeine* oder *fachgebundene Hochschulreife* und *abgeschlossene dreijährige pflegerische Erstausbildung* und *mindestens zwei Jahre Berufspraxis* (Müller 1981). Auf dieser Grundlage wurde gleichzeitig die verkürzte Studiendauer von sechs Semestern gerechtfertigt und darüber hinaus mit der damaligen bildungspolitischen Zielsetzung begründet, BerufspraktikerInnen den Weg in den tertiären Bildungsbereich unter Anerkennung ihres beruflichen Hintergrundes zu ebnen (Modellversuch Berlin 1979). Diese Argumentation ist auch im Bremer Studiengang wiederzufinden, allerdings unter veränderten Vorzeichen: BerufspraktikerInnen mit einer dreijährigen pflegerischen Erstausbildung und dreijährigen Berufspraxis und/oder verschiedenen Weiterqualifizierungen benötigen heute nicht zwingend die allgemeine Hochschulreife, sondern sie haben die Möglichkeit, diese fachgebunden über ein zweisemestriges Kontaktstudium „Propädeutikum Pflegewissenschaft" berufsbegleitend zu erlangen. Eine zweite Zugangsmöglichkeit erschließt sich über die in Lehramtsstudiengängen mit beruflichem Fachrichtungsprofil üblichen Voraussetzungen, die neben der allgemeinen Hochschulreife eine *mindestens* 12-monatige einschlägige Praxis (in diesem Falle in der Pflege) verlangen (Krüger et al. 1993).

In Bezug auf die *Studienabschlüsse* hat sich ebenso der Wandel von der Eindimensionalität hin zur Mehrdimensionalität vollzogen. Schloss der Berliner Modellversuch damals mit einem Universitätsdiplom ab, so war damit die Qualifizierung ausschließlich für pflegebezogene Lehraufgaben angestrebt, letzten Endes auch mit dem studierbaren Fächerspektrum untermauert (Grauhan 1989). Ganz anders im Bremer Studiengang: je nach Zweitfachwahl, wie oben skizziert, und in Kombination mit dem gewählten Studienabschluss, erweitert sich das Spektrum zukünftiger Aufgabenfelder erheblich. Das Studium kann entweder mit dem Ersten Staatsexamen für das Lehramt und einer sich daran anschließenden zweiten Phase der LehrerInnenbildung – dem Referendariat – abgeschlossen werden oder es kann das Diplom Berufspädagogik Pflege-wissenschaft angesteuert werden. Eine sehr weitsichtige Bremer Besonderheit liegt zudem darin, dass beide Abschlüsse miteinander kombiniert werden können. Dazu muss die Examensarbeit den Anforderungen des Diploms genügen und zusätzlich zu den mündlichen Staatsexamens-Prüfungen muss noch eine weitere universitätsinterne mündliche Diplom-Prüfung abgelegt werden (Krüger et al. 1993). Wegen dieses relativ gut zumutbaren Mehraufwandes haben sich bisher alle Studierenden zu dieser Sowohl-als-auch-Regelung entschlossen. Auf dieser Grundlage bieten sich ihnen prinzipiell zwei alternative Wege an, sich ein berufliches Betätigungsfeld entweder im oder jenseits des staatlich reglementierten Berufsbildungssystems mit angemessener Honorierung zu suchen, auch wenn die Realität dieser akademischen Qualifikations-entwicklungen noch hinterher zu hinken scheint – dies stellen zumindest Kuhlmey/Winter et al. (1998) für sogenannte PflegepädagogInnen fest. Zu denken wäre allerdings an Alternativen, die mit dem Einstieg in verschiedene Schulformen einhergehen oder die an Aufgaben im Bereich beruflicher Weiterbildung gekoppelt sind. Auch im Rahmen vielfältiger Projekte im Zuge qualitätssichernder Maßnahmen sind neuartige Aufgaben für Lehrende mit pflegewissenschaftlichem Studium vorstellbar, so in ambulanten und stationären Pflegeeinrichtungen, im Medizinischen Dienst der Krankenkassen, in Zertifizierungsinstanzen für Pflegedienste und, wie zu hoffen ist, bald auch in behördlichen Überwachungs- und Prüfinstanzen für die Pflege, in Pflege-forschungsprojekten und interdisziplinären Forschungsvorhaben im Gesundheitsbereich etc.. Darüber hinaus ist der bruchlose Übergang in die akademische Laufbahn (Promotion, Habilitation) möglich geworden – im Gegensatz zu damals, als diejenigen, die sich wissenschaftlich weiterqualifizieren wollten, sehr wohl um die Anerkennung ihrer Studienleistungen bangen mussten, zumal, nachdem der Modellversuch als Regelangebot ausgebootet worden war, denn: jene hatten zwar einen von einer Hochschule verliehenen Diplomabschluss, den es aber kurz danach nicht mehr gab. Diese Situation führte oftmals zu der Konsequenz, zusätzliche und nachzuholende Studienverpflichtungen in den anschließend gewählten Studiengängen auf sich zu nehmen.

Theoretisierungsprozesse

Konnte vor 20 Jahren während des Berliner Modellversuchs von Pflegewissenschaft im *wissenschaftlichen* Sinne noch nicht die Rede sein, weil Pflegemodelle in Deutschland kaum bekannt waren und weil die wissenschaftlichen Modelle, die Pflege bis in die 70er Jahre hinein beeinflussten, keine *Pflege*modelle waren, so stellt sich die Situation heute sehr viel differenzierter und entwicklungsreicher dar. Typisch für die damaligen Anfänge war aber, dass sehr wohl mit analytischen Fragestellungen auf Pflege geblickt werden konnte, wobei der Hintergrund dieser Fragen zumeist dem sozialwissenschaftlichen Kanon entlehnt war[8]. Aber auch das Borgen einer anderen wissenschaftlichen Perspektive ist angemessen für erste theoretische Entwicklungen einer neuen Disziplin, indem sie sich sowohl theoretischer als auch methodisch-instrumenteller Anleihen anderer Wissenschaften bedient, sie jedoch an eigene Sichtweisen angleicht, was dann als *Paradigmenwechsel* (Remmers 1996), auch im Sinne eines *Perspektivwechsels* (Bartholomeyczik 1997), bezeichnet wird, oder als *präparadigmatische Phase* (Powers und Knapp 1990) im Sinne von *Vorstufen eines Paradigmas der Pflege* (Remmers 1996) umschrieben wird. Korrekter und treffender wäre dieser Prozess dagegen jedoch mit dem *Wechsel paradigmatischer Anleihen* umschrieben, denn die sogenannten Paradigmenwechsel der Pflege suggerieren sonst, dass hier bereits eigene Paradigmen vorgelegen hätten. Da diese Konstrukte mit ihren *Normen wertebildend* sind, überdies häufig *Menschen- und Weltbilder* enthalten und insgesamt *Ziele einer*

---

[8] Nicht verschwiegen werden soll allerdings, dass die Studierenden damals, auf der Suche nach alternativen Gestaltungsmöglichkeiten, immer wieder von schulmedizinischen Blickwinkeln auf kranke Menschen eingeholt wurden – gerade und insbesondere im Rahmen des Zweitfaches *Biologisch-medizinische Grundlagen der Pflege* war es schwer, die medizinisch-fraktionierende Perspektive durch andere Ansätze auszutauschen.

Wissenschaftsdisziplin ausweisen, liegt deren Diskussion als *Wissenschaftsleitbilder* ebenso auf der Hand (Müller 2000).

Zur aktuellen Situation ist festzuhalten, dass nicht mehr nur die mehr oder weniger enthusiastische Rezeption von Theorieimporten Gegenstand pflegewissenschaftlicher Debatten ist. Ihre logische Konsequenz besteht vielmehr auch darin, den hiesigen Rezeptionsblickwinkel ebenso wie die kulturellen Entstehungskontexte vor allem der geliehenen Pflegemodelle kritisch zu analysieren (Bartholomeyczik 1997; Moers/Schaeffer/Steppe 1997; Greb 1997). Dies erklärt schließlich auch, weshalb der Ruf nach eigenen Theoretisierungsprozessen immer lauter wird, die sich allgemeinen wissenschaftstheoretischen Grundlagen deutscher und europäischer Provenienz nicht länger verschließen, um hierüber eigene traditionelle Wurzeln zu ergründen und konstruktiv zu nutzen. Durch die Vielfalt der Studiengänge und ihre jeweiligen Profile werden hier, je nach ihrer Verortung an Fachhochschulen und Universitäten, mit eigenem pflegewissenschaftlichem Fachbereich oder innerhalb eines sozial- oder gesundheitswissenschaftlichen Fachbereiches, unterschiedliche und je eigene bereichernde Akzente gesetzt.

Forschung im Rahmen wissenschaftlicher Qualifizierung

Der einzige Forschungsaspekt, der im Zusammenhang mit dem Berliner Modellversuch anzumerken ist, lag in der Begleitforschung. Ihre Aufgabe bestand darin, kursorisch von Semester zu Semester mit Hilfe von Fragebögen Einschätzungen zu den Veranstaltungsangeboten aus studentischer Sicht zu ermitteln. Die Ergebnisse wurden in die verschiedenen Zwischenberichte aufgenommen. An die zukünftigen LehrerInnen vermittelte Forschungskompetenz konzentrierte sich hingegen in erster Linie auf die Verstehensebene von Forschung, das heißt auf die Fähigkeit, nach dem Modell des forschenden Lernens Literaturrecherchen durchzuführen oder Forschungsberichte durch gemeinsame Diskussion erschließen zu können. Auch konnten Elemente wissenschaftlichen Arbeitens in den Diplomarbeiten verwirklicht werden, ohne dass diese Arbeiten jedoch in der Fachöffentlichkeit wahrgenommen wurden. Als sogenannte graue Literatur lagern diese Arbeiten in Bibliotheken, wurden allerdings von der Dokumentation Krankenhauswesen der TU Berlin katalogisiert. Einzelne Arbeiten wurden auch aufgrund individueller Initiativen in der Fachpresse als gekürzte Fassungen oder Übersichtsaufsätze veröffentlicht. Vom Berliner Modellversuch initiierte wissenschaftliche Tagungen mit dem Ziel, Transparenz über die Universität hinaus in den Berufsfeldern der Pflege und Pflegelehre herzustellen, hat es nicht gegeben, jedoch vereinzelte Vorträge in bildungspolitischen Veranstaltungen der Pflege.

Die heutige Situation der Pflegewissenschaft im Hochschulbereich ist diesbezüglich einer akademischen Normalisierung schon weitaus näher gerückt. Für Bremen kann auf der formalen Ebene die Gründung eines Institutes festgestellt werden, das sich mit Fragen angewandter Pflegeforschung befasst und darüber hinaus Gelder für Forschungsprojekte akquiriert. Auch trägt der akademische Mittelbau zu vielfältigen Forschungsfragen im Rahmen von Dissertations- und Habilitationsprojekten ganz erheblich bei. Und nicht zuletzt durch Semester- und Diplomarbeiten der Studierenden stehen viele interessante Diskussionsbeiträge zum Sachstand der Pflegewissenschaft ins Haus – Beiträge aller Akademisierungsebenen, die mittlerweile zum Teil ihren Weg in die fachwissenschaftliche Publikationslandschaft gefunden haben. Und letzten Endes ist auch diese zweite pflegewissenschaftliche Fachtagung als gemeinsame Initiative der Universität und der Hochschule Bremen Ausdruck des beschriebenen Fortschritts.

Persönliche Bilanz, Zusammenfassung und Schlussfolgerung

Auf die hier beschriebenen Berufs- und Akademisierungswege lassen sich häufig Pflegende ein, die diesen Beruf nicht als „Pflichtwunsch" (Piechotta 2000) oder zweite Wahl (Küpper 1996) ergriffen haben, sondern die trotz allgemeiner Hochschulreife davon überzeugt sind, dass dieser Beruf gerade wegen seiner Barrieren auf der anderen Seite auch vielfältige Entwicklungschancen ermöglicht. Durch den Berliner Modellversuch wurde seinerzeit eine Basis geschaffen, sich auf die wissenschaftliche Perspektive von Pflege zuzubewegen und – im Wirkungsradius der zweiten deutschen Frauenbewegung – diese durch lebendige und feministisch inspirierte Diskussionen zu bereichern. Diese Auseinandersetzung war deshalb sehr fruchtbar, weil sie gesellschaftspolitische und, damit verknüpft, geschlechtshierarchische Hintergründe der Benachteiligung von Frauen im Erwerbsleben, in der Verfolgung ihrer beruflichen Karriere und in der Wissenschaft aufdecken half, und weil sich diese Determinanten auf den Akademisierungsprozess der Pflege übertragen ließen. Dieser war häufig dadurch charakterisiert, dass es immer wieder Situationen gab, in denen sich plötzlich Möglichkeiten der Weiterentwicklung eröffneten, die einzelnen Pflegenden spontane Entschlüsse zu neuen Wagnissen abverlangten, so dass der Eindruck entstehen musste, als ob: *"(...) sich alles so ergeben (hätte), meinen Wünschen entsprechend"* – so in leicht abgewandelter

Form der Titel eines Essays, in dem Wetterer (1989) über die Planlosigkeit weiblicher Karrieren innerhalb wissenschaftlicher Strukturen berichtet.

Rückblickend bleibt jedoch festzuhalten, dass sich die Verfasserin dieses Beitrages trotz vieler Einschränkungen durch die eine Gewissheit reichlich belohnt fühlt, nämlich an entscheidenden *Akademisierungs- und Verwissenschaftlichungsprozessen von Pflege* in der Bundesrepublik Deutschland als aktive Zeitzeugin lebhaft Anteil genommen zu haben. Ihr persönlicher und beruflicher Höhepunkt ist in diesem Millenniumsjahr mit der Promotion an der Universität Bremen erreicht worden. Danach gilt es abermals, eine berufliche Neuorientierung zu wagen, in die alle qualifikatorischen Abschlüsse kreativ eingebracht werden können. Dieses Wagnis wird allerdings von der Erkenntnis begleitet, dass auch die jetzt wieder zu begehende Wegstrecke nicht hindernisrei verlaufen wird, denn immerhin ist die Konkurrenz mit Pflegewissenschaftlerinnen und -wissenschaftlern in Betracht zu ziehen, die etwa 10 Jahre jünger sind, oder aber die gleichaltrig, aber männlich sind und die die akademische Karriereleiter sehr viel zügiger und konsequenter erklimmen als Frauen dies im Wissenschaftsbetrieb möglich ist. Diese strukturellen bzw. geschlechtsdeterminierenden Faktoren wissenschaftlicher „Normalität" sollten bei einer „Normalisierung" der Pflegewissenschaft kritisch im Auge behalten werden.

Und dennoch soll, wiederum in der Bilderwelt der Meilensteine gesprochen, eine positive Bilanz gezogen werden, die sich an einigen Fortschritten messen lässt, auch wenn manchen Trends ein weniger behindernder Fortgang zu wünschen gewesen wäre. Mit Blick auf das nächste Jahrhundert gilt es trotz allem festzustellen, dass der Zug der Akademisierung in der Pflege derart in Fahrt gekommen ist, dass er sich nicht mehr ohne Weiteres aufhalten lässt. Selbst wenn nach wie vor Umwege nicht auszuschließen sind, noch so manche Nebenstrecke zu befahren sein wird oder der eine oder andere Zwischenaufenthalt einzukalkulieren ist, so zeichnet sich dennoch ab, dass Streckenstillegungen, eingerissene Brücken oder gar unsachgemäße Bremsversuche nicht mehr hingenommen werden, denn Pflegende stellen in Zukunft selber die Weichen.

Literatur

Bartholomeyczik, S. (1997): Pflegewissenschaft; in: Mühlum, A./ Bartholomeyczik, S./Göpel, E.: Sozialwissenschaft – Pflegewissenschaft – Gesundheitswissenschaft; Band 5 der „Schriftenreihe der Deutschen Gesellschaft für Sozialarbeit"; Freiburg/Br: Lambertus.

Bartholomeyczik, S./Dieckhoff, Th./Drerup, E./Korff, M./Krohwinkel, M./Müller, E./Sowinski, C./Zegelin, A. (1993): Die Nacht im Krankenhaus aus der Sicht der Pflegenden. Vom Lernprojekt zum Forschungsvorhaben, Krankenpflege, Eschborn.

Bischoff, C./Botschafter, P. (1984): Krankenpflege und Hochschule – kein Widerspruch! Über die Schwierigkeiten, einen Studiengang für Krankenpflegelehrer einzurichten; in: Deutsche Krankenpflegezeitschrift, Heft 1, 37. Jg., S. 21-24.

Brendel, S./Dielmann, G. (1998): Reform der Pflegeausbildung. Versuch einer Standortbestimmung im Bildungssystem; in: Deutscher Verein zur Förderung von Pflegewissenschaft und -forschung: Pflege & Gesellschaft, Heft 1, 3. Jg., S. 7-19.

Der Präsident der Freien Universität Berlin (1982): Entwicklung und Erprobung eines dreijährigen Studienganges für Lehrkräfte an Lehranstalten für Medizinalfachberufe. LehrerIn für Kranken- und Kinderkrankenpflege (Diplom), Abschlußbericht 1982; Botschafter, P./Bischoff, C./Schagen, U., Berlin.

Entwicklung und Erprobung eines dreijährigen Studiengangs für Lehrkräfte an Lehranstalten für Medizinalfachberufe – Lehrer/in für Kranken- und Kinderkrankenkrankenpflege (Diplom) und Abschlußbericht über das Konzept für einen Studiengang ‚Pflegepädagogik', Berlin 1991.

Grauhan, A. (1979): Versuch einer Definition der Krankenpflege als Hauptfach eines neuen Studiengangs; in: Deutsche Krankenpflegezeitschrift, Beilage Aus- und Weiterbildung in der Krankenpflege, 32. Jg., Heft 3, S. 3-9.

Grauhan, A. (1989): Krankenpflege und der tertiäre Bildungsbereich in der Bundesrepublik Deutschland; Pflege, 2.Jg., Heft 1, S. 9-15

Greb, U. (1997): Das Metaparadigma in der Pflege; in: Dr. med. Mabuse, Teil 1 – Heft 109, 22. Jg. S. 60-65; Teil 2, Heft 110, 22. Jg. S. 62-65.

Hedin, B. A. (1987): Die Geburt und der Tod eines Modellversuchs: Erziehung zu einem kritischen Bewußtsein in der Krankenpflege; Krankenpflege, 41.Jg., Heft 1: Teil 1, S. 29-34; Heft 2: Teil 2, S. 42-45.

Krohwinkel, M. (1993): Der Pflegeprozeß am Beispiel von Apoplexiekranken – eine Studie zur Erfassung und Entwicklung ganzheitlich-rehabilitierender Prozeßpflege; Schriftenreihe des Bundesministerium für Gesundheit, Band 16, Baden-Baden.

Krohwinkel, M./Müller, E. (1989): Pflegeforschung für die Pflegepraxis. Ein Projekt als Beispiel; Sonderdruck des Deutschen Berufsverbandes für Krankenpflege e.V., (DBfK), Frankfurt /M.

Krüger, H. (1992): Lehramtskonzeptionen – Auf dem Weg aus den Sackgassen der Pflegeberufe. In: Deutsche Krankenpflege-Zeitschrift, Heft 10, 45. Jg. Stuttgart, S. 17-22.

Krüger, H. (1996): Pflegewissenschaft – Ausbildung an der Universität; in: Görres, S./Koch-Zadi, D./Maanen, H.v./ Schöller-Stindt, M. (Hrsg.): Pflegewissenschaft in der Bundesrepublik Deutschland; Band 2 der Reihe Forum Pflegewissenschaft; Bremen; S. 37-61.

Krüger, H./Müller, E./Piechotta, G./Remmers, H./Schöller-Stindt, M. (1994): Entwicklung und Erprobung eines Studienganges mit berufspädagogischem Fachrichtungsprofil für Lehrkräfte der Alten- und Kranken-/ Kinderkrankenpflege: berufliche Erstausbildung und Lehramtsstudium als biographische Bausteine; Zweiter Zwischenbericht, Universität Bremen, Fachbereich 11 (Human- und Gesundheitswissenschaften).

Krüger, H./Müller, E./Piechotta, G./Remmers, H./Schöller-Stindt, M. (1997): Entwicklung und Erprobung eines Studienganges mit berufspädagogischem Fachrichtungsprofil für Lehrkräfte der Alten- und Kranken-/ Kinderkrankenpflege: berufliche Erstausbildung und Lehramtsstudium als biographische Bausteine; Dritter Zwischenbericht, Universität Bremen, Fachbereich 11 (Human- und Gesundheitswissenschaften).

Krüger, H./Kriesel, P./Piechotta, G./Remmers, H. (2000): Endbericht, Universität Bremen.

Kuhlmey, A./Winter, M. et al. (1998): Pflege-Eliten und ihre Berufschancen. Forschungsbericht der Fachhochschule Neubrandenburg, Fachbereich Soziale Arbeit und Gesundheit, Studiengang Pflege und Gesundheit; Neubrandenburg.

Küpper, G. (1996): Weibliche Berufskarrieren in der stationären Krankenpflege. Pflegedienstleiterinnen als Führungskräfte zwischen Tradition und institutioneller Modernisierung; Wissenschaftliche Reihe, Band 81, Kleine, Bielefeld.

Modellversuch „Lehrkräfte für Medizinalfachberufe" der Freien Universität Berlin (1979): Krankenpflege an der Hochschule? Allgemeine und spezielle Ziele des Modellstudienganges; Freie Universität Berlin, Typoskript, unveröffentlicht.

Moers, M./Schaeffer, D./Steppe, H. (1997): Pflegetheorien aus den USA – Relevanz für die deutsche Situation; in: Dies. und Meleis, A. (Hrsg.): Pflegetheorien. Beispiele aus den USA; Bern: Hans Huber, S. 281-295.

Müller, E. (1981): Erfahrungen und Überlegungen aus der Sicht der Studierenden; in: Grauhan, Antje; Müller, Elke (1981): Modellstudiengang „Lehrkräfte der Kranken- und Kinderkrankenpflege" an der Freien Universität Berlin; Deutsche Krankenpflegezeitschrift, 34. Jg., Heft 1, S. 26-29.

Müller, E. (1990): Der Modellstudiengang für LehrerInnen für Kranken- und Kinderkrankenpflege an der Freien Universität Berlin – 10 Jahre zu früh oder 20 Jahre zu spät?; Deutsche Krankenpflegezeitschrift, 43. Jg., Heft 5, S.331-337.

Müller, E. (1997): Die geschichtliche Entwicklung der Pflegeforschung; in: Bartholomeyczik, S./Müller, E.: Pflegeforschung verstehen; München: Urban & Schwarzenberg, S. 1-28.

Müller, E. (2000): Leitbilder in der Pflege. Eine qualitativ-empirische Untersuchung zur gegenwärtigen Standortbestimmung in der Pflege; Dissertation an der Universität Bremen, Fachbereich Human- und Gesundheitswissenschaften; Bremen, unveröffentlicht.

Piechotta, G. (2000): Weiblich oder kompetent? Der Pflegeberuf im Spannungsfeld von Geschlecht, Bildung und gesellschaftlicher Anerkennung; Bern, Göttingen, Seattle, Toronto.

Powers, B.A./Knapp, Th.R. (1990): A Dictionary of Nursing Theory and Research, Newbury Park/Cal.: Sage Publications.

Remmers, H. (1996): Ethik-Diskurse und das Selbstverständnis der Pflege – Am Beispiel von Gentechnologie und Biomedizin; in: Görres, S./Koch-Zadi, D./Maanen, H.v./ Schöller-Stindt, M. (Hrsg.): Pflegewissenschaft in der Bundesrepublik Deutschland; Band 2 der Reihe Forum Pflegewissenschaft; Bremen; S. 97-130.

Roloff, C. (1996): Hochschulstrukturreform und Frauenpolitik; in: Institut Frau und Gesellschaft (ifg): Zeitschrift für Frauenforschung, 14. Jg., Heft 3, S. 5-22.

Steppe, H. (1990): Pflegemodelle in der Praxis. 4. Folge: Faye G. Abdellah – 21 Pflegeprobleme; Die Schwester/Der Pfleger, 29. Jg., Heft 12, S. 1046-1050.

Wetterer, A. (1989): „Es hat sich alles so ergeben, meinen Wünschen entsprechend!" – Über die Plan-Losigkeit weiblicher Karrieren in der Wissenschaft; in: Bathe, S. u.a. (Hrsg.): Frauen in der Hochschule. Lehren und Lernen im Wissenschaftsbetrieb, Weinheim, S. 142-157.

II. Pflege lehren und managen: Innovationen praktizieren

Gabriele Decker

Rehistorisierung – Der kompetente Blick der Pflegenden auf die Kompetenzen des kranken Menschen

Einleitung

In der Diskussion zu Schlüsselqualifikationen und Kompetenzen von Pflegenden wird ein völlig anderes Pflege- und Ausbildungsverständnis gefordert. Dies betrifft z.b. eine Entwicklung weg von der Fächerorientierung hin zum Fall-verstehen, um möglichst die Welt aus der Sicht des Patienten zu sehen. Es wird gefordert sowohl fachliche als auch sozial-kommunikative, methodische und personale Kompetenz bei den Pflegenden auszubilden (vgl. Schwarz-Govaers und Oelke in diesem Band).

Dieser Beitrag versucht eine weitere Sichtweise in diese Diskussion einzu-bringen, indem der Blick auf die Kompetenzen des kranken Menschen in den Mittelpunkt gerückt wird als Voraussetzung und gleichzeitig Ausdruck einer professionellen Haltung von Pflegenden. Die Darstellung erfolgt problem-orientiert und exemplarisch anhand von Menschen unter den Bedingungen der Alzheimer-Krankheit. Die Alzheimer-Krankheit stellt eine große Heraus-forderung an pflegerische Kompetenzen dar und scheint besonders geeignet, diese neue Sichtweise zu verdeutlichen. Es wird in drei Schritten vorgegangen:

Zunächst wird in einem *ersten Schritt* an einem Beispiel die Notwendigkeit dieser besonderen Sichtweise erläutert und die zentrale Ausgangsthese darge-stellt. Es geht also zunächst um die Frage nach dem ‚Was'.

In einem *zweiten Schritt* wird dann der theoretische Standpunkt angedeutet, der zugrunde liegt und der zu dieser These führt. Dabei steht die Frage nach dem ‚Warum' im Mittelpunkt.

Im *dritten Schritt* wird dann verdeutlicht, wie auf dieser Grundlage in der Praxis vorgegangen werden kann und damit die Frage des ‚Wie' beantwortet.

Vom Standpunkt des äußeren Beobachters gesehen: Die unverständliche Oberfläche des anderen

Ein Angehöriger berichtet:

„Eines Morgens wurde ich beim Heimbesuch von einer Schwester mit der Frage empfangen: 'War Ihre Frau einstmals eine Sängerin? Die Nachtschwester hat mir mitgeteilt, dass sie in der vergangenen Nacht stundenlang gesungen hat.' Natürlich hatte sie eine Gesangsausbildung während ihres Musikstudiums bekommen und deshalb erkundigte ich mich, ob sie irgendwelche Arien gesungen habe. 'Nein, es waren Volkslieder', antwortete die Schwester (...) Von nun an sang sie im Wechsel unzählige Male am Tage und auch in der Nacht zwei Kinderlieder, 'Hänschen klein' und 'Ein Männlein steht im Walde'. Es war geradezu ergreifend, mit welch kindlicher Einfalt ein erwachsener Mensch stets die gleichen Kinderlieder von sich gab, und zwar glockenrein mit schönem Ton und vollständigen Text. Künftig erlebte ich es öfter, dass ich im Heimflur von Zimmernachbarn meiner Frau mit der Bemerkung angesprochen wurde: 'In der vergangenen Nacht hat ihre Frau mal wieder recht laut und lange gesungen!' – Gewiß war es für mich ein peinliches Gefühl, dass meine Frau, nunmehr von ihnen als 'Sängerin' tituliert, sie oftmals in ihrem Nachtschlaf störte. Aber ihr unkontrolliertes Singen war beim besten Willen nicht abzustellen, trotz der Psychopharmaka, die sie schon seit einiger Zeit wegen der zunehmenden nächtlichen Unruhezustände bekam" (Fuhrmann 1990, S. 82f.).

Nachdem im weiteren Verlauf der Alzheimer-Erkrankung der Ehefrau zusätzlich insgesamt sieben epileptische Anfälle auftraten, berichtet der Angehörige nach dem letzten Krampfanfall weiter:

„Als erstes zeigte sich, dass meine Frau keinerlei Sprachvermögen mehr hatte. Die beiden letzten Worte 'ja' und 'aua' waren ihr nun auch verloren gegangen, so dass sie kein einziges Wort mehr bilden konnte. Sie gab nur noch einsilbige Laute von sich wie 'nam, nam, nam' oder 'da, da, da'. Sprachlich hatte sie sich zurückentwickelt auf den Entwicklungsstand eines dreimonatigen Babys. Dagegen war es recht erstaunlich, dass sie auch jetzt noch ihre beiden Kinderlieder häufig sang, natürlich ohne Text, stets auf der Silbe 'ha', jedoch noch ziemlich tonrein" (Fuhrmann 1990, S. 90).

„Drei Monate nach Beendigung der Anfallsperiode trat bei meiner Frau überraschend eine unerklärliche und höchst beunruhigende Begleiterscheinung ihrer Alzheimerschen Erkrankung auf. Ihr gewohntes unkontrolliertes Singen der zwei erwähnten Kinderlieder, das sie in letzter Zeit nur noch lallend ausführte, gab meine Frau plötzlich auf. Zwar betätigte sie auch weiterhin ihre Stimmbänder, doch nunmehr in einer furchterregenden

Weise. Es begann jetzt eine Phase entsetzlicher Schreianfälle über einen Zeitraum von zwei Jahren" (Fuhrmann a.a.O., S. 96)

Dieses Beispiel steht stellvertretend für das Verhalten eines Menschen, in diesem Fall mit der Alzheimer-Krankheit, das uns unverständlich erscheint und das wir nicht erklären können. Damit verbunden löst ein solches Verhalten oft Ratlosigkeit und Resignation aus und stellt eine besondere Herausforderung für die Pflege dar.

Die *Ausgangsthese* lautet: Unsere Hilflosigkeit resultiert aus dem Erkennen unserer Grenzen des Verstehens der unverständlichen Oberfläche des anderen (vgl. Feuser 1995 S. 86; Jantzen 1996, S. 17). Wir scheitern am Dialog- und Beziehungsaufbau, an der Kommunikation und dem Austausch mit dem anderen. Dieses deshalb, weil uns spezifische Kompetenzen zum Verstehen fehlen. Es gelingt nicht, die von außen zunächst sinnlos, verrückt und pathologisch erscheinenden Verhaltensweisen als hochsinnhaft und zweckmäßig und als Ausdruck von Kompetenz des Menschen zu begreifen, an die die pflegerische Tätigkeit ansetzen muss.

Warum besteht die Notwendigkeit eines anderen Standpunktes, einer Kompetenz des Verstehens?

Es gibt verschiedene Sichtweisen von Problemen, abhängig vom Standpunkt, den ich als Beobachter einnehme. Von außen betrachtet kann ich das Phänomen beschreiben, also betrachte ich die Erscheinung des Problems. Davon zu unterscheiden ist aber das Sein der Dinge im Sinne des Werdens, das heißt wie etwas ist, muss streng unterschieden werden von dem, wie es mir erscheint (vgl. Feuser 1995, S. 86ff.). Die Gleichsetzung von Schein und Sein würde, wie Feuser es ausdrückt, zu folgendem verhängnisvollen Kurzschluss führen: Das, was wir beschreiben, würde zur Natur dessen, was wir beschrieben haben (ebenda). Daraus resultieren Zuschreibungen, wie z.B. ‚verrückt', ‚verwirrt', ‚pathologisch', ‚aggressiv', ‚andersartig', ‚therapieresistent', die in Hilflosigkeit, Resignation und Sackgassen für beide Seiten enden.

Um Dialog und Kooperation dort wieder zu ermöglichen, wo bisher keine Alternativen gesehen wurden, bedarf es einer anderen Sichtweise und eines anderen Standpunktes als dem des äußeren Beobachters: Nur über den Standpunkt des inneren Beobachters, also aus Sicht des Subjekts, werden wir in der Lage sein, die dem beobachtbaren Verhalten zugrunde liegende Gewordenheit zu verstehen. Es gilt zu erkennen, dass – wie Feuser es ausdrückt – die von außen als 'pathologisch' erscheinenden Verhaltensweisen für das Subjekt auf Grundlage der eigenen Geschichte *entwicklungslogisch* sind und die einzige Möglichkeit, unter diesen Bedingungen sinnvoll zu leben. Sie sind so prinzipiell als *Kompetenz* zu begreifen und normale Zweige seiner Entwicklungsmöglichkeiten (vgl. Feuser 1995, S. 61). Die theoretische Grundlage für diesen Standpunkt des inneren Beobachters bietet die Tätigkeitstheorie der Kulturhistorischen Schule mit ihrer Weiterentwicklung, wie sie vor allem von Jantzen (1987; 1990; 1996) und Feuser (1991; 1995) geleistet wurde.

Eine zentrale Grundannahme ist danach, dass Lernen und Entwicklung über die aktive Aneignung der Welt stattfinden, wodurch das Abbild der Welt im Subjekt entsteht (vgl. Feuser 1995, S. 105). Der innere Organisator der Selbstorganisation des Subjekts ist der Sinn, der sich gleichzeitig nur über die handelnde Auseinandersetzung mit einer für ihn bedeutungsvollen Umwelt realisieren kann (vgl. Jantzen 1990, S. 14ff.). Somit befindet sich auf der einen Seite das sich selbstorganisierende Subjekt, welches sich aber auf der anderen Seite nur über den Austausch mit einer für ihn bedeutungsvollen Umwelt sinnvoll auf immer höher organisierte innere Abbild- und Tätigkeitsniveaus entwickeln kann (vgl. Jantzen 1987, S. 155ff.). Das Bestreben des Subjekts ist es, dabei auf höchstmöglichem Niveau tätig zu sein.

Ist der Austausch mit der Welt gestört, spricht Jantzen von isolierenden Bedingungen, die je nach Dauer und Intensität, abhängig vom Hierarchisierungsgrad der Persönlichkeit und der Möglichkeit der Kompensation durch kooperative Bedingungen der Umwelt, zur Isolation für das Subjekt führen (vgl. Jantzen 1987, S. 280ff.). Das Subjekt wird aber weiter selbstorganisiert versuchen – auch unter isolierenden Bedingungen –, entwicklungslogisch Sinn zu realisieren. So können von außen pathologisch erscheinende Verhaltensweisen die einzige Möglichkeit bleiben, unter diesen Bedingungen Sinn zu realisieren. Sie sind damit als *Kompetenz* zu verstehen (vgl. Feuser, 1995, S. 117ff.). Andererseits können sie hochdramatisch zu noch stärkerer Isolation führen. Es gilt also, diese Kompetenzen zu erkennen, um daran anknüpfend Kooperation anzubieten.

Ziel einer subjektorientierten Pflege muss somit sein, diese isolierenden Bedingungen durch Kooperation zu kompensieren, so dass sie nicht zur Isolation für das Subjekt führen müssen. Um dieses leisten zu können, bedarf es der Rehistorisierung des betroffenen Menschen, das heißt der Rekonstruktion der zugrunde liegenden Entwicklungslogik (vgl. Jantzen 1996). Dafür ist die Kompetenz des Verstehens dieser Entwicklungslogik notwendig. Die Rekonstruktion muss systematisch auf allen drei Ebenen der Daseinsweise des Menschen geleistet werden, der biotischen, psychischen und sozialen Ebene. Dabei geht die Tätigkeitstheorie der Kulturhistorischen Schule entsprechend ihrer historisch-logischen Herangehensweise von einer Hierarchie dieser drei Ebenen aus, bei der die biotische Ebene die grundlegende und Voraussetzung für die psychische und soziale Ebene ist, und die soziale Ebene die führende (Leontjew 1987, S. 219ff.).

Jantzen (1996) hat auf dieser Grundlage in Anlehnung an die Syndromanalyse des Neuropsychologen Lurija die Theorie der 'Verstehenden Diagnostik' entwickelt, die im Folgenden exemplarisch und punktuell am Beispiel der Alzheimer-Krankheit aufgezeigt werden soll (vgl. Decker 1997); hierbei wird deutlich, wie der kompetente Blick der Pflegenden aussehen kann.

Der Standpunkt des inneren Beobachters: Die Rekonstruktion der Entwicklungslogik

Der Prozess der verstehenden Diagnostik gliedert sich im Wesentlichen in vier Schritte

1. *Beschreiben*: Gewinnung empirischer Daten
2. *Erklären*: Interpretation der empirischen Daten
3. *Verstehen* des Syndroms in der konkreten Lebensgeschichte
4. Vom empathischen Verstehen zum *methodologisch kontrollierten Verstehen* (vgl. Jantzen 1996).

(1) *Der erste Schritt* besteht in der *Gewinnung empirischer Daten* über das zu untersuchende Problem. Dabei ist es wichtig, auf der Beschreibungsebene zu bleiben und nicht die Erscheinung mit dem Wesen gleichzusetzen. Es geht darum, die empirischen Daten, Fakten und Akten als Beschreibungswissen zu sammeln, ohne bereits zu interpretieren. Das heißt, die kritische Analyse der Daten steht im Vordergrund, zum einen, um nicht der ‚Suggestion der Akten' zu unterliegen und zum anderen, um die adäquate Interpretation dieser Fakten vom reinen Beschreiben zu unterscheiden. Wichtig ist:

„Nicht in der Anwendung von Tests, Standardklassifikationen, medizinischen Diagnoseverfahren, Studium der Akten usw. liegt die Problematik des Mißbrauchs der Diagnostik gegenüber den [zu] diagnostizieren[den] Individuen begründet, sondern in der

Art der Methodologie oder besser: der weithin fehlenden Methodologie, die den Bereich von der Gewinnung der empirischen Resultate bis hin zum diagnostischen Schluß umspannt" (Jantzen 1996, S. 13).

Bezogen auf die Prozesse der Alzheimer-Krankheit, stellen bestimmte neurofibrilläre Veränderungen, gemäß der Stadieneinteilung nach Braak/Braak (1995), die Quelle der isolierenden Bedingungen der Alzheimer-Krankheit oder, im Sinne der Syndromanalyse nach Luria, den Primärfaktor bzw. die Grundstörung dar (vgl. Decker 1997).

(2) *Der zweite Schritt* der verstehenden Diagnostik besteht in der Aneignung bzw. Anwendung rekonstruierenden Wissens, dem Erklärungswissen, im Sinne einer allgemeinen Reflexionstheorie, um zu einer ersten Interpretation der beschriebenen Prozesse zu gelangen (vgl. Jantzen 1996, S. 18ff.). Bezogen auf die Alzheimer-Krankheit ist zu fragen, zu welchen neuropsychologischen Symptomen, und damit zu welchem Syndrom, die neurobiologischen Veränderungen führen können. Hierzu wurde vor allem auf Grundlage der Theorie der dynamischen Lokalisation von Lurija, deren Ergänzungen von Jantzen sowie der Einbeziehung der funktionellen Systemtheorie von Anochin und der Theorie der Gedächtnisbildung von Vinogradova und Sinz bereits gearbeitet (vgl. Decker 1997).

An dieser Stelle sei exemplarisch lediglich auf einen Aspekt dieser Interpretation hingewiesen: Aufgrund der sehr frühen und im weiteren Verlauf der Alzheimer-Krankheit massiven Betroffenheit bestimmter hippocampaler Strukturen dürfte zunehmend das Problem der Bewertung eintreffender Reize auf Neuheit/Vertrautheit auftreten. Und zwar in dem Sinne, dass wahrscheinlich die Bewertung auf Neuheit massiv überwiegt (vgl. Decker 1997, S. 66ff.).

Allein diese überwiegende Bewertung auf Neuheit eines Reizes würde dazu führen, dass

a) die *Gedächtnisbildung* des Subjekts beeinträchtigt wird, weil die Auswahl relevanter, 'speicherungswürdiger' Informationen nicht erfolgen kann und darüber hinaus das entsprechende Aktivierungsniveau nicht adäquat für die Formierung des Speicherbefehls zur Verfügung gestellt wird (Decker a.a.O., S. 102),

b) die *emotional-motivational-sinnhafte Regulation* als Grundlage jeder Handlung gestört wird, weil bei der wiederholten Bewertung auf Neuheit es auch immer wieder – hochkompetent – zur Orientierung auf diese Neuheit kommt. Allerdings wird damit die Ausbildung der ursprünglich sinnvollen Handlung unterbrochen, so dass auf diese Weise kein Sinn im Subjekt entstehen kann. Denn um eine Handlung ausführen zu können, findet vorher ein komplexer Vergleich verschiedener Bedürfnisse, Reize, Bedingungen und bereits gespeicherter Handlungen (eigene Geschichte) im Subjekt statt. Auf dessen Grundlage entscheidet sich das Subjekt entsprechend seinem dominierenden Motiv und der eigenen Geschichte für das wichtigste Ziel. Ziel ist immer eine für das Subjekt sinnvolle Handlung. Die überwiegende Bewertung auf Neuheit der eintreffenden Reize dürfte immer wieder zur Orientierung auf diese Reize führen (Decker a.a.O., S. 104),

c) das fehlende adäquate Aktivierungsniveau die Ausbildung höherer psychischer Funktionen nicht optimal unterstützen kann, wodurch auch der *Prozess des Erinnerns* behindert würde (Decker a.a.O., S. 103).

Nach der Erfassung des Syndroms auf der biotischen Ebene bzw. dem bio-psychischen Übergang steht dann die Frage im Mittelpunkt, wie das Syndrom in den Bedingungen der Lebensgeschichte des Subjekts gewirkt hat. Dieses gilt es im nächsten Schritt zu rekonstruieren, um

(3) *vom Erklären zum Verstehen* zu gelangen, dem *dritten Schritt* der ‚Verstehenden Diagnostik'.

Nun erfolgt ein radikaler Blickwechsel: Nicht die körperliche Schädigung ist das Entscheidende, sondern die dadurch radikal veränderte soziale Entwicklungs-situation (vgl. Jantzen 1996, S. 21). Jantzen stellt damit die soziale Isolation als Grundproblem psychopathologischer Prozesse in den Mittelpunkt, die als Folge der Schädigung auftritt, und entwickelte die Theorie der Isolation (vgl. Jantzen 1987, S. 280ff.).

So grundlegend der Austausch mit der Umwelt für die Entwicklung und Sinnrealisierung ist, um so dramatischer sind die Folgen der Störung dieses Austausches (Isolation), vor allem wenn die isolierenden Bedingungen von der (pflegenden) Umwelt nicht als solche erkannt und durch adäquaten Dialogaufbau kompensiert werden. Denn der im Bezug zur Alzheimer-Krankheit dargestellte Problembereich – der überwiegenden Bewertung der Reize auf Neuheit – stellt für das Subjekt isolierende Bedingungen dar. Die Überstimulation verhindert den adäquaten Austausch mit der Welt. Das Subjekt versucht nun *hochkompetent* unter diesen isolierenden Bedingungen Sinn zu realisieren. Diese zunächst von außen sinnlos, verrückt und pathologisch erscheinenden Verhaltensweisen können nun als hochsinnhaft und zweckmäßig entschlüsselt und als Ausdruck von *Kompetenz* des Menschen verstanden werden (vgl. Feuser 1995, S. 117ff.).

Das Problem sind nicht die ausgebildeten Verhaltensweisen, sondern die fehlenden Alternativen für das Subjekt (vgl. Jantzen/Lanwer-Koppelin 1996, S. 6). Bezogen auf das eingangs erwähnte Beispiel könnte das wiederholte Singen von Kinderliedern als hochsinnhafte Lösungsstrategie angesehen werden, trotz isolierender Bedingungen einen Weg gefunden zu haben, in den Austausch mit der Welt zu treten. Von diesem Standpunkt aus, kann nun dieses Verhalten als *hochkompetenter* Versuch des Dialogaufbaus verstanden werden, der in diesem Beispiel leider weder als solcher erkannt, noch adäquat beantwortet wird. Fehlt aber das für das Subjekt adäquate Kooperationsangebot und die isolierenden Bedingungen halten an, wird das Subjekt weiterhin hochkompetent versuchen, in den Austausch zu treten, was sich dann z.b. im Singen der Kinderlieder auf die Silbe 'ha' ausdrückt. Dabei erfolgen beide genannten Lösungen nicht zufällig, sondern entwicklungslogisch auf Grundlage der eigenen Geschichte: Das Subjekt wird unter diesen Bedingungen auf ein niedrigeres Hierarchisierungsniveau zurückgreifen, um den Zustand der Vertrautheit herzustellen. Dieser Rückgriff erfolgt, wie Feuser und Jantzen herausgearbeitet haben, entwicklungslogisch, das heißt auf frühere Tätigkeits- und Abbildniveaus, die bereits in der Geschichte des Subjekts zu einem früheren Zeitpunkt positiv erlebt und als Sinn gespeichert wurden (vgl. Feuser 1995, S. 121f.; Jantzen 1987, S. 285). Nur über den Austausch und die Beziehung entsteht im Subjekt Vertrautheit und Bindung. So könnte z.B. auch das Ausbilden von Schreianfällen bedeuten, dass kein adäquates Dialogangebot zur Verfügung stand, so dass als letzter Ausweg die noch vorhandene Kompetenz des Schreiens genutzt wird, nun aber verstanden als dramatisches Ringen um Austausch, Vertrautheit, Bindung und Sinn.

(4) Abschließend soll der *4. Schritt* der verstehenden Diagnostik nach Jantzen an dieser Stelle skizziert werden: Indem wir dieses Syndrom in der konkreten Lebensgeschichte entschlüsseln, wird aus dem Fall von einem Anderen, ein Fall von Meinesgleichen – also jemand ‚so wie Ich' – das heißt wir werden empathisch berührt. Um aber nicht im Mitleid zu verharren, bedarf es einer reflexiven Haltung des methodologisch kontrollierten Verstehens (vgl. Jantzen 1996), indem wir Kompetenzen erkennen, um daran anknüpfend über die pflegerische Tätigkeit Dialog und Beziehung zu ermöglichen.

Ausblick: Der kompetente Blick der Pflegenden auf die Kompetenzen des kranken Menschen

In diesem Beitrag wurde versucht, eine andere Sichtweise aufzuzeigen, bei der die zunächst unverständlichen und scheinbar sinnlosen Verhaltensweisen des Menschen als sinnvolle Lösungsversuche und als *Kompetenz* verstanden werden. Als Kompetenz in der sich radikal veränderten sozialen Entwicklungssituation Sinn zu realisieren (Jantzen 1996, S. 21). Damit kann im nächsten Schritt die ihnen zugrunde liegende Entwicklungslogik und die Zone der aktuellen Entwicklung bestimmt werden (vgl. Jantzen 1990, S. 209-340). Letztlich mit dem Ziel, die Zone der nächsten Entwicklung zu planen, um auf diese Weise adäquates Dialog- und Beziehungsangebot leisten zu können, damit die isolierenden Bedingungen durch Kooperation soweit aufgehoben werden, dass das Subjekt wieder auf höchstmöglichem Niveau sinnvoll tätig werden kann.

Dieser Standpunkt des inneren Beobachters zwingt dazu, die Kompetenzen des kranken Menschen zum Ausgangspunkt pflegerischen Handelns zu machen. Dafür ist aber ein Verstehen dieser Prozesse über die Rekonstruktion der Entwicklungslogik im Sinne der Rehistorisierung notwendig. Die andere Sichtweise des inneren Beobachters einzunehmen sowie die Fähigkeit zur Rekonstruktion und zum Verstehen ist dann als *Kompetenz der Pflegenden* zu bezeichnen, die als Voraussetzung für eine subjektorientierte Pflege ausgebildet sein muss. Darunter ist eine professionelle Haltung zu verstehen, die das Subjekt und seine Entwicklung in den Mittelpunkt stellt und alle Ebenen der Daseinsweise des Menschen berücksichtigt. Sie ist Voraussetzung der humanen Perspektive, die Jantzen folgendermaßen formuliert:

„Rehistorisierung des Kranken bedeutet daher in erster Hinsicht, ihn gegen das herrschende „Fall"-Denken (ein Fall von „Anormalität") und gegen die Paradigmen von Unverständlichkeit als Subjekt seiner Tätigkeit neu zu begreifen (...) Nur indem wir die Welt sowohl mit seinen Augen als auch zugleich mit unserem Wissen sehen lernen, erschließt sich die mögliche Entwicklung des Betroffenen durch und in Formen neuer Praxis, innerhalb derer sie wirkliche Entwicklung werden kann. Und nur ein derartiges radikales Neudenken macht es möglich, humane Praxis auch gegen den Anschein des Unabänderlichen denken und durchsetzen zu können." (Jantzen 1990, S. 194f.)

Literatur

Braak, E./Braak, H. (1995): Staging of Alzheimer's disease-related neurofibrillary changes; in: Neurobiology of aging: experimental and clinical research. Vol. 16. No. 3, pp. 271-277.

Decker, G. (1997): "Wir sind vielleicht ein bisschen bescheuert, aber Kinder sind wir nicht." Zur Negation der Erscheinungsform der Alzheimer Krankheit durch die Rekonstruktion ihrer Genese als Grundlage für eine subjektorientierte pädagogische Arbeit. (Unveröffentl. Diplomarbeit an der Carl von Ossietzky Universität Oldenburg).

Feuser, G. (1991): Entwicklungspsychologische Grundlagen und Abweichungen in der Entwicklung; in: Zeitschrift für Heilpädagogik. Jg. 42. Heft 7, S. 425-441.

Feuser, G. (1995): Weltbild – Menschenbild – Pädagogik; in: Ders.: Behinderte Kinder und Jugendliche: Zwischen Integration und Aussonderung; Darmstadt, S. 84-132.

Fuhrmann, A. (1990): Das Alzheimer-Schicksal meiner Frau: Lebend begraben im Bett? Ein persönlicher Erfahrungsbericht; Stuttgart.

Jantzen, W. (1987): Allgemeine Behindertenpädagogik. Sozialwissenschaftliche und psychologische Grundlagen; Band 1; Weinheim und Basel.

Jantzen, W. (1990): Allgemeine Behindertenpädagogik. Neurowissenschaftliche Grundlagen, Diagnostik, Pädagogik und Therapie; Band 2; Weinheim und Basel.

Jantzen, W. (1996): Diagnostik, Dialog und Rehistorisierung: Methodologische Bemerkungen zum Zusammenhang von Erklären und Verstehen im diagnostischen Prozess; in: Jantzen, W./Lanwer-Koppelin, W. (Hrsg.): Diagnostik als Rehistorisierung; Berlin, S. 9-31.

Jantzen, W./Lanwer-Koppelin, W. (1996): Diagnostik als Rehistorisierung. Berlin, S. 3-8.

Leontjew, A. L. (1987): Tätigkeit, Bewußtsein, Persönlichkeit; 3. Auflage; Berlin.

Renate Schwarz-Govaers

Schlüsselqualifikationen fördern – neue Ausbildungsbestimmungen für die Pflegeberufe in der Schweiz

Einleitung

Wenn ich Schlüsselqualifikationen und Kompetenzen überdenken soll, dann bedeutet das, dass ich auf etwas Bestehendes zurückgreife. Tatsächlich war auch meine Pflegeausbildung zu Beginn der 60er Jahre geprägt durch zentrale Qualifikationen und Kompetenzen: Ich sollte schnell und sicher die wichtigsten pflegerischen Techniken beherrschen, routiniert das Arbeitspensum bewältigen (mit einem Lächeln auf den Lippen), mit schneller Auffassungsgabe Anordnungen entgegennehmen und widerspruchslos ausführen (möglichst mit „Jawohl, Herr Doktor"), immer sauber und adrett gekleidet sein (am Sonntag im Schwarzen) und so weiter.

Als Kompetenz zeichneten mich Kenntnisse um Abläufe und Techniken, Medikamente und Krankheitsbilder aus. Fertigkeiten in der Arbeitsplanung beim Betten, Waschen, Füttern, Spritzen etc. waren ebenso bedeutsam wie die Fähigkeit, immer nett zu den PatientInnen zu sein. Natürlich war man eine stabile, unerschrockene, anpassungsfähige und geduldige Persönlichkeit. Heute würde man wohl von fachlicher sowie methodischer, sozialer und personaler Kompetenz sprechen.

Doch wie sehen die Schlüsselqualifikationen und Kompetenzen bei einer Reflexion gegenwärtig aus? Die Diskussion um die Förderung der Schlüsselqualifikationen in der Berufsausbildung griff Mertens für die technischen und gewerblichen Berufe vor bald 40 Jahren auf. Sie sollten sich während der Ausbildung mehr auf generalistische, übertragbare und soziale Fähigkeiten als auf technische Spezialisierungen konzentrieren. Inzwischen wird diese Forderung auch in den Dienstleistungsberufen mit Vehemenz geführt, wovon die Artikel und Bücher, auch für den Bereich der Pflege, Zeugnis ablegen.[1] Für unsere fachliche Qualifikation reicht das vorhandene Fachwissen nicht mehr aus, da es

---

[1] Vgl. Meifort 1992; Arm 1993; Schweizerisches Rotes Kreuz 1993; Smerdka-Arhelger 1994; German-Tillmann 1994; Feigenwinter 1994; Santo 1994; Wiese 1994; Isenegger 1994; Schwarz-Govaers 1996; 1997; Oelke 1998; Hoppe 1998; Hartdegen 1999.

viel zu schnell veraltet. Also müssen wir Voraussetzungen schaffen, um uns
kontinuierlich das erforderliche fachliche Wissen erschließen zu können (Arnold
1994, S. 42). Dazu benötigen wir berufsübergreifende Fähigkeiten, heute auch
als Schlüsselqualifikationen bezeichnet. Arnold fragt, welche

"berufspädagogischen „Mehr-desselben-(alten) Konzepte" verstellen bislang die Sicht der
Berufspädagogik auf das Neuartige des Konzepts der Schlüsselqualifikationen und
welche neue Sicht, welches neue Bewusstsein wäre zu entwickeln, um Schlüsselqualifikationen als das zu erkennen, was sie sind, nämlich Ziele und notwendige
Elemente einer ganzheitlichen Berufsbildung" (Arnold 1994, S. 146).

Dieser Definition möchte ich mich anschließen, ohne die Kritik des Ver-
wertungszusammenhangs und der Leistungsanforderung aus den Augen zu
verlieren; auf den wissenschaftlich nicht ausgestandenen Streit um Schlüsselqualifikationen und Kompetenzen, ob Schlüsselqualifikationen nun dem Ver-
wertungsinteresse der Betriebe oder der Persönlichkeitsbildung der Lernenden
dienen, wird hier nicht eingegangen. Wichtig ist vielmehr, dass wir durch die
Schlüsselqualifikationen in den Ausbildungsbestimmungen des Schweizerischen
Roten Kreuz eine Richtlinie an die Hand bekamen, die in der Pflegeausbildung
weitreichende Konsequenzen für die Ausbildungsgestaltung wie für die Ausbildungsinhalte zeigt.

Wie stellt sich die Situation in der Schweiz dar, nachdem mit den Ausbildungsbestimmungen vom 01. Januar 1992 für die Pflegeausbildung neben der
Bestimmung der pflegerischen Funktionen (s. Abb. 1) die Förderung von mehr
oder weniger klar definierten 15 Schlüsselqualifikationen (s. Abb. 2) fest-
geschrieben wurde? Einige Problemstellungen, die sich je nach Blickwinkel
unterschiedlich darstellen lassen, werde ich kurz thematisieren. Dann folgt ein
mögliches Pflege- und Lernkompetenzen-Modell (s. Abb. 3), das hilft, Pflegenden und Lehrenden den Sinn und Zusammenhang von berufsspezifischen und
berufsübergreifenden Qualifikationen zu verdeutlichen.[2]

---

[2] Ich hoffe, mit einem konkreten Beispiel aus einer Pflegeschule meine Vorstellungen etwas
lebendiger werden zu lassen (zu einem Beispiel aus der Praxis vgl. Schwarz-Govaers 1997).

Situationsanalyse zu den Schlüsselqualifikationen in der Pflegeausbildung der Schweiz

Seit 1992 gelten in der Schweiz die neuen gesetzlichen Ausbildungsbestimmungen für die Diplompflegeberufe, denen ein neues Pflege- und Ausbildungsverständnis zugrunde liegt:

Das neue Pflegeverständnis verlangt die Auseinandersetzung mit

* den pflegerischen Bedürfnissen der Bevölkerung als Ausgangspunkt;

* dem Gesamtangebot der Pflege, definiert durch fünf Funktionen als eigenständige Handlungsfelder der Pflegenden (s. Abb. 1: Fachkompetenzen);

* den Schlüsselqualifikationen als Fähigkeiten und Einstellungen zur Berufsausübung;

* den Situationen der Berufsausübung in den verschiedenen Ausbildungsniveaus;

* den zu erreichenden Ausbildungszielen in den 5 Funktionen.

Das neue Ausbildungsverständnis verlangt die Auseinandersetzung mit

* pflegerischen und pädagogischen Modellen als Grundlage für das Curriculum;

* den Zielvorgaben statt Wegbestimmungen, das heißt selbstbestimmte Themen und Berufssituationen statt vorgegebene Fächer, Stunden und Einsatzgebiete;

* handlungsrelevanten und transferfördernden Lehr- und Lernformen;

* der Förderung von berufsfeldübergreifenden Schlüsselqualifikationen;

* den Kohärenzkriterien für die Ausbildung (z.B. innere Kohärenz von Curriculum, von praktizierter Ausbildung; schulische/praktische, geplante/realisierte, institutionelle/regionale Kohärenz; Kohärenz zwischen Unterrichten und Prüfen);

* neuen Formen der Prüfungsgestaltung und -inhalte (Pflegesituationen statt Fächer, Fallstudien statt Tests);

• der Selbstevaluation und Schulentwicklung als Nachweis der Wirksamkeit der Ausbildung.

Schlüsselqualifikationen verändern das Pflegeverständnis, indem zum einen von Grundfähigkeiten für alle Pflegeberufe ausgegangen wird, also das Gemeinsame zwischen Erwachsenen- und Kinderpflege, Psychiatrie- wie Chirurgiepflege betont wird (Wahrnehmungs- und Beurteilungsfähigkeit von Pflegesituationen, Beziehungsfähigkeit, Methodenfähigkeit und -fertigkeit und anderes). Zum anderen werden berufsübergreifende allgemeine Fähigkeiten beschrieben, die in unserer schnelllebigen und sich wandelnden Gesellschaft von allen Berufspersonen gefordert sind (wie Kommunikations-, Kooperations-, Entscheidungs- und Konfliktlösungsfähigkeit und anderes; s. Abb. 2: Die Schlüsselqualifikationen als Basiskompetenzen)

Fünf Perspektiven zur Situation der Schlüsselqualifikationen

Wie wird nun die Einführung dieser Schlüsselqualifikationen in die Pflege-ausbildung erlebt oder betrachtet? Ich möchte das aus verschiedenen Perspektiven kurz beleuchten und greife aus diesen einige Phänomene auf:

1. Perspektive des Gesetzgebers SRK im Auftrag der kantonalen „Gesund heitsministerien"

• Die Generalistenausbildung muss im Vordergrund der Revision gemäß den Empfehlungen der WHO stehen.

• Pflegespezifische Funktionen und Aufgaben gemäß WHO müssen als pflegerische Inhalte in den Mittelpunkt der Ausbildung gestellt werden.

• Die Pflegefunktionen müssen – für das generalistische Anliegen – ergänzt werden durch berufsübergreifende Qualifikationen gemäß den berufs-pädagogischen Erkenntnissen in Europa.

2. Perspektive der berufspädagogischen Wissenschaft

• Der gesellschaftliche Wandel fordert von allen Berufsgruppen eine hohe Fähigkeit zur Zusammenarbeit, zur gemeinsamen Problemlösung und Informationsverarbeitung.

- Die Veralterung des Wissens verlangt weniger spezialisiertes Wissen, dafür mehr grundlegende Fähigkeiten, die in verschiedenen Einsatzbereichen und Funktionen zum Tragen kommen können.

- Die technischen Berufe sind zu mehr sozialen Fähigkeiten herausgefordert, die in Dienstleistungsberufen, speziell der Pflege zum Grundhandwerk gehören.

3. Perspektive der PflegedidaktikerInnen

- Die Förderung von Schlüsselqualifikationen lässt sich nicht mehr mit den alten Vorstellungen von Lehre und Unterricht realisieren.

- Der Transfer von Schlüsselqualifikationen auf die Berufssituation gelingt nur, wenn diese mit den pflegerischen Inhalten verknüpft und in vielfältigen Varianten eingeübt werden.

- Die Verantwortung für das Lernen muss von den Lernenden vermehrt selbst übernommen werden.

4. Perspektive AusbilderInnen in Schule und Praxis

- Die Schlüsselqualifikationen müssen zuerst bei uns selbst bewusst gemacht und gefördert werden, wenn wir die Lernenden darin unterstützen sollen.

- Die 15 Schlüsselqualifikationen können nicht alle gleichzeitig im Blick gehalten werden, die Förderung verlangt eine Fokussierung.

- Das Fördern von Schlüsselqualifikationen beansprucht sehr viel Zeit, die für die inhaltliche Bearbeitung von Themen „verloren" geht.

5. Perspektive Lernende (PflegeschülerInnen oder Pflegende)

- Wir müssen jetzt immer zweigleisig denken, damit beim Erlernen von Pflegeinhalten die Schlüsselqualifikationen auch bewusst reflektiert werden.

- Wir haben bisher auch Schlüsselqualifikationen erlernt, aber mehr in speziellen Settings (wie Lern- und Arbeitstechnik, Gruppendynamik- oder Kommunikationswoche, „Sterbetage", Konfliktmanagementunterricht, „Berührungsseminar" usw.).

- Wir wollen in Schlüsselqualifikationen gefördert, gefordert, aber nicht benotet werden, da wir alle unterschiedliche Fähigkeiten mitbringen und unsere selbst gesetzten Ziele auch selbst evaluieren wollen.

Fünf Fragestellungen und vorläufige Antworten

Auf diesen fünf Perspektiven basierend, möchte ich im Folgenden fünf Problemstellungen bzw. Konzepte herausstellen, die bedeutsam erscheinen:

1. Bestimmung von berufsspezifischen sowie berufsübergreifenden Kompetenzen;

2. Vernetzung von berufsspezifischen mit berufsübergreifenden Kompetenzen;

3. Erlernen dieser vernetzten Kompetenzen als Schlüsselqualifikationen;

4. Voraussetzungen für das Erlernen von Schlüsselqualifikationen;

5. Lernarrangements zur Förderung von Schlüsselqualifikationen.

Zu 1.: Warum werden berufsspezifische und berufsübergreifende Kompetenzen für den Pflegeberuf benötigt?

Das Schweizerische Rote Kreuz (SRK) definiert dazu:

„Unter Schlüsselqualifikationen werden Fähigkeiten und Einstellungen verstanden, die sowohl in der Berufsbildung allgemein als auch für die Persönlichkeitsentwicklung notwendig sind. Sie sind für die Ausübung der Pflege wichtig, aber nicht vom Fachgebiet abhängig. Sie verhelfen der Schülerin dazu, den sich rasch wechselnden Anforderungen im Beruf zu begegnen." (Schweizerisches Rotes Kreuz 1992, S. 5)

In den gewerblichen Berufen hat sich vor allem folgende Definition durchgesetzt:

„Schlüsselqualifikationen als Berufsqualifikationen sind relativ lange verwertbare funktions- und berufsübergreifende Qualifikationen zum Lösen beruflicher Probleme. Qualifikationsziel ist die berufliche Flexibilität und Mobilität." (Wilsdorf 1991, S. 56)

Reetz (1990) bezeichnet Schlüsselqualifikationen als eine höhere Form beruflicher Handlungsfähigkeiten, diese sind eher allgemein und situations-unabhängig.

Schon der Deutsche Bildungsrat hat in seinem Bildungsstrukturplan 1970 aufgeführt, dass der Lernende über seine spezifische Berufstätigkeit hinaus „allgemeine Fähigkeiten" erwerben soll, die über das Erkennen von Zusammenhängen „zu selbständigem Handeln, zu Kooperation und Verantwortung führen sollen" (zit. nach Becker 1992). Arnold (1994) meint:

> „Berufsbildung [muss] gerade weil sie sich an den Anforderungen der Arbeitswelt orientiert (...) mehr und mehr allgemeine Persönlichkeitsbildung werden. (...) Diesem Anspruch versucht die berufliche Bildung durch die Vermittlung von Schlüsselqualifikationen Rechnung zu tragen (Arnold 1994, S. 144).

Das was heute unter dem Schlagwort der Schlüsselqualifikationen verstanden wird, ist für mich vor allem eine „pädagogische Denkhaltung" (Dörig 1995). Der Prozess der Schlüsselqualifizierung führt zu einer Erweiterung der Sach-, Sozial- und Selbstkompetenz im Sinne einer Persönlichkeitsbildung nach Roth (1966/1971), die den mündigen Menschen in den Mittelpunkt stellt (als Kompetenzen werden meist Gruppen von Schlüsselqualifikationen bzw. das „Ergebnis von Qualifikationspotentialen" (Beck 1993, S. 20) verstanden). Olbrich stellt dem gegenüber fest, dass Schlüsselqualifikationen einer anthropologischen Grundlage entbehren und dass

> „ein Konzept der Schlüsselqualifikationen in seiner widersprüchlichen Problematik nicht ausreicht, personale Handlungskompetenz im Pflegeberuf zu erklären (...). Denn wenn Schlüsselqualifikationen ihrem Wesen nach zweckdienlich einer Leistungsoptimierung gelten und nur auf instrumentelles Wissen und Können abheben, so muss das in Bezug auf die Pflege kranker Menschen (...) kritisch betrachtet werden" (Olbrich 1999, S. 95).

Die Unterteilung oder Zuordnung von Schlüsselqualifikationen nach Sach-, Selbst- oder Sozialkompetenz hat meines Erachtens zu mehr Verwirrung als Klärung beigetragen. Entsprechend meiner Position sind in allen Schlüsselqualifikationen die Sach- oder Methodenkompetenz, die Selbst- und Sozialkompetenz gefordert (s. Abb. 3: Pflege- und Lernkompetenzen-Modell).

Zu 2.: Können Schlüsselqualifikationen unabhängig von berufsspezifischen Inhalten gelernt werden?

Entscheidend ist, dass Schlüsselqualifikationen erst im Zusammenhang mit spezifischen beruflichen Funktionen zum Tragen kommen. Sie müssen deshalb auch im Rahmen von beruflichen Situationen und „integrativ" (Laur-Ernst 1990, S. 43) mit berufsspezifischen Inhalten erworben und reflektiert werden.

Die Transferforschung sowie die Forschung zum „Expertentum" lässt keinen Zweifel daran, dass Fähigkeiten nur dann in der geforderten Berufssituation zum Zuge kommen, wenn diese schon in Verbindung mit diesen Situationen in unterschiedlichen Kontexten erlernt wurden (also wiederholbar und mehrperspektivisch). Das heißt Konfliktfähigkeit, trainiert im Umgang mit SchülerInnen garantiert noch nicht die Fähigkeit im Konfliktfall mit PatientInnen oder zwischen MitarbeiterInnen und ÄrztInnen, während die Zusammenarbeit in der Gruppe sicher gut in der Schule erlernt werden kann und trotzdem nur teilweise auf den Stationsalltag übertragen werden kann (vgl. Isenegger 1993).

Voraussetzung ist nicht nur die Ähnlichkeit zwischen der erlernten und realisierten Situation, sondern auch die metakognitive Bearbeitung, das heißt das Erlernen von Strategien, die Zusammenarbeit fördern (Dörig 1995). Für Dörig stellen Schlüsselqualifikationen das Metawissen für den Umgang mit Fachwissen dar (Dörig 1994). Die Vermittlung von Schlüsselqualifikationen, das heißt Schlüsselqualifizierung, stellt sich demnach als neue Bezeichnung für das dar, was früher als Bildung konzipiert war (Arnold 1994, S. 143). Das Argument eines Qualifikationskonzepts statt eines Bildungskonzepts, wie es Geißler (1989) formuliert, gilt dann, wenn Schulen und Betriebe nicht die Förderung, sondern die Forderung der Qualifizierung in den Mittelpunkt ihrer Unternehmenspolitik stellen.

Zu 3: Wie können diese Kompetenzen als Schlüsselqualifikationen erlernt werden?

Da wir alle Schlüsselqualifikationen von Geburt an erwerben, stehen auch die Lernenden zu Beginn der Ausbildung auf ganz unterschiedlichen Entwicklungsstufen. Das heißt, jede SchülerIn muss ihren Standort zu den geforderten Schlüsselqualifikationen erst einmal selbst herausfinden bzw. zusammen mit der Lehrenden im Gespräch. Folglich werden auch die Entwicklungsschritte unterschiedlich ausfallen. In Schule wie Praxis sollten diese Schritte individuell festgehalten und ausgewertet werden. Die LehrerInnen oder AusbilderInnen können deshalb auch nur individuelle Fördermaßnahmen anbieten. Im Curriculum für die Schul- und Praxisphasen lassen sich Schwerpunkte der Schlüsselqualifikationen den jeweiligen Fachinhalten oder Phasen zuordnen.

Entscheidend kommt das Konzept der Schlüsselqualifikationen in der Unterrichtsplanung und Praxisanleitung zum Tragen. Wie Lehren und Lernen gestaltet wird, bestimmt die Förderung der Schlüsselqualifikationen. Sollen Kooperationsbereitschaft, Kommunikationsfähigkeit, Problemlösungsfähigkeit erlernt werden, müssen erschließbare Schlüsselsituationen angeboten werden, in denen diese Schlüsselqualifikationen zu üben sind (Bunk/Zedler 1986, S. 95). Auch können Prüfungssituationen nicht mehr im althergebrachten Sinn durch Abfragen von Fächerkenntnissen oder Tests erledigt werden, sollen Selbstverantwortung, Situationsbezug und Handlungsreflexion eine Rolle spielen. Das bedeutet eine fächerübergreifende theoretische Bearbeitung von möglichst realistischen Berufssituationen.[3]

Im Modell „Pflege- und Lernkompetenzen" sind die wichtigsten Bedingungen als leicht zu merkende Begriffe zusammengestellt, die im Zusammenhang mit der Förderung von Schlüsselqualifikationen diskutiert werden sollten. Es geht immer um ähnliche Forderungen, wie sie für das situationsorientierte, problemorientierte, erkenntnisorientierte, erfahrungsorientierte oder handlungsorientierte Lernen und vor allem zum konstruktivistischen Lernansatz aufgestellt werden:[4] Lernprozesse lassen sich daraufhin planen und analysieren, inwieweit sie selbständiges und Gruppenlernen zulassen (aktiv und interaktiv), das neue Wissen mit bestehendem verknüpfen und selbst weiter entwickeln (kumulativ und konstruktiv), zur Selbstreflexion und Selbstevaluation anregen (reflexiv und regulativ), inwieweit die Ziele klar sind, die durch neues Wissen angestrebt werden (informativ und intentional) und vor allem, ob der Lernprozess auf echte Alltags- oder Berufssituationen ausgerichtet ist (situativ und authentisch). In der Lehrfunktion stehen nach dem Berufslehremodell von Collins et al. (1989)[5] die Rollen des „modeling, coaching und scaffolding" im

---

[3] Auch das Bundesministerium für Bildung und Wissenschaft wollte wissen, wie bei einer Konzeption zur Vermittlung von Schlüsselqualifikationen die Anforderungen an die Lernorganisation zu formulieren sind und wie sich die Prüfungspraxis verändern muss (vgl. BMBW 1990, S. 90; in Arnold 1994, S. 44.

[4] Vgl. als Beispiel die Literatur von Gertenmaier/Mandl 1995; Stebler/Reusser/Pauli 1994 in Reusser/Reusser-Weyenath; Mandl/Reinmann-Rothmeier 1995; Dörig 1995 zusammengefasst in Schwarz-Govaers 1996; 1999.

[5] Collins/Brown/Newman (1989): Cognitive Apprenticeship: Teaching the Craft of Reading, Writing and Mathematics; in: Resnik L.B. (ed.): Knowing, Learning and Instruction. Hillsdale N.J., beispielhaft in Schwarz-Govaers 2000, S. 80ff.

Vordergrund, die ein immer größeres Maß an ‚Artikulieren, Reflektieren und Entdecken' der Lernenden zulassen.

Zu 4: Welche Voraussetzungen müssen für das Erlernen der Schlüsselqualifikationen geschaffen werden?

Es wurde deutlich, wie entscheidend ein neues Lernverständnis für den Erwerb von Schlüsselqualifikationen ist. Wir können Schlüsselqualifikationen nicht lehren oder vorschreiben, sondern nur Bedingungen schaffen, um Lernen und Entwicklung zu fördern. Was für die Konstruktivisten als Lernen generell gilt, muss für den Erwerb von Schlüsselqualifikationen besonders betont werden. Die Lehrenden werden zu LernbegleiterInnen, die den Lernenden eine Selbstreflexion des eigenen Standorts ermöglichen, aber auch Selbstbestimmung des eigenen Lernbedarfs und Lernwegs sowie die Selbstevaluation des eigenen Lernerfolgs. Statt Instruktion steht die Konstruktion (vgl. Mandl/Reinmann-Rothmeier 1995; vgl. Abb. 3) im Vordergrund, statt Kenntnis die Erkenntnis (Landwehr 1994; vgl. Abb. 4). ‚"Starke Lernumgebung" nach Dörig (1995)

1. ist realistisch und situationsbezogen

2. enthält unterschiedliche Kontexte und Perspektiven

3. verknüpft unterschiedliche Darstellungsformen

4. fördert kooperatives Arbeiten und Lernen

5. ermöglicht anwendungsorientierte Prüfungsmethoden

6. fördert eigene Motivation und eigene Interessen.

Doch Dörig gibt auch zu bedenken, dass die Gestaltung interaktiver Lernumgebungen sowie die eigene Sichtweise des Lernberaters nur dann genügen, wenn nicht vergessen wird, „dass jegliches Unterrichten von der Fach-, Sozial- und Methodenkompetenz wie auch der Persönlichkeit einer Lehrkraft getragen wird" (Dörig 1995, S.131).

Zu 5: Wie können Lernsituationen zur Förderung von Schlüsselqualifikationen gestaltet werden?

Entscheidend scheint eine sorgfältige Situationsanalyse, bei der die Lernenden (ob SchülerIn oder LehrerIn, Pflegende oder Leitende) genau beschreiben, was sie zu einer einzelnen Schlüsselqualifikationen schon machen, wie und wo sie ausgeführt wird. Manchmal frage ich auch, welche besonders leicht fällt und mit welchen Schlüsselqualifikationen man Mühe hat und warum.

Dann sollte eine Schlüsselqualifikation ausgewählt werden, der man im nächsten Monat (Woche oder Jahr) besondere Beachtung schenken möchte. Dazu wird beschrieben, in welchen Arbeits- oder Lernsituationen diese in welcher Form vorkommen, welche Kompetenzen und Ressourcen vorhanden sind, und welche man verändern oder auch noch erreichen möchte. Da jede Schlüsselqualifikation eine Sach-, Selbst- und Sozialkompetenz beinhaltet, kann die Stärke oder der Bedarf einmal eher in dem einen oder anderen Bereich liegen.

Visions- oder Zielvorstellungen können in Form von Bildern, Phantasiereisen, Szenarios, „Weg von ... hin zu"-Formulierungen oder U-Prozeduren (vgl. Glasl/Brugger 1994) gestaltet werden. Ist ein Ziel definiert, können z.B. fördernde und hindernde Kräfte (Quellen und Stolpersteine) auf dem Weg zur Zielerreichung aufgedeckt (auch aufgemalt) werden. Um die förderlichen Kräfte zu stärken sowie die hindernden zu reduzieren, lassen sich verschiedene Vorgehensweisen ausdenken.

Die wirksamste Vorgehensweise wird nun wiederum ausgewählt und dafür ein Aktionsplan erstellt und zwar konkret: Was und Wie macht Wer mit Wem von Wann bis Wann? Dieser Plan wird möglichst auf ein Plakat geschrieben, am besten schon mit dem Team (Station oder Schule) zusammen entwickelt und im Stations- oder Lehrerzimmer aufgehängt. SchülerInnen stellen ihren Plan einer LernpartnerIn vor und machen einen Kontrakt, wann der Aktionsplan und die Zielerreichung überprüft wird; möglichst wird dafür Unterrichtszeit eingeräumt. Der Aktionsplan kann auch zur Standortbestimmung mit der LehrerIn herangezogen werden, wo eine Selbst- und Fremdeinschätzung zu einer möglichst realistischen Beurteilung führen kann und zu neuen Zielsetzungen bei gleichen oder anderen Schlüsselqualifikationen anregt.

Beispiel aus einer Pflegeschule in der Schweiz

Die Schule hat ein Schlüsselqualifikationen-Konzept formuliert und alle Zusammenhänge, die sich im Verlauf der Ausbildung im Lernfeld Schule bzw. Praxis ergeben, dargestellt.

1. „Schlüsselqualifikations-Konzept":

- Hier wird definiert, dass das Curriculum auf den Kompetenzbereichen von Sach-, Sozial- und Selbstkompetenz aufgebaut ist und was sie darunter verstehen. Dazu werden die 15 Schlüsselqualifikationen genannt und durch mögliche Interpretationshinweise ergänzt.

- Die 15 Schlüsselqualifikationen werden den drei S-Kompetenzen zugeordnet, obwohl sie erklären, dass sie immer alle drei Bereiche betreffen, aber Schwerpunkte innerhalb der Ausbildung setzen.

- Die 15 Schlüsselqualifikationen werden den acht „Strukturellen Themen" der Ausbildung zugeordnet, bei welchen die genannten Schlüsselqualifikationen besonders gefördert werden.

- Überprüfung der Zuordnung der S-Kompetenzen auf das gesamte Curriculum mit entsprechender Gewichtung.

2. „Qualifikationskonzept" (QK)

- Als zweiter Schwerpunkt wird das Beurteilungskonzept beschrieben. Es enthält Angaben zur Philosophie des QK (Aussagen zu Leitbild, Prozess und Produkt, Verantwortung, Förderung, Selbstbeurteilung), zu den Ansprüchen an das QK (valide, reliabel, objektiv, trennscharf, synergetisch, partizipativ) und zu den Funktionen des QK (Motivation und Förderung, Selektion, Legitimation, Allokation).

- Die Übersicht zeigt auf, dass das Lernfeld Schule mit dem Lernfeld Praxis vernetzt ist und einen gegenseitigen Transfer ermöglicht, der in verschiedenen Situationen und Lernfeldern generalistisch zum Tragen kommen kann.

- Den summativen Beurteilungen gehen immer formative voraus. Außer der Fremdevaluation wird bei allen Beurteilungen die Fähigkeit zur Selbstevaluation gefördert und immer mehr gefordert.

- Evaluiert wird nur mit Ziel erreicht oder nicht erreicht (entsprechend der Philosophie der Schule).

- Als Methoden der Evaluation finden außer den Lernberichten und Lerngesprächen (als Zusammenfassung der Lernjournale), den formativen und summativen Prüfungen, den Fallstudien und Projektarbeiten in der Schule auch Standortbestimmungen und Qualifikationen in der Praxis statt.

3. *„Einschätzungs- und Förderungsblatt zur Förderung der Schlüsselqualifikationen im Lernfeld Schule"*

- Es enthält anstatt der 3 S-Kompetenzen eine ähnliche Einteilung mit „Eigenverantwortung", „Verhalten in Gruppen" sowie „Flexibilität und Kreativität".

- Von den 15 Schlüsselqualifikationen werden 10 diesen zugeordnet.

- Die Schülerin legt zu Beginn jeder Phase zwei bis drei Schlüsselqualifikationen fest, in denen sie sich im Lernfeld Schule weiter fördern möchte und beurteilt, ob ihr eine „Entwicklung kaum oder sehr gelungen" ist.

- Die LehrerIn schätzt diese vor dem gemeinsamen Gespräch ebenfalls ein.

4. *„Wegleitung zu Standort und Qualifikation im Lernfeld Praxis"*

- Sie enthält erst einmal Definitionen, was unter Förderung und Qualifikation zu verstehen ist, bevor sie den Aufbau der Praxisqualifikation erläutert.

- Diese enthält Ziele und Kriterien zu den 5 Funktionen der Pflege sowie einen Einschätzbogen zu den 15 Schlüsselqualifikationen. Dabei soll nicht eine Zielerreichung, sondern der „positive Entwicklungsprozess" als „erkennbar" beurteilt werden.

- Angaben zur Lernbegleitung durch die „Lernberaterin" beinhalten hier Informationen zu den „Einführungs-, Standort- sowie Qualifikationsgesprächen" und den Beurteilungsmodus.

- Der Bogen „Förderung und Erfassen der Entwicklung in den Schlüsselqualifikationen" interessiert uns dabei besonders. Auch hier werden – jetzt zu allen 15 Schlüsselqualifikationen – eine Selbst- und eine Fremdeinschätzung vorgenommen, bei der speziell erwähnt wird, dass Schlüsselqualifikationen nicht mit erreicht/nicht erreicht beurteilt werden können, da sie Bestandteil lebenslangen Lernens sind.

- Die Schülerin bestimmt zu Beginn einer Phase ihre individuelle Ausgangslage und legt pro Phase zwei bis vier Schlüsselqualifikationen als Entwicklungsbedarf fest. Die Förderungsmaßnahmen werden mit der Lernberaterin besprochen und am Ende von beiden getrennt eingeschätzt.

- Bei Phasenende werden zur Beurteilung die folgenden Kriterien herangezogen (dabei haben die Einschätzung von SchülerIn wie LernberaterIn das gleiche Gewicht):

  - Bereitschaft zur (kritischen) Reflektion der Schlüsselqualifikationen (gering bis ausgeprägt)

  - Engagement, Entwicklungsschritte zu planen und aktiv anzustreben, respektive Unterstützung dabei anzufordern und anzunehmen (wenig bis viel) sowie

  - Fähigkeit, Entwicklungsfortschritte mit angemessener Unterstützung zu vollziehen (kaum bis ausreichend). Die Begründungen dazu werden schriftlich festgehalten.

Dieses Beispiel macht die Relevanz der Förderung von Schlüsselqualifikationen deutlich und bedarf keiner weiteren Erklärungen. Ein letzter Hinweis sei aber erlaubt: Die Diskussion um den Kompetenzerwerb in der Pflegeausbildung muss weiter gehen und alle vorhandenen Kenntnisse und Erfahrungen müssen ausgeschöpft werden. Nur so gelangen wir zu einer Weiterentwicklung der Pflege und Professionalisierung unseres Berufs.

Abb. 1: Die 5 Funktionen der Pflege als Fachkompetenzen

„Das Gesamtangebot der Pflege, welches die pflegerischen Bedürfnisse befriedigt, wird in fünf sich gegenseitig ergänzenden Funktionen zusammengefasst:

Funktion 1: Unterstützung in und stellvertretende Übernahme von Aktivitäten des täglichen Lebens

Funktion 2: Begleitung in Krisensituationen und während des Sterbens

Funktion 3: Mitwirkung bei präventiven, diagnostischen und therapeutischen Maßnahmen

Funktion 4: Mitwirkung an Aktionen zur Verhütung von Krankheiten und Unfällen einerseits sowie zur Erhaltung und Förderung der Gesundheit andererseits; Beteiligung an Eingliederungs- und Wiedereingliederungsprogrammen

Funktion 5: Mitwirkung bei der Verbesserung der Qualität und Wirksamkeit der Pflege und bei der Entwicklung des Berufes; Mitarbeit an Forschungsprojekten im Gesundheitswesen"
(SRK 1992: Ausbildungsziele für die Diplomausbildungen in Gesundheits- und Krankenpflege, a.a.O., S.4)

Abb. 2: Die 15 Schlüsselqualifikationen als Basiskompetenzen der Pflege

„Die Berufsausbildung in Pflege fördert als Schlüsselqualifikationen die Fähigkeit,

(1) Pflegesituationen im gesamten und in ihren Elementen wahrzunehmen und zu beurteilen;

(2) Ressourcen bei sich und anderen wahrzunehmen, zu erhalten und zu entwickeln;

(3) Grenzen zu akzeptieren und geeignete Hilfe zu beanspruchen bzw. anzubieten;

(4) Veränderungen einer Situation zu erkennen sowie mittel- und langfristige Entwicklungen vorauszusehen;

(5) Prioritäten zu setzen, Entscheidungen zu treffen und Initiativen zu ergreifen;

(6) aufgrund von Prinzipien ein breites Repertoire an Methoden und Techniken einzusetzen;

(7) Pflegeverrichtungen geschickt und sicher auszuführen;

(8) sich situationsgerecht, verständlich und differenziert auszudrücken;

(9) zum Lernen zu motivieren, Verhaltens- und Einstellungsänderungen aufzuzeigen und zu unterstützen;

(10) die Wirkung des eigenen Handelns zu beurteilen und daraus zu lernen;

(11) ethische Grundhaltungen zu entwickeln und sie in der konkreten Situation zu vertreten;

(12) aus einer Grundhaltung der Wertschätzung heraus mit anderen zusammen arbeiten;

(13) im Wechselspiel zwischen Anteilnahme, Engagement und Distanz Beziehungen aufzunehmen, zu erhalten und abzulösen;

(14) Konflikte anzugehen, zu lösen oder auszuhalten;

(15) für Veränderungen und Neuerungen offen zu sein" (SRK 1992: Ausbildungsziele für die Diplomausbildungen in Gesundheits- und Krankenpflege, a.a.O. Anhang).

Abb. 3: Pflege- und Lernkompetenzen-Modell

Berufliche Handlungskompetenz besteht aus:

Basiskompetenzen
(Schlüsselqualifikationen = SQ 1-15)
= fach- und berufsübergreifende
Qualifikationen

Fachkompetenzen
(Funktionen der Pflege = F1 – F5)
= fach- und berufsspezifische
Qualifikationen

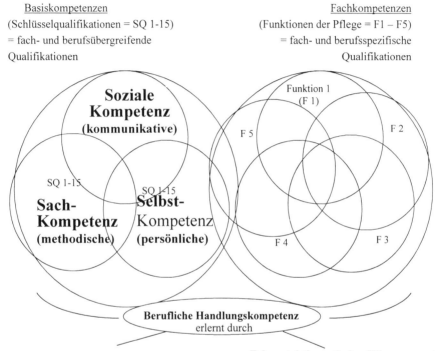

Berufliche Handlungskompetenz
erlernt durch

Professionelles Handeln des Praktikers

1. In der Situation sein
2. In der Situation reflektieren
3. Über die Situation/ Handlung
   reflektieren

Erkenntnistheoretischer Wissenserwerb
1. Situations- und Problemkonfrontation
2. Lösungssuche und Hypothesenbildung
3. Lösungssicherung durch Expertenwissen
   (theoretische Erkenntnisse) und
   Hypothesenevaluation (Erprobung)

gestaltet durch

Starke Lernumgebung

- realistisch und
  situationsbezogen
- unterschiedliche Kontexte
- unterschiedliche
  Darstellungsformen
- kooperatives Arbeiten und
  Lernen
- anwendungsorientierte
  Prüfungsmethoden
- Förderung von Interessen

**Lehr-
Lernfunktionen**

- modeling
- coaching
- scaffolding/
  fading
- articulation
- reflection
- exploration

**Handlungsorientierte
Lernprozesse**

- aktiv und interaktiv
- informativ und intentional
- kumulativ und
  konstruktiv
- reflektiv und regulativ
- situativ und authentisch

**Abb. 4: Merkmale eines konstruktivistisch orientierten Unterrichts
(nach Mandl/Reinmann-Rothmeier 1995)**

(Traditionelle und konstruktivistische Unterrichtsphilosophie)
Ziel: Lernen soll aktiv, konstruktiv, situativ, selbstgesteuert und sozial sein.

Instruktion	Konstruktion
Unterrichten i.S.v. Anleiten, Darbieten, Erklären	Unterrichten im Sinne von Unterstützen, Anregen, Beraten
Aktive Position des Lehrenden	*Reaktive Position des Lehrenden*
Lernen als vorrangig rezeptiver Prozess	Lernen als konstruktiver, situativer Prozess
Passive Position des Lernenden	*Aktive Position des Lernenden*
Gestaltung systematisch vermittelnder Lernumgebungen	Gestaltung situierter mehrperspektivischer Lernumgebungen

**Abb. 5: Merkmale eines erkenntnisorientierten Unterrichts
(nach Landwehr 1994)**

(Traditionelle und erkenntnisorientierte Unterrichtsphilosophie)
Ziel: Neues Lernverständnis und eigenständiges Lernen

- Kenntnisorientierung	+ Erkenntnisorientierung
- Reproduktion von Wissen	- Verstehen von Wissen
- quantitative Wissensaneignung	- qualitative Wissensaneignung
- additives Lernverständnis	- adaptives Lernverständnis
= mechanistisches Auswendiglernen	= genetisches /nachvollziehendes Problemlösungslernen

Literatur

Arm, F. (1993): Schlüsselqualifikationen: Moderne Bildungsphilosophie – praktisch umgesetzt, Krankenpflege/ SBK 9, S. 50-55.

Arnold, R. (1994): Berufsbildung: Annäherung an eine evolutionäre Berufspädagogik; Hohengehren.

Beck; H. (1993): Schlüsselqualifikationen. Bildung im Wandel; Darmstadt.

Becker, W.(1992): Schlüsselqualifikationen – Begriffsgeschichte, Beispiele und Erläuterungen; in: Meifort B. (1992): Schlüsselqualifikationen für gesundheits- und sozialpflegerische Berufe; Alsbach.

Collins, A./Brown, J.S./Newman, S.E. (1989): Cognitive Apprenticeship: Teaching the Craft of Reading, Writing and Mathematics; in: Resnik, L. B. (ed.): Knowing, Learning and Instruction; Hillsdale N.J., pp. 453-494.

Dörig, R. (1994): Das Konzept der Schlüsselqualifikationen; Hallstadt.

Dörig, R. (1995): Schlüsselqualifikationen – Transferwissen und pädagogische Denkhaltung; in: Zeitschrift für Berufs- und Wirtschaftspädagogik 91 (2), S. 217-233.

Feigenwinter, M. (1994): Schlüsselqualifikationen für Lehrkräfte im Gesundheitswesen; in: PflegePädagogik 4, S. 20-22.

Geißler, K.-H. (1989): Die Mär vom goldenen Schlüssel für eine goldene Zukunft; in: Frankfurter Rundschau Nr. 195, 24.8.1989.

German-Tillmann, Th. (1994): Qualifizieren auf der Grundlage von Schlüsselqualifikationen; in: PflegePädagogik 1, S. 10-13.

Gerstenmaier, J./Mandl, H. (1995): Wissenserwerb unter konstruktivistischer Perspektive; in: Zeitschrift für Pädagogik, 41. Jg., Nr. 6, S. 867-888.

Glasl, F./Brugger, E. (Hrsg.) (1994): Der Erfolgskurs Schlanker Unternehmen. Impulstexte und Praxisbeispiele; Bern.

Hartdegen, K. (1999): Die Förderung von Schlüsselqualifikationen in der Aus-, Fort- und Weiterbildung in der Krankenpflege; in: PflegePädagogik 2, S. 35-40.

Hoppe, B. (1998): Steuern oder reagieren? Planungs- und Konzeptkompetenz als Schlüsselqualifikationen für die Altenpflege; in: PflegePädagogik 6, S. 4-5.

Isenegger, U. (1994): Schlüsselqualifikationen: wie sind sie zu vermitteln?; in: Panorama 12, S. 19-21.

Landwehr, N. (1994): Neue Wege der Wissensvermittlung. Ein praxis-
orientiertes Handbuch für Lehrpersonen in der schulischen und beruflichen Aus-
und Fortbildung; Aarau.

Laur-Ernst (1990): Schlüsselqualifikationen – innovative Ansätze in den neuge-
ordneten Berufen und ihre Konsequenzen für Lernen; in: Reetz, L./Reitmann,
Th. (Hrsg.): Schlüsselqualifikationen. Fachwissen in der Krise; Hamburg, S. 36-
55.

Mandl H./Reinmann-Rothmeier (1995): Unterrichten und Lernumgebungen
gestalten; Forschungsbericht Nr. 60; LM-Universität München.

Meifort, B. (Hrsg.) (1992): Schlüsselqualifikationen für gesundheits- und sozialpflegerische Berufe; Alsbach.

Oelke, U. (1998): Schlüsselqualifikationen als Bildungsziele für Pflegende; in:
PflegePädagogik 2, S. 42-46.

Olbrich, Ch. (1999): Pflegekompetenz; Bern, Göttingen, Toronto, Seattle.

Reetz, L. (1990): Zur Bedeutung der Schlüsselqualifikationen in der Berufsbildung; in: Reetz, L./Reitmann Th.: Schlüsselqualifikationen; Hamburg.

Roth, H. (1966/ 1971): Pädagogische Anthropologie, Band 1 und Band 2;
Hannover.

Santo, V. (1994): „Da goht scho no tüüf" – Instrument zur Beurteilung und
Förderung der Schlüsselqualifikationen; in: PflegeManagement 4, S. 32-35.

Schwarz-Govaers, R. (1996): Lernkonzepte und Lernmethoden für berufliches
Handeln; Journal SRK 2, S. 54-74.

Schwarz-Govaers, R. (1997): Zur Bedeutung von pflegerischen Schlüssel-
qualifikationen – eine Herausforderung für das Krankenhaus-Management; in:
Hoefert, H.-W. (Hrsg.) (1997): Führung und Management im Krankenhaus;
Göttingen, S. 147-168.

Schwarz-Govaers, R. (1999): Praxiswissen der Pflege und Fachdidaktik; in:
Koch, V.: Bildung und Pflege; Bern.

Schweizerisches Rotes Kreuz (1992): Ausbildungsbestimmungen für die
Diplomausbildungen in Pflegeberufen (NAB); Bern.

Schweizerisches Rotes Kreuz (1993): Dossier: Schlüsselqualifikationen in der
Berufsbildung des SRK, Journal 4; Bern, S. 2-36.

Smerdka-Arhelger (1994): Schlüsselqualifikationen – ein didaktischer Ansatz für die Pflege?; in: PflegePädagogik 1, S. 4-9.

Stebler, R./Reusser, K./Pauli, Ch. (1994): Interaktive Lehr-Lern-Umgebungen: Didaktische Arrangements im Dienste des gründlichen Verstehens; in: Beiträge zur Lehrerbildung, 3, S. 227-259.

Wiese, M. (1994): Schlüsselqualifikationen in den Pflegeberufen – ein Plädoyer für mehr Reflexivität; in: PflegeManagement 4, S. 27-31.

Wilsdorf, D. (1991): Schlüsselqualifikationen. Die Entwicklung selbständigen Lernens und Handelns in der industriellen gewerblichen Berufsausbildung, München (Lexika), S. 56.

Uta Oelke

Schlüsselqualifikationen als übergreifende Bildungsziele einer gemeinsamen Pflegeausbildung

Vorbemerkung

Im folgenden Beitrag werde ich aufzeigen, welche Bedeutung das Konzept der Schlüsselqualifikationen in seiner Funktion als übergreifendes Zielgefüge für ein konkretes Pflegebildungs-Projekt hat – den Essener Modellversuch „Gemeinsame (Grund-)Ausbildung in der Alten-, Kranken- und Kinderkrankenpflege"[1]. Allein die projektbezogene Darstellung beinhaltet, dass den Ausführungen kein universalistischer Anspruch zugrunde liegt. Es wird lediglich *eine* Möglichkeit, sich des Schlüsselqualifikationskonzeptes zu bedienen, beschrieben, theoretisch eingeordnet und vor dem Hintergrund erster empirischer Ergebnisse diskutiert.

Der Modellversuch „Gemeinsame (Grund-)Ausbildung" im Überblick

Der Auseinandersetzung mit dem Thema „Schlüsselqualifikationen" soll ein erster orientierender Überblick über das Essener Modellprojekt vorangestellt werden[2].

Der *Modellversuch* hat 1996 begonnen und dauert insgesamt 4,5 Jahre. Er ist in drei Zeitphasen aufgeteilt: Das erste Jahr diente als *Konzipierungsphase* der curricularen Planung und organisatorischen Vorbereitung des Modellausbildungsganges. Im November 1997 startete dann die *Umsetzungsphase*, das heißt 48 SchülerInnen begannen die dreijährige gemeinsame (Grund-) Ausbildung. Nach deren Abschluss im November 2000 folgt noch eine halbjährliche *Evaluationsphase,* so dass endgültige Ergebnisse im Frühjahr 2001 vorliegen werden.

Der *Modell-Ausbildungsgang* ist in zwei Stufen untergliedert: eine gemeinsame Grundstufe und eine differenzierte Spezialisierungsstufe. Die

---

[1] Träger des Modellversuchs ist der Diözesan-Caritasverband Essen; beteiligte Ausbildungseinrichtungen sind die Katholische Schule für Pflegeberufe Essen e.V. und das Fachseminar für Altenpflege der Katholischen Kliniken Ruhrhalbinsel Essen gGmbH.
[2] Ausführlich vgl. Oelke et al. 1998a; Oelke/Menke 1999.

gemeinsame Grundstufe umfasst 1050 Unterrichtsstunden und dauert 17 Monate. Übergreifende Zielsetzung ist es hier, den SchülerInnen grundlegende Qualifikationen zu vermitteln, die sich auf das gesamte Berufsfeld „Pflege" beziehen. Die im Bereich der theoretischen Ausbildung vorgesehenen Ausbildungsthemen und -inhalte sind für alle SchülerInnen identisch. Die 1355 Stunden praktische Ausbildung verteilen sich auf drei Praxisblöcke im Umfang von jeweils 12 Wochen. Wiederum nach identischem Konzept lernen die SchülerInnen in diesen Praxisphasen typische Arbeitsfelder bzw. Einrichtungen der Alten-, Kranken- und Kinderkrankenpflege kennen. Neben der Basisqualifizierung hat die Grundstufe die Funktion, die SchülerInnen ihre ursprüngliche Berufswahl überprüfen zu lassen, um sich gegebenenfalls für einen anderen Berufsabschluss zu entscheiden.

Wie Abbildung 1 zeigt, weist die *Spezialisierungsstufe* deutliche berufsspezifische Unterschiede im Umfang der theoretischen bzw. praktischen Ausbildung auf. Dies ist auf die unterschiedlichen gesetzlichen Vorgaben[3] zurückzuführen, in deren Rahmen sich der Modellversuch bewegt. Danach sind für die Altenpflegeausbildung 560 Stunden mehr im theoretischen Bereich einzuplanen als in der Kranken- und Kinderkrankenpflegeausbildung. Trotz dieser Unterschiede sind für die Spezialisierungsstufe Lernsequenzen vorgesehen, die zumindest in ihrer Thematik einander ähnlich sind.

---

[3] NRW-Gesetz über die Berufe in der Altenpflege (Altenpflegegesetz – AltPflG) vom 19.6.1994 sowie NRW-Verordnung über die Ausbildung und Prüfung in der Altenpflege (APO-Altenpflege) vom 28.9.1994; Gesetz über die Berufe der Krankenpflege (Krankenpflegegesetz – KrPflG) vom 4.6.1985 sowie Ausbildungs- und Prüfungsverordnung für die Berufe in der Krankenpflege (KrPflPrV) vom 16.10.1985.

Abb. 1: Der Stufenaufbau der Gemeinsamen (Grund-)Ausbildung

Gemeinsame Grundstufe (17 Monate)

1050 Std. Unterricht

1355 Std. praktische Ausbildung

⇓⇓⇓

Differenzierte Spezialisierungsstufe (19 Monate)		
Altenpflege	Krankenpflege	Kinderkrankenpflege
1332 Std. Unterricht	772 Std. Unterricht	772 Std. Unterricht
1369 Std. prakt.	1933 Std. prakt.	1933 Std. prakt.
Ausbildung	Ausbildung	Ausbildung

Die *wissenschaftliche Begleitung* des Modellversuchs wird neben meiner Person durch eine Kollegin und einen Kollegen des Instituts für Gerontologie an der Universität Dortmund geleistet. Methodologisch orientieren wir uns am Ansatz der *Handlungsforschung*[4]. Das heißt, wir sehen unser Forschungsvorhaben als Prozess, in dem:

1. kontinuierlich von und miteinander gelernt wird – und zwar von allen Beteiligten, das heißt PraktikerInnen und WissenschaftlerInnen;
2. Veränderungen stattfinden, das heißt z.B. anfängliche Forschungsfragen und Hypothesen neu gefasst, modifiziert oder gar aufgehoben werden;
3. die PraktikerInnen nicht „Untersuchungsobjekte", sondern prinzipiell gleichberechtigte PartnerInnen sind, die – im Gegensatz zur klassischen empirischen Forschung – über Fragen, Teilergebnisse und Verfahren der Forschung aufgeklärt werden;

---

[4] Vgl. Klafki 1975a, S. 74ff.; Oelke 1991a, S. 100ff.; Oelke/Menke 1999, S. 28ff.

4. trotz gleichberechtigter Partizipation eine Aufgabendifferenzierung vorliegt:
   Die Aufgaben von uns WissenschaftlerInnen sind unter anderem, aus der
   Distanz heraus kritische Fragen zu stellen, gedankliche Anregungen zu bieten
   und für Stringenz zu sorgen. Des Weiteren sind wir für die Entwicklung von
   Forschungsinstrumenten sowie die Durchführung und Auswertung schrift-
   licher und mündlicher Befragungen und anderer Forschungsmethoden zuständig.

Schlüsselqualifikationen als Bildungsziele der gemeinsamen (Grund-)Ausbildung

Ein erster entscheidender und für die curriculare Arbeit zentraler Schritt war,
dass sich alle an der Curriculumentwicklung maßgeblich Beteiligten auf ein
übergreifendes Zielgefüge einigten. Im Unterschied zu anderen kontroversen
und mitunter lange dauernden didaktischen Diskussionen erfolgte diese Ziel-
einigung relativ rasch und komplikationslos: In der gemeinsamen (Grund-)
Ausbildung – so der Konsens aller 11 beteiligten Alten-, Kranken- und Kinder-
krankenpflegelehrenden – sollen nicht nur fachliche, sondern gleichermaßen
sozial-kommunikative, methodische und personale Kompetenzen vermittelt
werden. Im Einzelnen wurde herausgearbeitet:

- *Fachliche Kompetenz*: Zum einen geht es hier um den Aufbau eines
  professionellen Selbstverständnisses, das auf folgender Grundannahme
  basiert: Pflege zielt darauf ab, die Gesundheit des einzelnen Menschen zu
  erhalten und zu fördern und ihn unter Einbeziehung seines sozialen Umfeldes
  bei Krankheit, Behinderung sowie während des Sterbeprozesses zu unterstützen. Zum anderen geht es um die Vermittlung pflegespezifischer
  Handlungsfähigkeiten mit entsprechendem Kontextwissen. Diese sind nicht
  nur pflegetechnischer Art, sondern schließen z.B. Beobachtungs-, Deutungs-,
  Beratungs- und Anleitungsfähigkeiten mit ein.

- *Sozial-kommunikative Kompetenz*: Eine wichtige Zielsetzung bei der Entwicklung sozialer Kompetenz liegt darin, dass die SchülerInnen lernen, „die
  Welt der Klientin zu verstehen und aus ihrer Perspektive zu sehen" (Müller
  Staub 1998, S. 29), dass sie empathische Fähigkeiten (vgl. Klafki 1985, S. 23;
  vgl. auch Käppeli 1999; Kesselring 1999) auf- und ausbauen. Ein weiterer
  Schwerpunkt der Vermittlung sozialer Kompetenz soll sein, die SchülerInnen
  im Blick auf ihre Klientel *und* die Zusammenarbeit mit anderen Berufstätigen
  in ihrer Konflikt- und (Selbst-)Kritikfähigkeit zu stärken. Bei der
  kommunikativen Kompetenz geht es vorrangig darum, die SchülerInnen darin

zu fördern, ihren eigenen Standpunkt zu artikulieren und argumentativ zu vertreten, Gedanken und Beobachtungen präzise mündlich und schriftlich wiederzugeben sowie Gespräche gezielt zu initiieren, zu leiten und zu beenden.

• *Methodische Kompetenz*: Um Pflege als Prozess planen, durchführen, evaluieren und in ihrer Qualität sichern zu können, bedarf es entsprechender methodischer Fähigkeiten. Das heißt, die SchülerInnen müssen wiederum mit Blick auf ihre Klientel *und* die Zusammenarbeit mit anderen Berufstätigen lernen, Informationen einzuholen und zu verarbeiten, Entscheidungen zu treffen, Prioritäten zu setzen sowie Probleme zu bearbeiten.

• *Personale Kompetenz*: Ziel ist es, die SchülerInnen hinsichtlich der sie erwartenden Belastungen persönlich zu stärken. Pflegerische Arbeit ist immer unmittelbare Nähe zum Körper eines anderen – fremden – Menschen. Sie ist Nähe zum Altwerden, zum Unheilbar-krank-Sein, zum Behindert-Sein, zum Sterben (vgl. Käppeli 1999; Kesselring 1999). Diese Nähe stellt ein hohes Belastungspotential dar (vgl. z.B. Wilhelm/Balzer 1989; Badura 1990; Dörner 1990; Richter/Sauter 1997; Gröning 1998). Sich selbst darauf einlassen und gleichzeitig vor den Belastungen schützen zu können, ohne den anderen zu einem „Routineobjekt" werden zu lassen – also eine Balance zwischen Nähe und Distanz zu finden –, ist ein zentraler Bestandteil personaler Kompetenz. Hierzu gehört auch, dass die SchülerInnen ihre persönliche Haltung zu existentiellen und ethischen Fragen klären oder zumindest reflektieren (vgl. Wiese 1994; Scheller 1995). Weiterhin sollen sie Gelegenheit erhalten, die Wirkung ihrer eigenen Person bei der Pflege bzw. im Umgang mit Kolleg-Innen einschätzen und berücksichtigen zu lernen. Auch sollen ihre Einsichten und Fähigkeiten zur Mitverantwortung und Mitbestimmung bei der Gestaltung der beruflichen und gesellschaftlichen Gegenwart und Zukunft – oder einfach gesagt: ihr politisches Bewusstsein – gestärkt werden. Nicht zuletzt sollen sie – unabhängig von konkreten beruflichen Anforderungen – Vertrauen in sich selbst entwickeln.

Einordnung des Schlüsselqualifikationskonzeptes in die berufspädagogische Diskussion

Im Folgenden wird das Schlüsselqualifikationskonzept, so wie es im Modellversuch herausgearbeitet wurde, in Beziehung zur berufspädagogischen Diskussion gesetzt. Dabei wird deutlich, wie unterschiedlich erstens der Begriff „Schlüsselqualifikationen" ausgelegt und zweitens die Notwendigkeit einer „Schlüsselqualifizierung" begründet werden kann.

Die Frage, weshalb Schlüsselqualifikationen als Ausbildungsziele wichtig seien, wurde im Modellversuch im Wesentlichen *pädagogisch* beantwortet. Ausbildung, so die Argumentation, könne und dürfe nicht darauf abzielen, die Lernenden als Trichter zu sehen, in die möglichst viel und immer mehr Wissen hinein gefüllt wird. Vielmehr geht es um die Förderung von Fähigkeiten, die die Auszubildenden benötigen, um sich in der gegenwärtigen wie auch zukünftigen pflegerischen Berufswirklichkeit zurecht zu finden bzw. um diese auch zu verändern (vgl. Robinsohn 1972; Zimmer 1973; Giel/Hiller/Krämer 1974). In den Worten Klafkis formuliert, ist es die seit dem Zeitalter der Aufklärung postulierte pädagogische Zielsetzung vom „mündigen Menschen" und seiner über Bildung vermittelten Selbst- und Mitbestimmungsfähigkeit, die hier zum Tragen kam (vgl. Klafki 1985).

Im Unterschied zu Klafki, der Allgemeinbildung – verstanden als Auseinandersetzung mit gesellschaftlichen Schlüsselproblemen – als wesentliches Element auch beruflicher Bildungsprozesse sieht (vgl. Klafki 1985), wurden die Schlüsselqualifikationen im Modellversuch vorrangig *pflegebezogen* und weniger „allgemein bildend" ausgelegt. Damit erklärt sich, dass ein Ansatz wie der von Negt, der sich ähnlich wie Klafki die Frage stellt „Was müssen Menschen lernen, damit sie in der heutigen Krisensituation begreifen, was vorgeht?" (Negt zit. nach Brügmann 1998), dass ein solcher Ansatz nicht zur Diskussion stand. Wäre man ihm gefolgt, hätte zum Zielkonzept unter anderem auch die Förderung ökologischer, technologischer, ökonomischer und historischer Kompetenz gehört (vgl. ebenda).

Eine weitere, wenn auch andere gesellschaftsbezogene Perspektive kam ebenfalls in der Modellversuchs-Diskussion kaum zum Tragen: die der Arbeitsmarkt- und Berufsforschung (vgl. z.B. Nentwig/Kolbeck 1992; Senatsverwaltung für Arbeit, Berufliche Bildung und Frauen 1999). Aus deren Sicht ist beispielsweise eine Schlüsselqualifikation wie „Flexibilität" aufgrund des raschen gesellschaftlichen Wandels sowie zunehmender Mobilität von herausragender Bedeutung (Schlagwort „Flexibilisierung des Humankapitals"). Weitere Priorität wird aus dieser Perspektive einer Schlüsselqualifikation wie „Informationsverarbeitung" eingeräumt, die infolge sich enorm ausbreitender Informations- und Kommunikationstechnologien unabdingbar ist, oder den Schlüsselqualifikationen „Selbständigkeit" und „Prozessdenken", die im Zuge flacher werdender Hierarchien und der Auflösung streng arbeitsteilig organisierter Produktionsvorgänge (= Abkehr vom Taylorismus) erforderlich sind (vgl. BiBB 1998, S. 105).

Ein indirekt bereits angedeutetes Merkmal der arbeitsmarkt- und berufsbezogenen Sichtweise ist, dass Schlüsselqualifikationen *berufsunabhängig* betrachtet werden. Diese Position gründet nicht nur auf der Vorstellung einer gemeinsamen Schnittmenge im Anforderungsprofil aller modernen Berufe, sondern auch auf der Tatsache, dass Berufsbiografien immer brüchiger werden. Die Zeiten, in denen Menschen ihren einmal erlernten Beruf bis zum Rentenalter ausüben, sind vorbei. Die Arbeit in unbefristeter, abhängiger und vollzeitiger Beschäftigung über die gesamte Erwerbsbiografie, und dies womöglich noch im selben Betrieb, wird immer seltener – und somit eine berufs- bzw. arbeitsplatzabhängige Qualifizierung zunehmend fragwürdiger.

In diesem weit gefassten Kontext erfolgte die Modellversuchs-Diskussion nicht. Die Schlüsselqualifikationen wurden zwar als berufsübergreifendes, nicht jedoch als berufs*feld*übergreifendes Zielgefüge betrachtet. Damit sind sie gleichzeitig auch immer *inhaltlich* ausgelegt worden. Die zentrale Frage lautete: Welche Kompetenzen benötigen die Auszubildenden im Blick auf das Berufsfeld „Pflege"? Sie lautete hingegen nicht: Welche Kompetenzen benötigen Auszubildende in unserer postindustriellen Gesellschaft – sei es im Berufsfeld Pflege, Metalltechnik oder Agrarwirtschaft? Somit wurde wiederum einem *pädagogischen* Prinzip gefolgt, und zwar dem klafkischen Postulat der „kategorialen Bildung" (vgl. Klafki 1975b), bei der materiale (inhaltliche) und formale (strategische) Elemente gleichermaßen bedeutsam sind.

Bedeutung des Schlüsselqualifikationskonzeptes als didaktisches Regulativ

Anhand einiger Beispiele soll nun aufgezeigt werden, welche Bedeutung das Konzept der Schlüsselqualifikationen für die didaktisch-curriculare Arbeit innerhalb des Modellversuchs hatte bzw. hat. Grundsätzlich lässt sich sagen, dass das Konzept zum einen als unverzichtbares Korrektiv bei didaktischen Entscheidungen diente. Zum anderen fungierte es als gemeinsamer Begründungsrahmen, um bestimmte „Dinge" anders zu machen als zuvor. Die Beispiele im Einzelnen:

1. Der Grundsatz, auf die Vermittlung von möglichst viel Spezialwissen zu verzichten, bewirkte, dass die *Inhaltsebene* im Testcurriculum *relativ grob* gehalten und somit auf detaillierte bzw. „kleinst gearbeitete" Inhalte verzichtet wurde, wie sie teilweise noch in dem Curriculum „Planen, Lehren und Lernen" (vgl. Oelke 1991b) zu finden sind.

2. Die Zielsetzung, sozial-kommunikative und personale Kompetenz zu fördern, hatte Auswirkungen auf verschiedenen Ebenen: Inhaltlich führte sie dazu, dass Themen in das Testcurriculum aufgenommen wurden, die ausdrücklich auf die Bearbeitung *schwieriger sozialer Situationen* wie z.b. „Gewalt in der Pflege", „Ekel und Scham", „Helfen und Hilflos sein", „Abschied nehmen", „Sexuelle Belästigung" abzielen (vgl. z.b. Sowinski 1991; Overlander 1994; Oelke/Ruwe 1996; Gröning 1998; Ringel 2000). Sie bewirkte auch, dass – als sozusagen nicht problemorientierter Gegenpol – das Thema *„Gesundheitsförderung/persönliche Gesunderhaltung"* über die gesamten drei Jahre hinweg eingeplant wurde (vgl. Oelke et al. 1998a).

Auf der methodischen Ebene provozierte die Zielvorstellung sozial-kommunikativer und personaler Kompetenzförderung eine intensive Auseinandersetzung mit dem Ansatz *erfahrungsorientierten bzw. szenischen Lernens* nach Scheller (vgl. Scheller 1981; 1989; 1995; 1998; Oelke/Ruwe/ Scheller 2000). Im Mittelpunkt dieses Ansatzes steht die *Haltung*, die Menschen in sozialen Situationen zeigen. Unter „Haltung" versteht Scheller das

„Gesamt an inneren Vorstellungen, Gefühlslagen, sozialen und politischen Einstellungen und Interessen ('innere Haltung') und körperlichen und sprachlichen Ausdrucksformen ('äußere Haltung'), die eine Person oder eine Personengruppe in bestimmten Interaktionssituationen zeigt, aber auch längerfristig gegenüber anderen Personen und sich selbst aufrechterhält" (Scheller 1995, S. 20).

Lernen mit und an Haltungen bedeutet demnach, dass der eigene Körper und auch die Gefühle in den Lernprozess eingebracht werden. In diesem Sinne sind methodische Vorschläge in der Testcurriculum aufgenommen worden wie beispielsweise: „Selbsterfahrungsübung: Den Körper eines anderen/ fremden Menschen berühren bzw. sich von diesem berühren lassen" oder „Körperhaltungen von Kindern, Männern und Frauen, alten Menschen ausprobieren" oder „Situationen, in denen ich mein Herz gespürt habe, szenisch rekonstruieren". Um diese Vorschläge im Unterricht realisieren zu können, wurden die LehrerInnen in Verfahren szenischen Lernens[5] fortgebildet.

---

[5] Dazu zählen beispielsweise Wahrnehmungs-, Vorstellungs-, Körper- und Bewegungs-übungen, Standbilder, Szenische Rekonstruktionen; vgl. Scheller 1998; Oelke/Ruwe/Scheller 2000.

3. Das gesamte Konzept der Schlüsselqualifikationen hatte auch Auswirkungen auf die *Leistungsmessung*. So wurde beispielsweise ein Beurteilungsbogen entwickelt, der die MentorInnen und PraxisanleiterInnen dazu anhält, den SchülerInnen Rückmeldung zu allen vier Kompetenzebenen zu geben. Des Weiteren wurde das herkömmliche „Frage-Antwort-Spiel" der Zwischenprüfung durch folgendes Vorgehen abgelöst: In Kleingruppen wird ein Thema selbst ausgewählt, eigenständig erarbeitet und dann vor der Gesamtgruppe aus Lehrenden und Lernenden präsentiert. Nicht zuletzt ist man derzeit dabei, im Blick auf das Examen einen neuen Weg auszuarbeiten, wobei dieser noch recht bescheiden ist[6], denn im Wesentlichen geht es um Alternativen zum in Nordrhein-Westfalen im Kranken- und Kinderkrankenpflegebereich üblichen Multiple-Choice-Verfahren.

Erste Ergebnisse und Überlegungen zur Förderung bzw. zum Erwerb von Schlüsselqualifikationen

Eine Frage, die den Lehrenden und Lernenden am Ende der Grundstufe gestellt wurde, lautete: "In welchem Ausmaß haben Sie – Ihrer persönlichen Einschätzung nach – Kompetenzen im fachlichen, sozial-kommunikativen, methodischen sowie personalen Bereich vermittelt bzw. erworben?".

Wie Abbildung 2 zeigt, steht bei den *Lehrenden* an deutlich erster Stelle die Förderung fachlicher Kompetenz: 74% geben hier an, die SchülerInnen stark gefördert zu haben. Bei allen anderen Kompetenzbereichen sind es dann nur noch jeweils 37%, die von einer starken Förderung sprechen.

Das Bild bei den *SchülerInnen* ist ähnlich, wenn auch nicht ganz so drastisch: 79% fühlen sich in ihrer fachlichen Kompetenz stark gefördert und immerhin mehr als die Hälfte (58%) im sozial-kommunikativen Bereich. Beim methodischen und personalen Bereich sind es weniger als die Hälfte (48% bzw. 45%). Auffällig ist, dass die SchülerInnen den Erwerb der Kompetenzen grundsätzlich höher einschätzen, als ihre LehrerInnen meinen, diese vermittelt zu haben.

---

[6] Verglichen z.B. mit den weitreichenderen Überlegungen von Darmann 1999.

Abb. 2: Förderung bzw. Erwerb von Schlüsselqualifikationen (Selbsteinschätzung von Lehrenden und Lernenden)

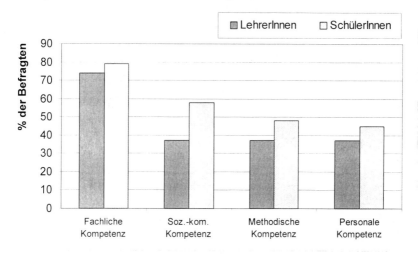

Geht man der Frage nach, woran es liegt, dass die fachliche Kompetenz im Vergleich zu den anderen Bereichen eine so exponierte Stellung hat, dann wird seitens der *Lehrenden* insbesondere genannt: „Zu viele Inhalte in zu wenig Zeit" oder „Fehlende Zeit für aktivierende, erfahrungsbezogene Lernformen".

Würde man nun weiter fragen – was ich noch nicht systematisch getan habe –, worauf diese Stofffülle trotz erklärter gemeinsamer Absicht, didaktisch zu reduzieren, zurückzuführen ist, käme man vielleicht zu folgenden Erklärungen: Da ist zum einen das traditionelle Lehrerbild bzw. die Lehrerhaltung als Stoffvermittler, von dem bzw. von der man sich nicht so einfach verabschieden kann, auch wenn man es möchte. Des Weiteren provoziert das Thema „Gemeinsame Pflegeausbildung" geradezu eine Stoffvielfalt, weil nun bestimmte Themen sowohl im Blick auf Kinder als auch Erwachsene als auch alte Menschen zu bearbeiten sind. Werden dabei nicht „alte Zöpfe" abgeschnitten, wird nicht das Prinzipielle oder Exemplarische dem Detail vorgezogen und werden stattdessen alte Unterrichtsunterlagen um noch fehlende „Altersgruppen" ergänzt, dann hat das natürlich eine enorme Inhaltsanhäufung zur Folge. Aber auch schulstrukturelle, räumliche und materielle Bedingungen dürften eine Rolle spielen:

Wenn man beispielsweise zur Förderung methodischer Kompetenz mit dem Ansatz problemorientierten Lernens (vgl. van Meer 1994, S. 81ff.) arbeiten möchte, der sich durch ein hohes Maß an eigenständigem, selbst verantwortetem Lernen in Gruppen auszeichnet, dann benötigt man dafür entsprechende (Gruppen-)Räume, Einzelarbeitsplätze sowie eine Vielfalt von Print- und EDV-Materialen – eine ganze „Lernlandschaft", wie van Meer es bezeichnet.

Und wie stehen die *SchülerInnen* dazu, dass sie im sozial-kommunikativen, methodischen und personalen Bereich vergleichsweise wenig gefördert wurden? Meinen gesamten bisherigen Beobachtungen nach ist das für sie eher kein Thema. So findet sich in den Befragungsauswertungen keine einzige Aussage, die etwa lautet: „Ich bemängele, dass ich in meiner sozialen Kompetenz nicht genügend gefördert werde". Das heißt jedoch nicht, dass „Zu viele Inhalte in zu wenig Zeit" kein SchülerInnenthema wäre – im Gegenteil: *Diese* Kritik war und ist ein „Dauerbrenner" und bezieht sich vorrangig auf den medizinisch-naturwissenschaftlichen Bereich. Hierzu eine letzte persönliche Interpretation: Mein Eindruck ist, dass es für die SchülerInnen – nach wie vor und allen hohen Zielen zum Trotz – am wichtigsten ist, in der theoretischen Ausbildung die fachlichen Grundlagen vermittelt zu bekommen, die sie benötigen, um in der praktischen Ausbildung klar zu kommen. Damit ist ein Problemthema angeschnitten, das im Rahmen dieses Beitrags leider nicht mehr erörtert werden kann, dessen Bedeutung jedoch – nicht nur im Blick auf Schlüsselqualifikationen – nicht zu unterschätzen ist.

Literatur

Ausbildungs- und Prüfungsverordnung für die Berufe in der Krankenpflege (KrPflPrV) vom 16. Oktober 1985 (BGBl. I S. 1973), zuletzt geändert durch das Gesetz vom 23. September 1990 (BGBl. II S. 885).

Badura, B. (1990): Interaktionsstress. Zum Problem der Gefühlsregulierung in der modernen Gesellschaft; in: Zeitschrift für Soziologie, Jg. 19, Heft 5, S. 317-328.

BiBB (Hrsg.) (1998): Nutzen der beruflichen Bildung. Dokumentation einer Fachtagung am 25. und 26. September 1997; Berlin.

Brügmann, W. G. (1998): „Der kritikfähige Mensch bedarf der geistigen Lagerhaltung". Oskar Negt definiert Schlüsselqualifikationen für die Bildung; in: Frankfurter Rundschau vom 5. 11. 1998.

Darmann, I. (1999): Wie lassen sich komplexe pflegerische Qualifikationen prüfen?; in: PflegePädagogik, Nr. 4, S. 34-38.

Dörner, K.: Helfen und Töten (1990). Vorläufige Gedanken zu den Patiententötungen in Krankenhäusern und Heimen; in: Die Schwester/Der Pfleger, Nr. 10, S. 920-922.

Gesetz über die Berufe in der Altenpflege (Altenpflegegesetz – AltPflG) vom 19. Juni 1994.

Gesetz über die Berufe der Krankenpflege (Krankenpflegegesetz – KrPflG) vom 4. Juni 1985 (BGBl. I S. 893), zuletzt geändert durch das Gesetz vom 23. März 1992 (BGBl. I S. 719/721).

Giel, K./Hiller, G. G./Krämer, H. (1974): Stücke zu einem mehrperspektivischen Unterricht; Aufsätze zur Konzeption; Stuttgart.

Gröning, K. (1998): Entweihung und Scham. Grenzsituationen bei der Pflege alter Menschen; Frankfurt/M.

Hartdegen, K. (1999): Die Förderung der Ausbildung von Schlüsselqualifikationen in der Aus-, Fort- und Weiterbildung in der Krankenpflege;. in: Pflege-Pädagogik, Nr. 2, S. 35-40.

Käppeli, S. (1999): Was für eine Wissenschaft braucht die Pflege?; in: Pflege, Nr. 12, S.153-157.

Kesselring, A. (1999): Psychosoziale Pflegediagnostik: Eine interpretativ-phänomenologische Perspektive; in: Pflege, Nr. 12, S. 223-228.

Klafki, W. (1975a): Handlungsforschung im Schulfeld; in: Haft, H./Hameyer, U. (Hrsg.): Curriculumplanung – Theorie und Praxis. München, S. 69-97.

Klafki, W. (1975b): Studien zur Bildungstheorie und Didaktik; 10. Auflage; Weinheim.

Klafki, W. (1985): Neue Studien zur Bildungstheorie und Didaktik; Weinheim, Basel.

Müller Staub, M. (1998): Selbständig angebotene Pflege und Gesundheitsförderung – eine Zukunftsvision?; in: Pflege, Nr. 11, S. 27-34.

Nentwig, P./Kolbeck, H. H. (Red.) (1992): Lehrer lernen – Schule gestalten; Dokumentation der 8. überregionalen Fachtagung für Lehrerfortbildner; 5.-8. Juni 1990 Evangelische Akademie Bad Segeberg; Kiel.

Oelke, U. (1991a): Planen, Lehren und Lernen in der Krankenpflegeausbildung. Begründungsrahmen und Entwicklung eines offenen, fächerintegrativen Curriculums für die theoretische Ausbildung; Basel.

Oelke, U. (1991b): Planen, Lehren und Lernen in der Krankenpflegeausbildung. Ein offenes, fächerintegratives Curriculum für die theoretische Ausbildung; Basel.

Oelke, U./Ruwe, G. (1996): Gewalt in der Pflege; in: PflegePädagogik, Nr. 2, S. 4-6.

Oelke, U. et al. (1998a): Gemeinsame (Grund-)Ausbildung in der Alten-, Kranken- und Kinderkrankenpflege. Das Testcurriculum für die theoretische Ausbildung in der gemeinsamen Grundstufe; Band 10 der Caritas-Schriftenreihe; Caritas im Ruhrbistum; Essen.

Oelke, U. (1998b): Schlüsselqualifikationen als Bildungsziele für Pflege; in: PflegePädagogik, Nr. 2, S. 42-46.

Oelke, U./Menke, M. (1999): Gemeinsame (Grund-)Ausbildung in der Alten-, Kranken- und Kinderkrankenpflege: Erste Forschungsergebnisse zur Erprobung des Testcurriculums für die gemeinsame Grundstufe; in: PflegePädagogik, Nr. 4, S. 28-33.

Oelke, U./Scheller, I./Ruwe, G. (2000): Tabuthemen als Gegenstand szenischen Lernens in der Pflege; Bern, Göttingen, Toronto, Seattle.

Overlander, G. (1992): Die Last des Mitfühlens. Aspekte der Gefühlsregulierung in sozialen Berufen am Beispiel der Krankenpflege; Frankfurt/M.

Richter, D./Sauter, D. (1997): Patiententötungen und Gewaltakte durch Pflegekräfte. Beweggründe, Hintergründe, Auswege; Eschborn.

Ringel, D. (2000): Ekel in der Pflege; Frankfurt/M.

Robinsohn, S. B. (1972): Bildungsreform als Revision des Curriculum und ein Strukturkonzept für Curriculumentwicklung; 3. erw. Auflage, Neuwied a.R.

Scheller, I. (1981): Erfahrungsbezogener Unterricht. Praxis, Planung, Theorie; Königstein/Ts.

Scheller, I. (1989): Wir machen unsere Inszenierungen selber (I). Szenische Interpretation von Dramentexten. Theorie und Verfahren zum erfahrungsbezogenen Umgang mit Literatur und Alltagsgeschichten. Universität Oldenburg, Zentrum für pädagogische Berufspraxis; Oldenburg.

Scheller, I. (1995): Erfahrungsbezogene Ausbildung – auch für das Pflegepersonal?; in: PflegePädagogik, Nr. 2, S. 18-20.

Scheller, I. (1998): Szenisches Spiel. Handbuch für die pädagogische Praxis; Berlin.

Senatsverwaltung für Arbeit, Berufliche Bildung und Frauen (1999): Berliner Memorandum zur Modernisierung der beruflichen Bildung; Berlin.

Sowinski, C. (1991): Stellenwert der Ekelgefühle im Erleben des Pflegepersonals; in: Pflege, Nr. 3.

Van Meer, C. (1994): Problemorientiertes Lernen; in: Schwarz-Govaers, R. (Hrsg.): Standortbestimmung Pflegedidaktik. Referate zum 1. Internationalen Kongress zur Didaktik der Pflege; Aarau, S. 81-93.

Verordnung über die Ausbildung und Prüfung in der Altenpflege (APO-Altenpflege) vom 28. September 1994; Nordrhein-Westfalen.

Wiese, M. (1994): Schlüsselqualifikationen in den Pflegeberufen. Ein Plädoyer für mehr Reflexivität; in: PflegeManagement, Nr. 4, S. 27-31.

Wilhelm, J./Balzer, E. (1989): Intensivpflege zwischen Patient und Medizin – Soziologische Untersuchungen zum Verhältnis von Pflegenden und Ärzten auf Intensivstationen; in: Deppe, H.-U./Friedrich, H./Müller, R. (Hrsg.): Das Krankenhaus: Kosten, Technik oder humane Versorgung; Frankfurt/M.; New York, S. 169-189.

Zimber, A./ Teufel, S. (1999): Wie gut bin ich eigentlich?; in: Altenpflege Nr. 10, S. 45-48.

Zimmer, J. (1973): Curriculumentwicklung im Vorschulbereich; Band 1; München.

Regina Keuchel

Lernen im Wandel – Impulse einer konstruktivistischen Didaktik für die Gestaltung innovativer Lernwege in der Pflegeausbildung

Einleitung: Aktuelle Herausforderungen an eine zukunftsfähige Berufsbildung

Der explosionsartige Anstieg neuen Wissens bei gleichzeitig rasanter Erosion bestehenden Wissens wie auch die veränderten Organisationsstrukturen der Berufs- und Arbeitswelt (Verabschiedung tayloristischer Arbeitsstrukturen, Abflachung von Hierarchien und Delegation von Verantwortlichkeiten) führen in die Diskussion um die gegenwärtige und zukünftige Bedeutung der beruflichen Bildung für eine dauerhafte Berufsfähigkeit. Dahinter steht die Frage: Was gilt es zu lernen und was muss man wissen, um quasi zukunftsfähig zu sein?

Diese Frage wird bewusst normativ gestellt, um auf das Dilemma aufmerksam zu machen, in dem sich alle in der beruflichen Bildung Tätigen und Verantwortlichen derzeit befinden; das Dilemma nämlich, eben diese Frage für die Planung und Gestaltung der beruflichen (Aus-)Bildung beantworten zu müssen, ohne sie endgültig beantworten zu können. Konsens besteht allerdings in der Auffassung, dass es den Lebensberuf in seiner traditionellen Form zukünftig nicht mehr geben wird. So greift denn auch das tradierte Leitbild beruflicher Bildung – die Qualifizierung für eine umschriebene Berufstätigkeit – zu kurz. Von Bedeutung für die Ausbildung einer stabilen Berufsfähigkeit sind zunehmend berufsübergreifende Kompetenzen, die es dem Einzelnen ermöglichen, sich kontinuierlich neue und erweiterte Wissensgebiete zu erarbeiten (Fach- und Methodenkompetenz), um berufliche Anforderungssituationen eigenverantwortlich, in argumentativer Auseinandersetzung und Kooperation mit anderen zu bewältigen und zu reflektieren (soziale und personale Kompetenz). Infolgedessen verlagert sich die berufspädagogische Diskussion seit einigen Jahren weg von einer primär inhaltsorientierten hin zu einer personenorientierten Gestaltung beruflicher Bildungsprozesse.

Die bis heute anhaltende Diskussion um die Bedeutung des Schlüsselqualifikationskonzeptes mag als ein Indikator dafür gelten, die neuere Entwicklung subjektorientierter Didaktikansätze als ein weiterer.

Mit diesen einleitenden Worten wird ein zunächst sehr allgemeines Bild von den notwendigen Veränderungen der beruflichen Bildung gezeichnet, um zu verdeutlichen, dass die Pflege sich einerseits zwar in einer besonderen Anforderungssituation aufgrund der tiefgreifenden und vielschichtigen Veränderungen des Berufsfeldes insgesamt befindet, andererseits aber vor ganz ähnlichen und durchaus vergleichbaren Herausforderungen steht, wie es derzeit für weite Bereiche der Berufsbildung zutrifft. So erscheint es besonders wichtig, dass das pflegerische Bildungssystem noch intensiver als bisher den Anschluss an die Inhalte der allgemeinen Berufsbildungsdiskussion findet; denn hier kann die Pflege durchaus partizipieren an und profitieren von Erfahrungen und Erkenntnissen aus anderen Berufsfeldern.

Handlungsorientierung als Prinzip beruflicher Bildung

Es gibt wohl derzeit kaum eine Diskussion um die Zukunft beruflicher Bildung und deren Gestaltung, in der nicht Begriffe wie Handlungsorientierung, handlungsorientierter Unterricht, das Prinzip der vollständigen Handlung, Handlungskompetenz und ähnliche fallen. Handlungsorientierung als Prinzip beruflicher Bildung verspricht heute und zukünftig die Lösung des angedeuteten Dilemmas zu sein.

Wofür steht nun das Prinzip der Handlungsorientierung?

- *Zielebene*: Handlungsorientierung steht zum einen für das aktuelle Ausbildungsziel beruflicher Bildung (auch in der Pflege): Berufliche Handlungskompetenz;

- *Vermittlungsebene*: Handlungsorientierung steht zum anderen für den methodischen Aspekt – das heißt für das Konzept des handlungsorientierten Unterrichts, mit dem man das genannte Ausbildungsziel am effektivsten zu erreichen glaubt (vgl. Minnameier 1997, S. 1f).

Ich werde im Folgenden nicht näher auf den Zielkomplex „Berufliche Handlungskompetenz" eingehen, und zwar aus zweierlei Gründen:

1. Berufliche Handlungskompetenz als ein normativer Begriff im Sinne eines Leitbildes beruflicher Bildung entbehrt trotz jahrelanger Diskussion einer adäquaten begrifflichen Fassung. Dahinter steht die Frage, über welches Wissen jemand verfügen soll, um kompetent zu sein bzw. für welche Handlungen jemand im Kontext von „Beruf" kompetent sein soll. Hier konnte

auch die Bestimmung von Schlüsselqualifikationen im Hinblick auf die Entwicklung von Lehr-/Lernzielen letztlich nicht weiterhelfen, wenn man einmal beachtet, dass sich dieses Konzept heute der bemerkenswerten Zahl von über 600 ermittelten Schlüsselqualifikationen erfreuen kann (vgl. Minnameier 1997, S. 2). Auf der Grundlage der konstituierenden Dimensionen beruflicher Handlungskompetenz – nämlich: Fach-, Methoden-, Human- und Sozialkompetenz – besteht das Hauptproblem in der Festlegung gegenwarts- und zukunftsrelevanter Inhalte sowie in der Formulierung möglichst gehaltvoller Zielbestimmungen, ohne sich in einer – mit Blick auf die Bildungspraxis – unrealistischen Vielzahl inhaltlicher Nennungen zu verlieren, welche wiederum von der Komplexität des Kompetenzbegriffs weg zu führen drohen.

2. Das Berufsfeld Pflege hat zudem die Herausforderung zu meistern, die Erkenntnisse einer sich konsolidierenden Wissenschaft in die Bildungspläne und Curricula der Aus- und Weiterbildung zu integrieren sowie einen eigenständigen Kompetenz- und Verantwortungsbereich der Pflegepraxis inhaltlich und strukturell zu verankern. So ist der Begriff der beruflichen Handlungskompetenz mit Blick auf die Bestimmung pflegerischen Wissens und pflegerischer Handlungen bisher nicht hinreichend geklärt.[1]

So übergehe ich die Frage nach dem WAS und wende mich der Vermittlungsebene und damit der Frage zu, WIE ich diese Kompetenzen denn bei den Lernenden bewirken, fördern bzw. ermöglichen kann. Unter methodischen Gesichtspunkten kommt dem Konzept des handlungsorientierten Unterrichts dabei besondere Bedeutung zu.

Impulse einer konstruktivistischen Didaktik für die Gestaltung innovativer Lernwege in der Pflegeausbildung

Die Umsetzung von Elementen des handlungsorientierten Unterrichts sind in der Pflege keineswegs neu. Was aber im Hinblick auf den Anspruch des

---

[1] Bemerkenswert ist an dieser Stelle allerdings die Arbeit von Olbrich (1999), die einen Begriff der „Pflegekompetenz" auf der Grundlage von Situationsbeschreibungen aus dem Pflegealltag sowie in Auseinandersetzung mit verschiedenen kompetenztheoretischen Ansätzen einerseits und Pflegetheorien andererseits entwickelt hat.

„Innovativen" näher betrachtet werden soll, ist die lerntheoretische Auffassung, die hinter dem Konzept des handlungsorientierten Unterrichts steht,[2] denn:

1. Handlungsorientierter Unterricht ist mehr als eine allgemeine Methoden-varianz. Zudem verweist das Prinzip der Handlungsorientierung auch auf notwendige strukturelle und organisatorische Innovationen im Rahmen der Pflegeausbildung.

2. Handlungsorientierter Unterricht auf der Grundlage eines konstruktivistisch geprägten Lernverständnisses geht von einem grundsätzlich veränderten Lern- und Wissensbegriff aus, der wiederum ein anderes Verständnis vom Prozess des Wissenserwerbs und der Wissensanwendung mit sich bringt.

Theoretische Grundlagen eines konstruktivistischen Lernverständnisses

Der Konstruktivismus, der in seinen verschiedenen Ausformung als sogenannter Radikaler oder auch Neuer Konstruktivismus vertreten wird, ist eine Er-kenntnistheorie, die derzeit von verschiedenen wissenschaftlichen Disziplinen, so auch von der Pädagogik, rezipiert wird. Als Erkenntnistheorie ist der Kon-struktivismus auf einer metatheoretischen Ebene angesiedelt und kann Kriterien für pädagogische Theoriebildung und Impulse für pädagogisches Handeln setzen, stellt aber selbst keine neue Lern- oder Unterrichtstheorie dar.

Die derzeitige Konstruktivismusdebatte beschäftigt sich im Wesentlichen mit drei Fragen:

(1) *Die Frage nach der Objektivität des Wissens.* Diese Frage wird insbesondere unter erkenntnistheoretischer Perspektive vom sogenannten Radikalen Kon-struktivismus gestellt. Mit Bezug auf Erkenntnisse der Neurobiologie und der modernen Hirnforschung geht der Radikale Konstruktivismus davon aus, dass menschliches Wahrnehmen und Erkennen nicht das Abbild objektiver Realität bzw. vom Menschen unabhängig existierender Wirklichkeit ist, sondern immer ein Ergebnis individueller Konstruktion durch die

---

[2] Als theoretischer Bezugsrahmen des handlungsorientierten Unterrichts wurden bisher im Wesentlichen die materialistische Aneignungstheorie (nach Leontjew und Galperin), die kog-nitive Handlungstheorie (nach Aebli) sowie Aspekte der Lern- und Motivationspsychologie herangezogen (vgl. Gudjons 1997). Der Konstruktivismus als Erkenntnistheorie lässt sich in diesen Bezugsrahmen einfügen, seine Ergebnisse didaktisch fruchtbar machen.

Verknüpfung von Handlung, Erfahrung und Erkenntnis. Im Rahmen dieser radikalkonstruktivistischen Sichtweise exisitieren Objektivität und Wahrheit nicht; Wirklichkeit ist menschliche Konstruktion, ist konsensuelles Ergebnis intersubjektiver Verständigung.

(2) *Die Frage nach der theoretischen Modellierung des Wissens und seiner Situiertheit.* Der sogenannte Neue Konstruktivismus, wie er unter anderem in den Kognitionswissenschaften vertreten wird, betont den situativen Kontext des Lernens. Hier wird die Auffassung vertreten, dass der Prozess des Wissenserwerbs und der Wissensanwendung abhängig ist von seiner kontextuellen Einbettung. Das heißt, wird Wissen dekontextualisert, ohne situativen Bezug erlernt, so ist ein spontaner Transfer schulischen Wissens in den beruflichen Alltag nicht zu erwarten. Der Gedanke des situierten Lernens ist in fast allen reformpädagogischen Bemühungen erkennbar und wesentlichen Grundlage des handlungsorientierten Lernens. Auch in der Pflege ist der Ansatz des „situated learning" längst bekannt.

(3) *Die Frage nach dem Wissenserwerb und der Bedeutung von konstruktivistischen Lernumgebungen.* Unter dieser Fragestellung postuliert die aktuelle Lehr- / Lernforschung einen neuen Lernbegriff, der nicht primär ergebnisorientiert, sondern prozessual verstanden wird und verschiedene Wege von der Alltagsvorstellung der Lernenden zum Aufbau fachlichen Wissens beschreibt. Lernen wird aus konstruktivistischer Perspektive als ein aktiver, konstruktiver, selbstgesteuerter, situativer und sozialer Prozess begründet. (vgl. Reetz 1996, S. 178f)

Ich möchte im Folgenden auf die didaktische Relevanz eines konstruktivistischen Lernverständnisses eingehen und von daher nur einige ausgewählte Aspekte konstruktivistischer Erkenntnistheorie erläutern, die im Hinblick auf die konkrete Gestaltung von Lernsituationen in der Pflegeausbildung einerseits und die Chancen bzw. Grenzen des Wissenstransfers andererseits interessant und wertvoll erscheinen.

Der Konstruktivismus geht von der Einmaligkeit des Menschen aus, von seiner Einmaligkeit zu denken, zu lernen, zu handeln und zu arbeiten. So ist auch der Erwerb von Wissen immer individuell, eingebettet in die biographische Geschichte der Lernenden und in die aktuelle Situation, aus der heraus gelernt wird (Kösel 1995; Reetz 1996; Siebert 1997; Falk 1999).

Schule reagiert vergleichsweise zurückhaltend auf diese Einmaligkeit und lehrt vielfach noch *eine* Auffassung, *ein* Thema über *eine* Methode an eine Vielzahl von Lernenden. Das ist sozusagen traditionell verfestigt – oder, um es ein wenig provokativ auszudrücken: So funktioniert Schule, so funktioniert Lernen.

Hinter dieser traditionellen Gestaltung von Lernen steht eine ganz bestimmte Vorstellung vom Wissenserwerb; es ist die Vorstellung, definierte Wissensinhalte mehr oder weniger in der im Unterricht vermittelten „Reinform" in die Gedankenwelt der Schüler zu übertragen, fast unberührt von deren subjektiver Lebens- und Erfahrungswelt. Diese Aussage zeichnet natürlich ein sehr pointiertes Bild. Viele innovative Ansätze aus der Bildungspraxis – ich denke in der Pflege besonders an erfahrungsorientierte oder gestaltpädagogische Elemente – lassen dieses Bild vielerorts schon verwischen. Dennoch dominiert besonders in beruflichen Schulen das inhaltsorientierte Lernen. Die Struktur des Inhalts bzw. des Themas bestimmt den Ablauf von Unterricht; die Person der Lernenden mit ihrem Wissen und Können, mit ihren Erfahrungen und Fragen hat vergleichsweise wenig Einfluss auf die Planung und Gestaltung von Unterricht. Der Konstruktivismus spricht hier von einer sogenannten „Abbild-, Erzeugungs- oder Belehrungsdidaktik"; diese geht von der Illusion der „Machbarkeit" des Wissens aus („gelernt wird, was gelehrt wird") und vernachlässigt die Tatsache, dass Wissen stets und nur subjektgeneriert ist.

So unterscheidet der Konstruktivismus interessanterweise zwischen Information und Wissen. Informationen sind Inhalte, die außerhalb der Person vorhanden sind, die ich lehren kann und die ich beim Lernenden in bestimmtem Umfang auch abrufen kann. Informationen werden aber erst dann zu Wissen transformiert, wenn sie für den Lernenden subjektiv bedeutsam sind. Subjektiv bedeutsam heißt in konstruktivistischer Sprache, Wissen muss *relevant, viabel* (nützlich bzw. passend)*, neu* und *anschlussfähig* (das heißt integrierbar in eine eigene kognitive Struktur) sein (vgl. Siebert 1997, S. 12f).

Die Entscheidung über diese vier Kriterien trifft jeder Einzelne selbst, durchaus aber in der Auseinandersetzung mit anderen. Das heißt in der Konsequenz, dass Wissen, konstruktivistisch verstanden, sich nicht in Stoffkatalogen einfangen lässt, sondern gedächtnispsychologisch und somit als eine Leistung des Subjekts verstanden werden müsste (vgl. Minnameier 1997, S. 9). Das entbindet uns selbstverständlich nicht von der Herausforderung, relevante (Aus-) Bildungsinhalte festzulegen, denn Lernen ist immer gebunden an konkrete

Inhalte. Vielmehr wird die besondere Bedeutsamkeit der Gestaltung von Lernprozessen und Lernumgebungen betont.

Kriterien für die Planung handlungsorientierter Lernsituationen aus konstruktivistischer Sicht

Das Plädoyer für die Gestaltung handlungsorientierter Lernsituationen beinhaltet weit mehr als die allgemeine Fürsprache für eine größere Methodenvarianz. Handlungsorientierter Unterricht greift auch dann zu kurz, wenn er, allein quantitativ betrachtet, am Grad der Schüleraktivierung bemessen wird. Das Prinzip der Handlungsorientierung im Rahmen von Bildungsprozessen zielt auf verstehendes Lernen und damit auf eine für weiteres Lernen tragfähige Wissensbasis. Wenn man also verstehendes Lernen als aktiven, konstruktiven, selbstgesteuerten, situativen und sozialen Prozess begreift, dann geht es seitens der Lehrenden ganz wesentlich um einen Perspektivenwechsel bei der Unterstützung des Lernens. Lehren verliert damit keineswegs an Bedeutung; Lehrkräfte bleiben im Unterricht weiterhin aktiv, aber sie verändern ihr unterrichtliches Verhalten (Dubs 1997). Als Beteiligte am Lernprozess ist ihre Aufgabe nicht primär die Bereitstellung fertigen „Wissens", sondern die Ermöglichung von Wissenskonstruktion.

Die Ermöglichung von Wissenskonstruktionen aber benötigt vielfältigere, teilweise auch grundlegend andere als die klassisch rezeptiven Lernarrangements.

Nach Dubs lassen sich 7 Merkmale nennen, die den konstruktivistischen Annahmen effektiver Lernsituationen und -umgebungen gerecht werden:

1. Problemstellungen sollen realistisch komplex sein.

2. In einem aktiven Prozess sollen Wissen und Können aus eigenen Erfahrungen heraus gebildet und personalisiert werden.

3. Im Rahmen kollektiven Lernens sollen subjektive Konstruktionen diskutiert und damit inter-individuell geprüft [und gegebenenfalls durch den Einzelnen korrigiert] werden.

4. Denk- und Verstehensfehler werden dabei zum Ausgangspunkt des pädagogischen Treatments gemacht und nicht lediglich durch das jeweils Richtige ersetzt.

5. Die Instruktion soll an den Vorerfahrungen der Adressaten ansetzen und auf
    deren Interessenlage ausgerichtet sein.

6. Gefühle sowie eine positive emotionale Haltung gegenüber den Lehrinhalten
    sind wichtig, damit kooperatives Lernen, Selbststeuerung und die Korrektur
    von Denkfehlern stattfinden können.

7. Es gibt nicht einfach richtige oder falsche Lösungen; vielmehr soll die
    Evaluation des Lernerfolgs auf individuelle Lernfortschritte bezogen werden
    (Dubs 1995 in Minnameier 1997, S. 13).

Ein solchermaßen gestalteter Wissenserwerb begünstigt die kritische und
reflektierte Wissensanwendung, da die Lerninhalte nicht als bloße Informationen zersplittert und isoliert, oft unreflektiert und ohne Anwendungsbezug
abgespeichert oder auch vergessen werden, sondern idealerweise als Wissensinhalte zum Bestandteil der Identität, des Selbst- und Weltbildes des Einzelnen
werden.

Ausblick: Zur Entwicklung innovativer Lernkulturen in der Pflegeausbildung

Wo immer TheoretikerInnen über ihren Büchern sich Gedanken um mögliche
Verbesserungen, Innovationen oder den Fortschritt schlechthin machen, sehen
sich PraktikerInnen nicht selten und teilweise auch zu Recht mit Ansprüchen
oder zumindest Vorstellungen konfrontiert, die mit den äußeren Bedingungen
der Realität kollidieren. Aber vielleicht zeigt ein kurzer Einblick in das Projekt
„Wissenstransfer in der Pflege. Förderliche und hinderliche Faktoren für die
Umsetzung von innovativen Ausbildungsinhalten in die Pflegepraxis",[3] dass
selbst schwierige Rahmenbedingungen in der Pflegeausbildung Spielräume
zulassen zur Entwicklung einer innovativen Lernkultur, in der die Person
der/des Lernenden Mittelpunkt und Ausgangspunkt des Lernens ist.

Ohne auf die Gesamtkonzeption dieses Projektes einzugehen, möchte ich
zwei Aspekte herausgreifen, die im Hinblick auf die Entwicklung und

---

[3] Das Projekt „Wissenstransfer in der Pflege. Förderliche und hinderliche Faktoren für die
Umsetzung von innovativen Ausbildungsinhalten in die Pflegepraxis" wurde, als Praxispro-
jekt von der Robert Bosch Stiftung gefördert, in Kooperation der Universität Bremen mit zwei
Krankenhäusern des Landes Bremen in einem Zeitraum von zweieinhalb Jahren durchgeführt
und endete im April 2000 (siehe hierzu auch Roes im vorliegenden Band).

Gestaltung innovativer Lernwege, die konstruktivistisch begründbar und praktisch umsetzbar, besonders wichtig erscheinen. Der erste Aspekt verweist auf die strukturelle und organisationale Ebene der Pflegeausbildung; der zweite auf die methodisch-didaktische Ebene.

Strukturelle und organisationale Ebene: Im Rahmen des Projekts wurde in zwei Modellhäusern des Landes Bremen ein jeweils unterschiedliches Modell dezentralen Lernens entwickelt. Dezentrales Lernen meint hier eine strukturelle Verknüpfung von Lernen und Arbeiten. Es geht um eine organisationale, inhaltliche und personale Annäherung der Lernorte Schule und Station in Form arbeitsplatznahen bzw. arbeitsplatzgebundenen Lernens in direkter Kooperation von PflegelehrerInnen und MentorInnen bzw. PraxisanleiterInnen, Pflegenden und Auszubildenden. Konkret heißt das, PflegelehrerInnen arbeiten regelmäßig mit den Auszubildenden bzw. mit Gruppen von Auszubildenden und teilweise mit den PraxisanleiterInnen, MentorInnen und Pflegenden zusammen auf den Stationen, und zwar im Sinne einer Lern- und nicht etwa einer Leistungs- situation, wie etwa der sogenannte Klinische Unterricht häufig empfunden wird. Damit wird zunächst einmal einem Grundproblem beruflicher Bildung allgemein, nämlich dem Auseinanderdriften von Theorie und Praxis entgegen- getreten, da inhaltliche Differenzen situativ, das heißt vor Ort, in zeitlicher Unmittelbarkeit, mit allen am Lernprozess Beteiligten diskutiert, reflektiert und bearbeitet werden können. Zudem existiert auf der Stations- bzw. Abteilungsebene ein medial ausgestatteter Lernraum, in dem die Lernenden sich in Gruppen, orientiert an Anforderungen des Pflegealltags einerseits und definierter Lernaufgaben andererseits thematisch vorbereiten und miteinander diskutieren konnten.

Methodisch-didaktische Ebene: Im Rahmen der lernaktiven Projektphasen hatten die Lernenden die Möglichkeit, Lerninhalte aus den Fragen und Anfor- derungen des pflegerischen Alltags abzuleiten, sich neues Wissen selbständig anzueignen oder bestehendes Wissen zu vertiefen, Ergebnisse zurück in die Praxis zu tragen, um daraus resultierende Handlungsprozesse und -ergebnisse wiederum zu reflektieren. Dabei haben die Lernenden vielfach in Gruppen auch unterschiedlicher Ausbildungssemester gearbeitet. Interdisziplinäres Lernen bzw. Arbeiten durch das Einbeziehen anderer Berufsgruppen im Krankenhaus war ein wesentlicher Aspekt dieser Lernphasen.

Durch die strukturell-organisatorisch gesicherte Verbindung von Lernen und Arbeiten sowie die didaktische Gestaltung situativen, reflexiven und in weiten

Teilen auch selbstgesteuerten Lernens nach handlungsorientierten Prinzipien wurde den Lernenden die Möglichkeit eröffnet, an subjektives Wissen anzuknüpfen, neue Interessen zu entwickeln, Handlungsspielräume zu erkennen, zu nutzen und zu reflektieren. Lernen wurde idealerweise als ein Prozess erfahren, in dem der/die Einzelne pflegerische Alltagsprobleme in Kooperation mit anderen selbständig und eigenverantwortlich lösen konnte.

Insgesamt erhoffen wir uns nach Abschluss des Projekts, neben den angestrebten Projektergebnissen, eine positive Resonanz insbesondere von Seiten der Lernenden und die Erfahrung, dass insbesondere zukunftsfähige Kompetenzen für die Pflege, wie etwa Problemlösungs-, Entscheidungs- und Begründungsfähigkeiten sowie die Fähigkeit und Bereitschaft zur Verantwortungsübernahme für das eigene berufliche Tun im Rahmen einer personenorientierten Lernkultur gefördert und gestärkt werden können.

Literatur

Arnold, R./Lipsmeier, A. (Hrsg.) (1995): Handbuch der Berufsbildung; Opladen.

Arnold, R./Siebert, H. (1997): Konstruktivistische Erwachsenenbildung. Von der Deutung zur Konstruktion von Wirklichkeit; Hohengehren.

Dubs, R. (1997): Schülerzentrierung im Unterricht: Vermutungen über einige Mißverständnisse; in: Zeitschrift für Berufs- und Wirtschaftspädagogik, Heft 4, S. 337–342.

Falk, J. (1999): Überlegungen zu einer konstruktivistischen Didaktik; in: Pflegepädagogik, Heft 1, S. 31–33.

Gudjons, H. (1997): Handlungsorientiert lehren und lernen. Schüleraktivierung, Selbsttätigkeit, Projektarbeit; 5. Auflage; Bad Heilbrunn.

Kösel, E. (1995): Die Modellierung von Lernwelten. Handbuch zur Subjektiven Didaktik; 2. Auflage; Elztal-Dallau.

Minnameier, G. (1997): Die unerschlossenen Schlüsselqualifikationen und das Elend des Konstruktivismus; in: Zeitschrift für Berufs- und Wirtschaftspädagogik; Heft 1, S. 1–29.

Olbrich, Ch. (1999): Pflegekompetenz; Bern, Göttingen, Toronto, Seattle.

Reetz, L. (1996): Wissen und Handeln. Zur Bedeutung konstruktivistischer Lernbedingungen in der kaufmännischen Berufsbildung; in: Beck, K. et al. (Hrsg.): Berufserziehung im Umbruch. Didaktische Herausforderungen und Ansätze zu ihrer Bewältigung; Weinheim, S. 173–188.

Schwarz-Govaers, R. (1999): Praxiswissen der Pflege und Fachdidaktik; in: Koch, V. (Hrsg.): Bildung und Pflege. 2. Europäisches Osnabrücker Kolloquium; Bern, Göttingen, Toronto, Seattle, S. 45–67.

Martina Roes

Implementierung innovativer Ausbildungskonzepte im Kontext „lernende Organisation", am Beispiel eines Bremer Modellprojektes

Dezentrale Bildungskonzepte

In der dualen Berufsbildung sind seit langem Bemühungen um eine Verbesserung der Ausbildungsqualität festzustellen, indem unter anderem die Kooperationen zwischen den Lernorten „Berufsschule" und „Arbeitsplatz" verstärkt werden[1]. Unter Hinzuziehung dezentraler Bildungskonzepte wird eine Veränderung betrieblichen Lernens initiiert. Alle am Lehr-/Lernprozess beteiligten Institutionen sind aufgefordert, sich sowohl mit neuen organisatorischen als auch mit neuen didaktischen Ausbildungskonzepten zu befassen (Dehnbostel 1992). Dabei bezieht sich eine *organisatorische* Veränderung auf lernorganisatorische Entwicklungen sowie auf die betriebliche Personal- und Organisationsentwicklung. Es entstehen neue arbeitsplatzbezogene Lernorte, wie z.B. Lerninseln, lernortübergreifende Lernbereiche und Lernfelder. Diese neuen Organisationsformen werden untereinander und mit herkömmlichen Lernorten vernetzt. Aus *didaktischer* Sicht wird eine Abkehr von der bisherigen Zentralisierung beruflichen Lernens gefordert. Eine Dezentralisierung des Lernens wiederum benötigt eine arbeitsplatzbezogene Didaktik. Sie zeichnet sich durch Lernprinzipien aus, die durch die Verbindung von Lernen *und* Arbeiten geprägt sind. Im Vordergrund dieser Lern- und Lehrprozesse steht unter anderem die Gestaltung des reflektierenden Erfahrungslernens oder das Konzept des Handlungslernens.

Vier didaktische Prinzipien charakterisieren, laut Dehnbostel (1992), das dezentrale Bildungskonzept:

- Lern- und Lehrprozesse orientieren sich an offenen arbeitsweltlichen Aufgabenstellungen;

- Integration von Theorie – Praxislernen;

- aktive Teilnahme an der Gestaltung von Lernprozessen;

---

[1] Siehe hierzu die umfangreiche Literatur des BIBB, insbesondere Band 195; 225; 226.

- im Mittelpunkt steht das selbstorganisierte, kooperative Lernen.

Lern- und Lehrprozesse orientieren sich nicht mehr an formalisierten, systematisch organisierten Lerninhalten. Zudem wird intentionales Lernen verknüpft mit Lernprozessen, die durch Erfahrungen im täglichen Arbeitshandeln geprägt sind. Im Mittelpunkt steht die Handlungsorientierung. Die Aufgabe der LehrerInnen und AusbilderInnen ist weniger die der Vermittlung von Inhalten, sondern die der Moderation und Begleitung von Lernprozessen. Insbesondere das letzte didaktische Prinzip hat unmittelbare Konsequenzen für das (Lehr-) Verhalten, soll die Umsetzung dezentraler Bildungskonzepte gelingen: LehrerInnen sind gefordert, sich vom traditionellen Unterrichtsgeschehen zu verabschieden und neue Methoden des Lehrens zu lernen. Will Schule den eben aufgeführten Anforderungen gerecht werden, müssen SchülerInnen zuerst lernen *wie man Lernen lernt* und die LehrerInnen müssen lernen, *wie man Lernen lehrt*.

Die Umsetzung dezentraler Bildungskonzepte in der Berufsausbildung hat auch Konsequenzen für die am Arbeitsplatz tätigen AusbilderInnen (siehe Abb. 1). Sie sind gefordert, bestehende Lernpotentiale des Arbeitsplatzes zu nutzen und eine dem Umfeld entsprechende Lerninfrastruktur herzustellen. In dieser Funktion sehen sie sich allerdings oft mit dem Problem konfrontiert, als voll integriertes Arbeitsmitglied den üblichen Arbeitsanfall zu bewältigen und gleichzeitig pädagogische Ausbildungsziele zu verfolgen (Brandes 1999; Domscheit et.al. 1994; Meifort 1998; Walden 1999).

Abb. 1: Konsequenzen dezentraler Bildungskonzepte für die Beteiligten

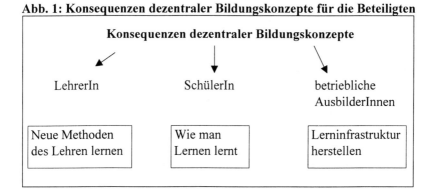

Projekt „Wissenstransfer in der Pflege"

Die Umsetzung dezentraler Bildungskonzepte wurde über einen Zeitraum von 2,5 Jahren in zwei Bremer Krankenhäusern bzw. Krankenpflegeschulen erprobt. Ziel des Modellprojektes „Wissenstransfer in der Pflege" war die Entwicklung, Erprobung und Implementierung innovativer Ausbildungskonzepte zur Förderung des (Wissens-)Transfers in der Pflege. Besonderes Augenmerk wurde auch auf die Vernetzung schulischer (theoretischer) und praktischer (betrieblicher) Ausbildungsinhalte gerichtet. Das Projekt wurde vom Institut für angewandte Pflegeforschung (iap) der Universität Bremen wissenschaftlich begleitet und von der Robert Bosch Stiftung gefördert. Das Modellprojekt startete im Oktober 1997 mit einer Ist-Analyse, an der alle neun Krankenpflegeschulen im Lande Bremen beteiligt waren. Die Ist-Analyse umfasste die schriftliche Befragung der SchulleiterInnen und PflegelehrerInnen sowie Gruppendiskussionen mit Auszubildenden aller Ausbildungssemester. Mit den MentorInnen bzw. PraxisanleiterInnen sowie Klinikpflegeleitungen, Stationsleitungen und Pflegenden der beiden Modellhäuser wurden ebenfalls Gruppendiskussionen geführt[2]. Das Projekt endete im April 2000 mit einer Abschlusstagung[3].

Folgende Überlegungen bildeten den Ausgangspunkt für die Gesamtkonzeption des Modellprojektes:

- abstrakte Vorüberlegungen und situative Erfordernisse;

- unterschiedliche Lernwirklichkeiten;

- Pflegeschule als „einziger" Lernort;

- keine Lernortpluralität.

Auszubildende sehen sich oft mit der Schwierigkeit konfrontiert, eher abstrakte Vorüberlegungen (die Theorie in der Schule) und situative Erfordernisse (im Pflegealltag) miteinander zu verknüpfen; daher auch der Titel des Projektes „Wissenstransfer". Zudem sieht sich der/die Auszubildende an den verschiedenen Lernorten (der Pflegeschule einerseits und der Pflegealltag andererseits) mit zum Teil sehr unterschiedlichen Lernwirklichkeiten konfrontiert, die zu Widersprüchen und Konflikten (den sogenannten Theorie–

---

[2] Siehe hierzu den internen Zwischenbericht vom April 1998 sowie den Anschlussbericht (Veröffentlichung voraussichtlich Ende 2000)
[3] Titel der Tagung: „Mit Rückenwind zu neuen Ufern – Wissenstransfer in der Pflege", am 14. April 2000 im ZKH Bremen Ost.

Praxisdiskrepanzen) führen. In der Regel erlebt der bzw. die Auszubildende auch eine Lern-/Lehrorganisationsform, die traditionellerweise die Pflegeschule als „einzigen" Lernort definiert und den Pflegealltag lediglich als Arbeitsort, nicht aber als Lernort begreift. Ein Verständnis von Lernortpluralität ist ebenfalls kaum vorzufinden.

Die Vision des Projektes lag dementsprechend darin, Lernen nicht auf die kognitive Aufnahme abstrakten situationsunabhängigen Wissens (knowing that) zu reduzieren. Vielmehr sollte durch eine aktive Teilnahme des bzw. der Auszubildenden an einer Erfahrungsgemeinschaft (dem Pflegealltag) die Verarbeitung kontextspezifischen Wissens (knowing how) im Mittelpunkt stehen. PflegelehrerInnen, MentorInnen bzw. PraxisanleiterInnen sollten Lernprozesse moderieren und so zur Entwicklung beruflicher Handlungskompetenzen beitragen.

> „Die (Lern)Beraterin liefert ‚nur' das Arrangement, innerhalb dessen eine Entwicklung stattfinden kann und bringt ihre ‚Außenansicht' als Rückmeldung für mögliche hilfreiche Impulse in den Prozess ein" (Gairing 1996, S. 219).

Im Zentrum steht der Übergang von der Fremdbestimmung zur Selbststeuerung und Selbstorganisation.

Innovative Ausbildungskonzepte

In den Projektgruppen der beiden Modellhäuser wurden von allen an der Ausbildung Beteiligten unterschiedliche Ausbildungskonzeptionen entwickelt, erprobt und überprüft. Dabei wurde dem Experimentieren breiter Raum eingeräumt. Ziel war es, ein Konzept zu entwickeln, welches auch nach Ende des Modellprojektes in den beteiligten Einrichtungen praktikabel bleibt. In beiden Modellhäusern wurde in unmittelbarer Nähe der Modellstationen ein *dezentraler Lernraum* eingerichtet, der sowohl für Unterrichts- bzw. Anleitungszwecke als auch für Gespräche genutzt werden konnte. Die Konzeptentwicklung hatte außerdem aktuelle Rahmenbedingungen, wie z.B. zur Verfügung stehendes Personal, Zeit und Belegung, zu berücksichtigen.

Ausbildungskonzept I – Die Praxisanleitung

Bei diesem Ausbildungskonzept handelt es sich um einen arbeitsplatz-*ver*bundenen Ansatz, das heißt im Mittelpunkt steht das Lernen in *realähnlichen*

Situationen. Lernort und Arbeitsort sind zwar getrennt, es besteht jedoch eine direkte räumliche und arbeitsorganisatorische Verbindung. Pflegesituationen werden explizit für Lernsituationen genutzt. Unter Berücksichtigung des Einsatzplanes finden innerhalb von 12 Monaten mehrere sechswöchige Anleitungsphasen statt. Beteiligt ist eine Modellstation, kurz vor Ende des Projektes kam eine weitere Modellstation hinzu.

Eine Anleitung erfolgt in Zusammenarbeit mit einer PflegelehrerIn und einer PraxisanleiterIn und wird als prozessuales Geschehen verstanden. Jede Anleitung umfasst die folgenden Schritte:

1. eine Unterrichtseinheit à 1,5 Stunden im dezentralen Lernraum,

2. die Vorbesprechung der geplanten Maßnahme im dezentralen Lernraum,

3. die Durchführung der Maßnahme im PatientInnenzimmer sowie

4. die Reflexion der Durchführung der Maßnahme und der Anleitung im dezentralen Lernraum.

An allen Schritten der Anleitung sind neben dem/der Auszubildenden sowohl die PraxisanleiterIn (bzw. die sie betreuende Pflegende) als auch eine PflegelehrerIn beteiligt. Die Themen der Anleitung orientieren sich an dem Ausbildungsstand, dem Lerninteresse der Auszubildende und an dem Lernangebot der Modellstation. An der Unterrichtseinheit nehmen Auszubildende aller Semester teil. Die Themenbearbeitung berücksichtigt diese semesterübergreifende Zusammensetzung. PraxisanleiterIn und Auszubildende gestalten zusammen eine (Pflege-)Lernsituation, während die PflegelehrerIn die Rolle der LernberaterIn übernimmt und sowohl der SchülerIn als auch der PraxisanleiterIn ein Feedback gibt.

Ausbildungskonzept II – Die Lerninsel

Bei diesem Ausbildungskonzept handelt es sich um ein Konzept des arbeitsplatzgebundenen Lernens. Im Mittelpunkt steht die Idee des Lernens in *Realsituationen*, auch Lerninsel genannt. Dabei sind Arbeitsort und Lernort identisch und die Lerninhalte bzw. Lernsituationen ergeben sich unmittelbar aus dem Pflegealltag. Der jeweilige Lerngegenstand resultiert einerseits aus der aktuellen Notwendigkeit der Pflegesituation und berücksichtigt andererseits den Ausbildungsstand. Auszubildende der drei Modellstationen übernehmen für den Zeitraum von ein bis zwei Wochen ein Projektzimmer (= Lerninsel). In der Regel betreuen Auszubildende unterschiedlicher Semester gemeinsam PatientInnen eines Projektzimmers bzw. eines Projektbereiches. Dabei werden die Auszubildenden kontinuierlich von einer MentorIn bzw. Pflegenden angeleitet bzw. betreut. Mit der PraxisanleiterIn verabreden die Auszubildenden Termine für Einzel- bzw. Gruppenanleitungen. Die PflegelehrerInnen erscheinen punktuell auf den Modellstationen. Sie übernehmen sehr unterschiedliche Aufgaben: z.b. arbeiten sie mit den Auszubildenden zusammen (Projektzimmer); dies schließt das Durchführen von Anleitungen, das Besprechen von Arbeitsaufträgen oder das Vermitteln von Fachinhalten (dezentraler Lernraum) ein.

Die Überlegung zur Implementierung einer neuen Ausbildungskonzeption hatte einen weiteren, für das Projekt zentralen Aspekt, zu berücksichtigen: Die Verbesserung der Kooperation und Kommunikation zwischen der Pflegeschule und Pflegepraxis. Die Feststellung, dass zwischen Schule (Theorie) und Praxis eine Diskrepanz besteht, enthält auch ein Werturteil über die Beziehung der beiden (de Jong 1999) und erschwert den Prozess der Annäherung der Personen, die diese Perspektiven „vertreten". Wichtigstes Instrument ist deshalb das Miteinandersprechen. In der gemeinsamen Bearbeitung eines Themas werden Personen zusammen gebracht, die so in dieser Form vorher nicht miteinander über Probleme oder Ziele gesprochen haben. In dem Bemühen einen Konsens herzustellen oder Veränderungen zu initiieren können sich – idealerweise – Lernprozesse entfalten. Die Etablierung einer qualitativen Kooperations- und Kommunikationsstruktur wurde dementsprechend als eine entscheidende Voraussetzung für die Verbesserung der Ausbildungsqualität insgesamt betrachtet.

Die Implementierung

Die Entscheidung für ein neues Ausbildungskonzept (= Innovation) stellt lediglich den ersten Schritt hin zu einer Veränderung dar. Es handelt sich vorerst nur um eine Absichtserklärung, etwas verändern zu wollen. Im Hinblick auf die Implementierung innovativer Ausbildungskonzepte stand aus Sicht der wissenschaftlichen Begleitung die Identifizierung und Analyse förderlicher und hinderlicher Faktoren im Mittelpunkt. Dies nicht nur in Bezug auf die aktuelle Projektsituation, sondern auch um diese Erkenntnisse für die Etablierung erprobter Ausbildungskonzepte zu nutzen. Denn die Qualität eines Modellversuchs muss sich auch daran messen lassen, ob ein Transfer in andere Bereiche oder Einrichtungen gelingt (Kromrey 1997). Im Rahmen des Modellprojektes

konnte der Frage des Transfers in andere Einrichtungen allerdings nicht nach-
gegangen werden.

Ausgehend von der These, dass die inhaltliche, methodische und didaktische
Qualität des neuen Konzeptes nicht allein ausschlaggebend dafür ist, dass eine
Innovation angenommen und aufrechterhalten wird, erforderte die Betrachtung
der Implementierungsprozesse auch die Analyse bestehender (zum Teil ver-
deckter) Barrieren. Die Entscheidung für die Implementierung eines neuen Ausbildungskonzeptes provozierte erhebliche Veränderungen in den beteiligten
Einrichtungen. Insbesondere kam es zu Veränderungen in der üblichen Routine
des miteinander Agierens aller an der Ausbildung Beteiligten. Galt es doch,
nicht nur dezentrale Lernkonzepte zu entwickeln (inhaltliche Ebene), sondern
auch ein dezentrales Vorgehen in der Entwicklung, Erprobung und Auswertung
zu realisieren (methodische Ebene). Den Beteiligten stand insgesamt ein Zeitraum von 2,5 Jahren zum Experimentieren zur Verfügung, in denen sich die
MitarbeiterInnen aus Pflegepraxis und -schule über ihre Vorstellungen von
Pflege und Ausbildung, ihre Denk- und Handlungswelten austauschten und in
vielerlei Hinsicht zum Konsens kamen.

Zur Analyse der Implementationsprozesse wurde das Innovations-Entschei-
dungsmodell von Rogers (1995) herangezogen. Es umfasst fünf Schritte: von
der ersten Kenntnisnahme bis hin zur Bestätigung bzw. Aufrechterhaltung einer
Innovation (Roes 2000a). Es handelt sich um ein sehr komplexes Modell, das an
dieser Stelle nur auszugsweise vorgestellt wird. Von besonderem Interesse sind
die fünf Charakteristika einer Innovation (hier die neue Ausbildungskonzeption), die für die Gestaltung von Veränderungsprozessen und Akzeptanz
von entscheidender Bedeutung sind. Übertragen auf das Modellprojekt
„Wissenstransfer in der Pflege" können analog der fünf Charakteristika sowohl
förderliche als auch hinderliche Faktoren analysiert werden.

Tab. 1: Charakteristika einer Innovation am Beispiel eines Modellprojektes

Die fünf Charakteristika einer Innovation	Projekt „Wissenstransfer in der Pflege"
Der Grad des relativen Vorteils	Ziele der Beteiligten Ausbildungsverständnis Erwartungen, Vorteile, Effektivität
Die Kompatibilität der Innovation mit der Institution	Bisherige Lehr-/Lernformen (de)zentrale Entscheidungswege Verantwortung und Autonomie für Lernprozesse Kooperation und Kommunikation
Die Komplexität der Innovation	Strukturelle und personelle Dimension Inhaltliche, methodisch didaktische Anforderungen der Konzepte
Das aktive Experimentieren mit der Innovation	Durch den Modellcharakter gegeben
Die Erkennbarkeit von Ergebnissen	Responsive Evaluation, dadurch nach Abschluss jeder Phase Ergebnisse vorhanden: Blitzlicht, Gruppeninterviews, Befragungen, Tagebücher, Beobachtungen

Die Verwirklichung der Vision (hier die Veränderung von Ausbildung) machte eine Implementationsstrategie erforderlich, die ihre Maßnahmen darauf ausrichtete, eine Brücke zwischen dem aktuellen (Ist) und dem zukünftigen Zustand zu schlagen. Wie weit diese Brücke reicht, kann unter Hinzuziehung des erreichten Wirkungsbereiches der angestrebten Lernprozesse und dem Stellenwert, den eine Veränderung für die Einrichtung hat, deutlich gemacht werden.

Die Implementierung innovativer Ausbildungskonzepte im Kontext *lernende Organisation*

Innovationsfähigkeit wird häufig in Zusammenhang mit dem Konzept der „lernenden Organisation" diskutiert. Unter lernender Organisation kann grob umrissen „eine systematische Zusammenstellung von Problemlösungswissen (...) verstanden werden" (Hennemann 1997, S. 46). Organisationale Lernprozesse umfassen jene Lernaspekte, bei denen Probleme der Organisation im individuellen Zusammenspiel verschiedener Ebenen und Bereiche geklärt bzw. gelöst werden können. Übertragen auf das Projekt „Wissenstransfer" bedeutete dies, die Bearbeitung von Ausbildungsproblemen mit dem Ziel der Verbesserung der Ausbildungsqualität.

Im Mittelpunkt organisationaler Lernprozesse steht wiederum die Ressource *Wissen*. Bisher war lediglich von dem Transfer schulischen und praktischen Wissens (im Kontext der Entwicklung innovativer Ausbildungskonzepte) die Rede. Organisationales Lernen benötigt jedoch eine kontinuierliche Aktivierung, Nutzung und Modifizierung *vorliegenden Wissens aller* MitarbeiterInnen (aller Ebenen und Bereiche) einer Einrichtung. Dementsprechend ist nicht nur der Lernprozess der Auszubildenden, sondern auch der der Pflegenden, der MentorInnen und PraxisanleiterInnen, der PflegelehrerInnen etc. von großer Wichtigkeit. Das heißt, dem Aspekt des *deutero lernens* – das Lernen lernen – kommt eine besondere Rolle zu. Mitentscheidend ist ebenfalls die Reflexionsfähigkeit der Beteiligten, um die initiierten Veränderungen kritisch und reflexiv zu betrachten, aber auch sich für das eigene Lernen selbst verantwortlich zu zeigen.

Schlüsselprobleme organisationalen Lernens werden insbesondere in der Kollektivierung individuellen Wissens und Könnens, in der institutionsweiten Verwendung dieses Wissens sowie in der dauerhaften Aufrechterhaltung dieser beiden Prozesse gesehen (Argyris/Schön 1996/1999). In Bezug auf das Projekt „Wissenstransfer" ging es dabei unter anderem um die Frage, wie es den Beteiligten gelang, die (individuellen) Erfahrungen und Lernprozesse, die sie in den verschiedenen Phase der Konzeptentwicklung und Erprobung innovativer Ausbildungsmodelle gewonnen hatten, für die weitere Gestaltung des Modellprojektes zu nutzen (individuelles Lernmoment) bzw. an Nicht-Projektbeteiligte weiterzugeben.

Resümee

Eine dauerhafte Änderung der bisher üblichen organisationalen Handlungstheorie (wie es z.b. die Implementierung eines innovativen Ausbildungskonzeptes darstellt) erfordert eine Änderung individuellen Handelns (single loop) inklusive einer kritischen Hinterfragung bestehender Normen, Werte und Ziele (double loop). Es muss zu einer kritischen Auseinandersetzung der verschiedenen Perspektiven kommen, wenn eine umfassende und langfristige Änderung tatsächlich implementiert und aufrechterhalten werden soll. Diese Auseinandersetzung vollzieht sich im Rahmen des Projektes im Idealfall auf mehreren Ebenen:

1. Auf der Ebene des dezentralen Bildungskonzeptes und seiner vier Prinzipien, die neben einer Veränderung des Handelns sowohl in pflegerisch-inhaltlicher Hinsicht (als Resultat der Theorie-Praxis-Gespräche) als auch in Bezug auf eine methodisch-didaktische Neubestimmung der Lern- und Arbeitsorte (single loop).

2. Auf der Ebene der Entwicklung neuer Interaktionsformen zwischen allen an der Ausbildung Beteiligten und damit verknüpft, das Hinterfragen bestehender Bilder, eigener Einstellungen und insbesondere der in der Interaktion repräsentierten Beziehung zwischen Schule (Theorie) und Pflegepraxis (double loop).

3. Und nicht zu vergessen, die aus 1 und 2 resultierenden Konsequenzen für die gesamte Einrichtung (lernende Organisation).

Ob das Projekt „Wissenstransfer in der Pflege" den MitarbeiterInnen der Modelleinrichtungen Anregung geben konnte,

- sich nicht nur mit der Entwicklung innovativer Ausbildungskonzepte zu befassen,

- sondern sich auch mit dem Prozess der Implementierung des von ihnen entwickelten Ausbildungskonzeptes mit dem Ziel der Aufrechterhaltung auseinander zu setzen

- und daraus resultierend Erkenntnisse für die Gestaltung umfassender Lernprozesse im Sinne der Nutzung und Förderung bestehender Wissensressourcen zu gewinnen, lässt sich derzeit noch nicht endgültig beantworten. Insbesondere können noch keine Aussagen über eine Etablierung bzw. Aufrechterhaltung getroffen werden (Projektzeitraum 10/97 bis 03/00). Hierzu wäre ein erneuter Blick in die Modelleinrichtungen in zwei bis drei Jahren erforderlich.

Literatur

Argyris, Chr./Schön, D. (1996): Organizational Learning II: Theory, Method and Practice (die deutsche Ausgabe ist 1999 erschienen: Die lernende Organisation: Grundlagen, Methoden, Praxis; Stuttgart).

Brandes, H. (1999): Einstellung von Ausbildern und Berufsschullehren zur Lernortkooperation; in: Pätzold, G./Walden, G. (Hrsg.) „Lernortkooperation – Stand und Perspektiven" (BIBB Band 225); Bonn, S. 157-172.

De Jong, A. (1999): Wie kommt das theoretische Wissen in die Pflegepraxis?; in: Koch, V. (Hrsg.): Bildung und Pflege – 2. Europäisches Osnabrücker Kolloquium; Bern, S. 69-78.

Dehnbostel, P./Holz, H./Novak, H. (Hrsg.) (1992): Lernen für die Zukunft durch verstärktes Lernen am Arbeitsplatz – Dezentrale Aus- und Weiterbildungskonzepte in der Praxis (BIBB Band 149); Bonn.

Domscheit, S./Wingenfeld, K./Grusdat, M. (1994): Gutachten zur praktischen Krankenpflegeausbildung in Berlin, Senatsverwaltung für Gesundheit – Referat Kranken- und Altenpflege; Berlin.

Gairing, F. (1996): Organisationsentwicklung als Lernprozess von Menschen und Systemen; Weinheim.

Görres, S. (1997): Wissenstransfer in der Pflege, Integrierter Finanzplan als Bestandteil der Projektskizze; Bremen.

Hennemann, C. (1997): Organisationales Lernen und lernende Organisation; München.

Knigge-Demal, B. (1996): Die Lehre in Theorie und Praxis – Vorschläge zur curricularen Gestaltung; in: Tagungsband der 6. Bundestagung – BA der Lehrerinnen und Lehrer für Pflegeberufe; Bielefeld, S. 87-93.

Pätzold, G. (1999): Überlegungen zur Initiierung und Intensivierung einer Zusammenarbeit zwischen Berufsschule und Betrieben; in: Pätzold G./Walden, G. (Hrsg.) „Lernortkooperation – Stand und Perspektiven" (BIBB Band 225); Bonn, S. 395-427.

Rabe-Kleberg, U. (1998): Beruflicher Karriereweg im Gesundheits- und Sozialwesen. Stand, Perspektiven, Visionen; in: Meifort, B. (Hrsg.): Arbeiten und Lernen unter Innovationsdruck (BIBB Band 221); Bonn, S. 117-121.

Roes, M./Francois-Kettner, H./Schmälzle, G./Lehmann, T. (2000a): MUM – Ein Qualitätsprogramm zum Anfassen; Bern.

Roes, M. (2000b): Interne Prozessberatung im Kontext einer lernenden Organisation; in: Pflegemagazin, Heft 1.

Rogers, E. (1995): Diffusions of Innovations; New York.

Walden, G. (1999): Einleitung zum Reader; in: Holz, H./Rauner, F./Walden, G. (Hrsg.): Ansätze und Beispiele der Lernortkooperation (BIBB Band 226); Bonn, S. 7-10

Wimmer, M. (1996): Zerfall des Allgemeinen – Wiederkehr des Singulären. Pädagogische Professionalität und der Wert des Wissens; in: Combe, A./Helsper W. (Hrsg.): Pädagogische Professionalität; Frankfurt/M, S. 404-471.

Barbara Klein/Barbara Schnückel

Virtuelles Lernen – Grenzenloses Wissen und Lernen mit dem Internet. Erste Erfahrungen mit dem EU-Projekt „SCHEMA"

Vorbemerkung

Während eine internationale Ausbildung für viele heute noch bedeutet, in andere Länder zu gehen, bietet das Internet die Möglichkeit, international zu lehren und zu lernen, ohne auch nur eine einzige Auslandsreise tätigen zu müssen. Die Potenziale des Internets werden heute zwar zunehmend genutzt, trotzdem steht man erst am Anfang und viele Fragen zur Gestaltung sind noch offen.

Das EU-Projekt SCHEMA (Social Cohesion through Higher Education in Marginal Areas) sucht die Möglichkeiten des virtuellen Lernens gerade auch im Pflegebereich auszuloten. Auf der Basis des sozialkonstruktivistischen Ansatzes werden hier in Zusammenarbeit mit Universitäten in Schottland, Finnland, Schweden und Deutschland sowie dem Fraunhofer-Institut für Arbeitswirtschaft und Organisation IAO nationale und internationale Veranstaltungen im Internet angeboten. Die wissenschaftliche Begleitforschung untersucht dabei die Effektivität und Akzeptanz der Vermittlungsformen, Gestaltung der Courseware und der Lerninhalte sowie die Bildung von virtuellen Gemeinschaften. In diesem Beitrag werden zuerst die Gestaltungsmöglichkeiten von Lernum-gebungen dargestellt, um dann den sozialkonstruktivistischen Ansatz und seine Lehr- und Lernmethoden speziell für das Internet aufzuzeigen. Im zweiten Teil wird auf die praktische Umsetzung im Rahmen eines Kurses in SCHEMA eingegangen. Zusammen mit dem Studiengang „Lehramt Pflegewissenschaft" der Universität Bremen und dem Fraunhofer IAO bzw. der Universität Stuttgart IAT wurde im Wintersemester 1999/2000 ein Seminar „Qualitätsmanagement im Gesundheits- und Sozialwesen" für Praktiker und Studierende aus der Pflege angeboten. Der folgende Beitrag zeigt die Konzeption und erste Erfahrungen der Umsetzung auf.

Lebenslanges Lernen

„Technologischer Fortschritt und wirtschaftlicher Strukturwandel erfordern vom arbeitenden Menschen immer häufiger und immer rascher ein Um-,

Weiter- und Neulernen – ein Leben lang" (Schlussbericht der Enquete Kommission Zukunft der Medien in Wirtschaft und Gesellschaft 1998).

Um der Forderung nach lebenslangem Lernen auch in Zusammenhang mit einer vollen Berufstätigkeit gerecht werden zu können, ist vor allem Ansätzen, die der Förderung von Selbstlernprozessen nachkommen, besondere Aufmerksamkeit zu schenken. Seit vielen Jahren schon sind in Zusammenhang mit Selbstlernprozessen Stichworte wie Fernlernen, z.b. im Rahmen des Telekollegs, bekannt. Im Zuge des technologischen Fortschrittes bieten sich immer mehr Medien an, die für den Prozess des Selbstlernens genutzt und sinnvoll eingesetzt werden können.

„Neue Lernumgebungen erlauben stärker als bisher die Selbstbestimmung des eigenen Lernweges und der eigenen Lerngeschwindigkeit, sie ermöglichen die Zusammenschau und Verknüpfungen bisher isolierter Kenntnisse und Wissensbestände" (Schlussbericht der Enquete Kommission Zukunft der Medien in Wirtschaft und Gesellschaft 1998).

Damit einher geht, dass sie das Potential bieten, unabhängig von Zeit und Ort eingesetzt zu werden.

Einsatz traditioneller und neuer Medien zur Gestaltung der Lernumgebung

Der Einsatz der Medien ist in Abhängigkeit mit den zu vermittelnden Inhalten, den Zielen des Kurses, den Lernaufgaben, der Aufgeschlossenheit der Anbieter und der Teilnehmer sowie den technischen Voraussetzungen, die beim Anbieter und beim Teilnehmer gegeben sind, zu sehen.

In Bezug auf die Lernumgebung kann unterschieden werden zwischen:

- einer Unterstützung der persönlichen Lernumgebung, bei der es lediglich um den individuellen Wissenserwerb geht und

- einem vernetzten Lernen, bei dem sich mehrere Teilnehmer im Rahmen von Gruppen und Teams austauschen und miteinander arbeiten.

Unterstützung einer persönlichen Lernumgebung

Bei einer persönlichen Lernumgebung geht es vor allem um den individuellen Informations- und Wissenserwerb des Lernenden. Dieser erfolgt in der Bereitstellung von geeigneten Informationen und Materialien. Das kann – je nach Inhalt – auf traditionelle Weise in Form von Büchern und schriftlichen Unterlagen erfolgen. Es bietet sich eine multimediale Unterstützung an, wie sie in Form von Videos und Tonaufnahmen oder auf einer CD-ROM erfolgen. Vorteil dieser Ergänzung ist die konkretere Verdeutlichung verschiedener Themen durch weitere visuelle und auditive Präsentationen. Ein weiterer Vorteil einer CD-ROM ist die Hypertextfunktion, die in Printmedien nicht gegeben ist. So kann innerhalb eines Textes auf weitere relevante Informationen zu dem Thema verwiesen werden (z.B. in Form von Texten, aber auch in Form von Videos, Bildern, Grafiken...), die direkt aus dem Text heraus angewählt werden können. Durch den Einsatz von CD-ROMs ist es zusätzlich möglich, CBT (Computer Based Training) in Form von interaktiven Lernprogrammen als eine effektive Selbstlernmethode in den Wissenserwerb zu integrieren.

Eine zusätzliche Erweiterung des Informationsspektrums stellen die weltweiten Zugriffsmöglichkeiten im Internet dar.

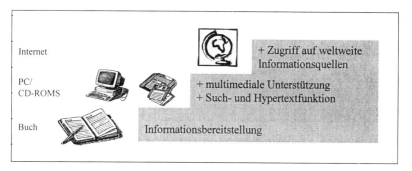

Unterstützung einer vernetzten Lernumgebung

Zur Unterstützung einer vernetzten Lernumgebung bietet sich heute vor allem das Internet an. Eine vernetzte Lernumgebung ermöglicht neben der Bereitstellung von Informationen und Materialien auch die Kommunikation der TeilnehmerInnen untereinander und mit den TutorInnen. Für die Informationsbereitstellung gelten die gleichen Möglichkeiten wie in einer individuellen Lernumgebung. Allerdings stellt sich an den Medieneinsatz in einer vernetzten Lernumgebung vor allem dann eine besondere Anforderung, wenn die TeilnehmerInnen sich nicht – z.B. auf Grund einer zu großen Entfernung – miteinander treffen können. Zur Unterstützung einer vernetzten Lernumgebung dient heute vor allem das Internet. Aber gerade wenn Kurse und Seminare über das Internet angeboten werden, stellen sich hier neue Anforderungen an die Gestaltung und Vermittlung des Lehrmaterials sowie an die organisatorische Durchführung. Kommunikation kann orts- und zeitversetzt über Email aber auch zeitgleich über das Chatten erfolgen. Videokonferenzmöglichkeiten über das Internet ermöglichen dabei auch den Sichtkontakt.

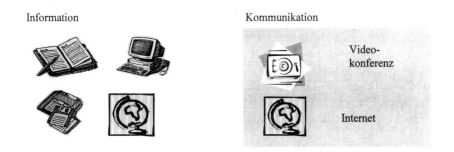

Methodisch-didaktische Modelle

Um Selbstlernprozesse adäquat zu unterstützen ist es wichtig, dass geeignete Vermittlungsmethoden eingesetzt werden. Gerade das Lernen, das nicht regelmäßig über Gruppenprozesse angestoßen und motiviert wird, braucht Ansätze, die eben diese Effekte fördern.

Ein Ansatz, der heute vor allem im Rahmen von Telelernprojekten und virtuellen Lernumgebungen diskutiert wird und der sich daher stark auf die Förderung von Selbstlernprozessen konzentriert, ist der sogenannte *sozial-konstruktivistische Ansatz.*

Im Gegensatz zu anderen pädagogischen Ansätzen, die vor allem die Bereitstellung und Weitergabe von Wissen und Informationen betonen (und die sehr häufig im Rahmen von Telelernangeboten noch immer zum Tragen kommen), geht ein konstruktivistischer Ansatz von der Annahme aus, dass Wissen nicht einfach auf den Lernenden übertragen werden kann, sondern dass Wissen aktiv von dem Lernenden konstruiert und geformt wird.

„Der Mensch erwirbt Wissen in der aktiven Auseinandersetzung mit der Welt" (Watzlawick in Pindl 1997)

Das Ziel kann also nicht sein, lediglich Informationen bereitzustellen und diese an den Lernenden weiterzugeben. Die Herausforderung liegt darin, den Lernenden dabei zu unterstützen, in der aktiven Auseinandersetzung mit der Welt, mit dem Beruf, mit den Kursinhalten, sein eigenes, für ihn und seine Arbeitsaufgaben angemessenes Wissen zu formen und dieses anzuwenden. Der Lernende muss lernen, wie er sich einen „kognitiven Rahmen" erstellen kann, in den er die dargebotenen Informationen integrieren und zu einem Ganzen wachsen lassen kann.

„Eine Weiterführung des konstruktivistischen Ansatzes liegt in der Erweiterung „sozial".

Hierbei liegt die Annahme zugrunde, dass in der Interaktion mit anderen, in der Diskussion mit Mitlernenden, neues Wissen entstehen und eine höhere Verständnisebene erreicht werden kann. (Vygotsky in Timms et al. 1998).

Auf diesen Annahmen basierend lassen sich kurz die Charakteristika des sozialkonstruktivistischen Ansatzes zusammenfassen:

- Lernen ist aktiv und individuell.

- Lernen soll in Netzwerken, Gruppen und Teams in der aktiven Diskussion und Kooperation stattfinden.

- Die Lerninhalte sollen sich an konkreten Aufgabenstellungen und an der Anwendung orientieren, um das aktive Aneignen der Lerninhalte in Auseinandersetzung mit dem Alltag zu gewährleisten.

- Konsequenterweise sollte deshalb das Lernen nicht nur in der Auseinandersetzung mit Texten, Lehrmaterialien oder dem Computer erfolgen, sondern unterschiedliche Lernorte, z.B. Lernprogramme am Computer, aber auch konkrete Aufgaben im Betrieb oder Diskussionsrunden mit Mitlernenden beinhalten.

Lehr- und Lernmethoden

Legt man die Anforderungen des sozialkonstruktivistischen Ansatzes zugrunde, stellt sich die Frage nach konkreten Umsetzungsmöglichkeiten bei der Konzeption von Weiterbildungskursen. Wie können neue Medien, wie CD-ROMs und vor allem das Internet, so gestaltet und genutzt werden, dass sie gezielt sowohl zur Vernetzung von Lehrenden mit Lernenden als auch Lernenden untereinander genutzt werden können?

In der Diskussion um geeignete Schulungsmethoden, die für internetunter-
stützte Kurse und in virtuellen Lernumgebungen angemessen sind („Web-
Enhanced Learning Environment Strategies" – WELES), gibt es vor allem sechs
Methoden, die bei der Erstellung von Kursen auch in Kombination verwendet
werden können[1]. Diese Methoden beruhen auf Erfahrungen im Klassenzimmer
und ergänzen sie um die Möglichkeiten, die das Internet bietet: Die ersten drei
Methoden (Entdeckendes Lernen, Gruppenarbeit und darstellendes, erklärendes
Lehren) beschäftigen sich mit dem „Wer und Wie" der Lernanleitung. Alle drei
beinhalten die Frage, wie der Schüler in den Lernprozess involviert wird, und
wie der Lehrer die Informationen weitergibt. Methoden sind dabei das gezielte
Nachfragen, um den Schülern Zusammenhänge aufzuzeigen, das Vortragen des
Stoffes angereichert mit Beispielen oder Gruppenarbeit. Die anderen drei
Methoden zielen auf die Resultate und die Lernumgebung des Unterrichtes
durch die Orientierung an konkreten Praxisbeispielen, durch den Einsatz von
Simulation oder Rollenspielen oder durch die Lösung konkreter Probleme ab.

Inquisitory Presentation – entdeckendes Lernen
Bei dieser Methode baut der/die Lehrende auf gezielte Fragen, die er an die
Lernenden stellt. Er erreicht damit, die Lernenden so in die Thematik einzu-
binden, dass sie Zusammenhänge und Regeln selber entdecken können und
dadurch verstehen lernen. Ziel ist die aktive Auseinandersetzung mit dem
Thema und in der Diskussion mit dem Lehrenden und den Mitlernenden, die
Antworten auf die vom Lehrenden gestellten Fragen zu entdecken. Die Heraus-
forderung an den Lehrenden liegt in der gezielten Art der Fragestellung, in der
Moderation der Diskussion, in der er auf bereits bestehendes Wissen bei den
Lernenden zurückgreifen kann und in der Bereitstellung der benötigten Hinter-
grund- und Kontextinformationen. Hier können Internetseiten zur Illustration
und zur Entdeckung neuer Informationsquellen herangezogen werden.

Aufgaben, die im Rahmen einer virtuellen Lernumgebung gestellt werden
können, beinhalten Beobachtungen, Folgerungen und Vergleiche, die Interpretation oder Erstellung von Daten und die eigenständige Informations-
beschaffung (mit Hilfe von Hinweisen des Lehrers) z.B. im Internet.

Collaborative Learning – Gruppenarbeit
Die Lernenden bekommen die Möglichkeit, mit anderen Lernenden zusammen
zu arbeiten, sich mit diesen auszutauschen und unterschiedliche Sichtweisen
und Meinungen zu diskutieren. Ziel ist die gemeinsame Erarbeitung und

---

[1] Dargestellt von PädagogInnen der Pennsylvania State University http://www.ed.psu.edu/nasa/page4.html.

Lösung einer Lernaufgabe. Zu diesem Prozess der Zusammenarbeit gehört, dass ein gemeinsames Verständnis der Lernaufgabe erlangt wird und sich die Teil-nehmerInnen auf eine Lösungsstrategie und eine geeignete Arbeitsteilung einigen müssen. Handelt es sich um einen längeren Zeitraum der Zusammen-arbeit, so besteht eine weitere Aufgabe darin, über diese Dauer den Kontakt und die Kooperation aufrecht zu erhalten. Die Aufgabe des Lehrers besteht darin, die Gruppen in ihrer Arbeit aber auch bei Problemen im Rahmen der Zusammenarbeit zu unterstützen.

Die Zusammenarbeit in virtuellen Lernumgebungen stellt eine besondere Herausforderung an die TeilnehmerInnen, aber auch an den TutorInnen dar, da die vorhandenen Kommunikationsmöglichkeiten wie E-mail oder Chat zur Kommunikation eingesetzt werden und die Motivation der TeilnehmerInnen, auch ohne regelmäßige Treffen, aufrecht erhalten werden muss.

Expository Presentation – darstellendes, erklärendes Lehren
Bei dieser Lehrform handelt es sich um eine Lektion, eine Präsentation oder einen Vortrag, die vom Lehrer dargestellt werden. Der Inhalt des Stoffes wird vorgestellt, der Schüler wird durch den Unterricht geführt. Es werden Regeln in Zusammenhang mit Beispielen dargestellt und um praktische Anwendungen ergänzt. Der Lehrer kann das Augenmerk der Schüler auf die Schlüsselbegriffe und die wichtigsten Elemente der Unterrichtseinheit lenken und diese mit Hilfe von Grafiken, Diagrammen und sonstigen zusätzlichen Materialien unter-stützen. Diese Form – die etwa dem täglichen Unterricht im Klassenzimmer entspricht, kann durch das Internet ergänzt werden, indem entsprechende Webseiten Hintergrundinformationen, Beispiele und Anschauungsmaterial (Bilder, Videos, Karten ...) liefern. Diese Seiten können entweder vom Lehrer vorgeführt oder den Schülern für eigenständige Recherchen vorgeschlagen werden.

Im Rahmen von virtuellen Lernumgebungen stellt sich diese Art des Unter-richts vor allem in schriftlichen Anweisungen oder Vorträgen dar, die mit weiteren Darstellungsformen wie Grafiken, Videos oder auch Tonaufnahmen ergänzt werden. Diese werden in der virtuellen Lernumgebung bereitgestellt bzw. haben einen Link auf die entsprechenden Internetseiten.

Generative Learning – entwickelndes Lernen
Entwickelndes Lernen setzt den Schüler in die Lage, mit den vorhandenen Informationen „spielen" zu können, um sich daraus ein eigenes Verständnis des Gegenstandes zu verschaffen. Der Unterricht über ein Thema wird in ver-

schiedene Schritte eingeteilt, die aufeinander aufbauen. Zu Beginn kommen die erzielten Ergebnisse bei der weiteren Bearbeitung des Themas wieder zum Einsatz, um die Zusammenhänge zwischen den einzelnen Schritten zu verdeutlichen. Das Internet kann dabei z.b. Daten zur Ermittlung von Zwischenergebnissen oder Anregungen durch Simulationen liefern, bei denen verschiedene Ausgangswerte verändert und die unterschiedlichen Ergebnisse verglichen werden können.

Anchored Instruction – Lernen im Kontext
Durch moderierte Anweisungen werden die SchülerInnen in eine problembasierte „Simulation", eine Art Rollenspiel, versetzt. Der Schüler spielt eine bestimmte Rolle, während er die zu lösende Aufgabe analysiert, sein bereits vorhandenes Wissen heranzieht und weiterer Informationsbedarf identifiziert, nach diesen Informationen sucht und Lösungsansätze entwickelt. So spielt der Schüler z.B. die Rolle eines Piloten, um Wetterverhältnisse, Luftströme und ähnliches berechnen zu lernen. Der Lehrer gibt den Anstoß zu dem Rollenspiel und unterstützt den Schüler während des Lernprozesses. Wird mit mehreren Schülern gelernt, so können diese auch unterschiedliche Rollen in dem Spiel übernehmen und so die Aufgabe aus unterschiedlichen Ausgangssituationen und von unterschiedlichen Standpunkten aus lösen. Computersimulationen oder auch das Internet können eine realistisch erscheinende Grundlage für verschiedenste Rollenspiele bieten. Entsprechende Webseiten können dem Schüler helfen, die benötigten Informationen zur Lösung des Problems zu finden.

Problem-based Learning – problembasiertes Lernen
Die Aufgabe orientiert sich an einem real existierenden Problem, das zu Beginn vom Lehrer vorgestellt wird. Der Schüler erhält die Aufgabe, das Problem zu analysieren und mit Hilfe von verschiedenen Informationen und Informationsquellen (z.B. dem Internet) zu einer Lösung des Problems zu kommen. Den Schülern wird kein Lösungsweg vorgegeben, sie werden bei dem von ihnen eingeschlagenen Lösungsweg vom Lehrer unterstützt.

Die dargestellten Methoden geben einen Rahmen für die Erstellung von Kursen, die durch den Einsatz des Internets unterstützt werden und sind auch für den Einsatz in virtuellen Lernumgebungen geeignet. All diese Ansätze beruhen auf einem konstruktivistischen Ansatz, da alle mehr oder weniger darauf abzielen, dem Lernenden die Thematik aus verschiedenen Perspektiven heraus nahe zu bringen, ihn aktiv einzubinden und dadurch eine Diskussion zwischen den Lernenden und dem Lehrenden zu ermöglichen.

Jeder der Ansätze legt großen Wert auf die Einbindung der Thematik in den Kontext, in authentische Aufgabenstellungen und in eine Interaktion zwischen den Schülern untereinander und mit dem Lehrer. Diese Ansätze weichen also von der althergebrachten Vorstellung eines dozierenden Lehrers und Schülern, die lediglich das vermittelte Wissen speichern, ab. In diesem Sinne lässt sich Winston Churchill zitieren:

> „I am always willing to learn, however I do not always like to be taught."

Lernen heißt also, vor allem in Bezug auf Selbstlernprozesse, nicht (nur), etwas zu wiederholen, was ein Lehrer an Wissen weitergibt, sondern Lernprozesse aktiv zu gestalten, selbständig zu erfahren und gewinnbringend einzusetzen.

Praktische Umsetzung anhand des Internet-Seminars „Qualitätsmanagement im Gesundheits- und Sozialwesen"

Ausgehend von diesen theoretischen Vorüberlegungen wurde im Rahmen des EU-Projektes SCHEMA (Social Cohesion through Higher Education in Marginal Areas) unter einer Vielfalt von universitären Seminarangeboten in Schottland, Finnland und Schweden auch das Seminar „Qualitätsmanagement im Gesundheits- und Sozialwesen. Selbstorganisiertes Lernen mit dem Web-basierten-Programm TELSIpro" in Deutschland angeboten. Dieses Seminar wurde in Zusammenarbeit mit dem Studiengang „Lehramt Pflegewissenschaft" der Universität Bremen, der Universität Stuttgart IAT und dem Fraunhofer IAO geplant, entwickelt und gestaltet. Zielgruppen waren Studierende des Studiengangs „Lehramt Pflegewissenschaft" sowie PraktikerInnen aus dem Gesundheitsbereich. An diesem Seminar meldeten 26 Personen ihr Interesse an. 23 davon waren in das Seminar involviert, das heißt diese Personen haben mehr getan als nur in TELSIpro zu lesen, sie haben mindestens eine nachweisbare Aktivität vollzogen. Von diesen 23 StudentInnen stammten lediglich drei aus dem Bremer Studiengang „Lehrgang Pflegewissenschaft". Obwohl hier drei Informationsveranstaltungen durchgeführt wurden, war der Beteiligungsgrad extrem niedrig. Gründe dafür könnten sein:

- Für die Teilnahme am Seminar gab es lediglich eine Teilnahmebestätigung. Zu dem in Bremen neu eingeführten Credit-Verfahren trug das Seminar lediglich mit 3,75 EU-Credits bei.

- Fehlende Kenntnisse in der Benutzung von PC und Internet.

- Keine eigene Ausstattung mit PC und Internet-Zugang zu Hause und dadurch auch keine Möglichkeit, zeitversetzt mit den anderen TeilnehmerInnen
  des Kurses zu chatten.

- Es wird – noch – seitens der Mehrzahl der Studierenden kein notwendiger
  Bedarf gesehen, sich mit dieser Form der Unterrichtsvermittlung auseinander
  zu setzen.

Die anderen 20 Teilnehmer und Teilnehmerinnen kamen aus ganz Deutschland mit einem Schwerpunkt im süddeutschen Raum. Darunter vertreten waren
Personen, die in der Leitungsebene in der Altenpflege und im Krankenhausbereich tätig sind, Qualitätsbeauftragte, Pflegekräfte, ReferentInnen und
Lehrende in diesem Bereich.

Ausgehend von den Erfahrungen eines vorangegangenen virtuellen
Seminars „Community Portrait", das Studierende und Praktiker im Gesundheitsbereich in Deutschland, Finnland und Schottland wahrgenommen hatten,
wurden drei Komplexe identifiziert, die als wesentlich für die erfolgreiche
Gestaltung virtueller Kurse angesehen wurde:

- *Technische Voraussetzungen*: Diese umfassten die Hard- und Software-
  Ausstattung sowie das Know-How im Umgang damit.

- *Organisatorische Voraussetzungen*: Wie generell bei der Anwendung des
  sozialkonstruktivistischen Ansatzes zeigte sich hier, dass die genaue
  Planung und Gestaltung der Unterrichtseinheiten hier von einer noch
  wesentlicheren Bedeutung sind.

- *Kommunikation*: Auf die Gestaltung und Planung der Kommunikation
  zwischen Lehrenden und Lernenden sowie zwischen den Lernenden ist ein
  besonderes Augenmerk zu legen, da sie nicht unter den bekannten
  Strukturen (wie z.B. einmal wöchentlich persönliches Treffen) realisiert
  wird. Jeder Kommunikationsaustausch der zeitsynchron erfolgt, muss
  deshalb gut geplant werden. Gerade zu Beginn ist das mit einem erheblichen
  Abstimmungsaufwand verbunden.

Um diesen Erfolgsfaktoren gerecht zu werden, wurden folgende Maßnahmen
ergriffen:

- Mischung aus Präsenz und virtuellen Angeboten: In Stuttgart wurden fünf
  Präsenztermine angeboten, die alle zeitgleich mit Präsenzterminen in

Bremen stattfanden. In Bremen wurden darüber hinaus zwei weitere Informationsveranstaltungen angeboten, um weitere Teilnehmer zu gewinnen.
Die Bremer Studentinnen hatten darüber hinaus die Möglichkeit, die dort
angebotenen wöchentlichen Sprechstunden in Anspruch zu nehmen.

-   Während der Präsenztermine wurden zu Beginn Schulungen im Umgang mit
    der Lernumgebung TELSIpro angeboten. Aber auch während der folgenden
    Termine spielten der Umgang mit der Technik und softwaretechnische
    Fragestellungen eine umfassende Rolle.

-   Um dem sozialkonstruktivistischen Ansatz gerecht zu werden, flossen in die
    Planungen folgende Überlegungen mit ein:

    • Lernaufgaben sollten in Gruppenarbeit erledigt werden.

    • Dadurch dass das Lernen und die Kommunikation im Internet
      erfolgte, ging man davon aus, dass eine vollständige
      Dokumentation vorliegt, anhand derer das Lernen und die
      Ergebnisse weitaus umfassender als in der traditionellen Weise
      möglich sein würde.

    • Diese Möglichkeiten sollten das Portfolio der jeweiligen Gruppe
      bilden und Basis für die Beurteilung sein.

-   Für den Aufbau erfolgreicher Kommunikationsstrukturen wurde das
    Präsenzangebot als förderlich angesehen. Hier hatten die Teilnehmer zum
    einen die Möglichkeit, sich persönlich kennen zu lernen bzw. einen Zeit-
    punkt, an dem sie sich virtuell mit Lehrenden und Lernenden treffen
    konnten. Zum anderen gab es für die Lernenden organisatorische Hinweise
    für die Planung und Gestaltung zeitsynchroner virtueller Treffen.

Technische Voraussetzungen

Von den Teilnehmern und Teilnehmerinnen des Seminars „Qualitätsmanagement" wurde erwartet, dass sie über einen PC mit Zugang zum Internet
sowie eine Internet-Adresse verfügen. Damit wurde ihnen auch implizit Erfahrungen im Umgang mit dem PC unterstellt. Trotzdem wurde eine Ein-
führungsveranstaltung sowohl in Bremen als auch in Stuttgart angeboten, die
die Anwendung der Lernumgebung TELSIpro vermittelte.

TELSIpro ist eine Lernumgebung, die ursprünglich von der Universität Oulu mit dem Ziel des Sprachtrainings entwickelt wurde, aber dann für netzwerkunterstützte Lernumgebungen im Gesundheits-, Erziehungs- und sozialstaatlichen Bereich weiterentwickelt wurde. TELSI wurde in dem Projekt SIMULAB im Rahmen des EU-Programmes TAP in den Jahren 1996–1997 entwickelt. TELSI ist ein Autorensystem mit dem web-basierte Lernumgebungen entwickelt werden können, in der Lehrende und Lernende einen virtuellen Klassenraum aufbauen können, der sich dazu eignet, Simulationen durchzuführen, aber auch projektorientiertes Lernen ausüben zu können. Hauptwerkzeuge in TELSI sind ein Editor für die Erstellung von Dokumenten, ein Email-System und die Möglichkeit zu chatten.

In dem virtuellen Klassenzimmer können Dokumente mit dem internen Editor produziert werden, der zudem den Import von HTML-Seiten sowie Ton- und Bilddokumenten unterstützt. Das interne Mailsystem ist ähnlich organisiert wie ein Bulletin Board. Die Lernenden haben ihren privaten Mailaccount und können sich an öffentlichen Konferenzen/Sitzungen über die Chatmöglichkeit beteiligen. TELSI funktioniert dabei als Groupware-Lösung. Der Schreib- und Lesezugang von Dokumenten kann für einzelne Benutzergruppen definiert werden, so dass diese von mehreren Anwendern genutzt werden können. Als Client-Server-Anwendung kann TELSI mit jedem Web-Client genutzt werden, der Frames unterstützt. Lehrende und Lernende brauchen dafür einen Internet-Zugang über ISDN oder einem 28.8 Modem sowie einen Standard-Web-Browser.

Trotz der zweistündigen Schulung in TELSI bei der die Funktionen und der Umgang mit der Dokumentenerstellung, das Anlegen von Ordnern, die Email- und Chatfunktion praxisnah vermittelt wurden, war der Umgang mit TELSI ein fortwährendes Diskussionsthema. Insbesondere Lernende, die kaum Erfahrungen mit dem Umgang von PC und Internet aufwiesen, benötigten eine lange Einarbeitungszeit, die durch Softwareinkompatibilitäten, wenn z.B. mehrere Web-Browser genutzt wurden auch nicht gerade verkürzt wurde.

Konzeption des Seminars: Wie kann man den sozialkonstruktivistischen Ansatz für das Internet umsetzen?

Wie oben schon erwähnt, wurde als ein zentraler Erfolgsfaktor eine Mischung aus Präsenz- und virtuellem Lernangebot gesehen. In den Präsenzterminen sollte eine Mischung aus Vermittlung von Lehrinhalten, technischer Qualifizierung und Beantwortung offener Fragen stattfinden.

Die Tagesordnungen der jeweils zweistündig angelegten Präsenztermine sah folgendermaßen aus:

Termin 1	Termin 2	Termin 3	Termin 4	Termin 5
Überblick über SCHEMA	Sammeln offener Fragen	Sammeln offener Fragen	Sammeln offener Fragen	Erfahrungs-austausch
Einführung in TELSI Praktische Übungen: Dokument erstellen, Dokumente in TELSI einfügen, Email, Chat	Technische Probleme	Technische Probleme	Technische Probleme	Diskussion der Ergebnisse
Inhaltliche Organisation und Ablauf	Organisatorische Probleme	Organisatorische Probleme	Organisatorische Probleme	Veränderungs-vorschläge
Beantwortung offener Fragen	Inhaltliche Fragestellungen	Inhaltliche Fragestellungen	Inhaltliche Fragestellungen	Fazit: Lessons learnt

Ein Großteil der Zeit in den Präsenzterminen musste den softwaretechnischen Fragen gewidmet werden. Die inhaltliche Diskussion zwischen Lehrenden und Lernenden nahm einen zu vernachlässigenden Zeitraum während der Präsenz-ermine ein. Es gab kein klassisches Vortragsangebot. Vielmehr wurden Lern-inhalte in TELSI eingestellt. Dies waren zum einen Texte zum Thema, aber auch Links zu relevanten Internet-Seiten. Darüber hinaus wurden neben Literatur auch diverse Publikationen als Kopien an die Teilnehmer verteilt. Die Erschließung dieser Lerninhalte sollte gezielt über die Aufgabenstellung erfolgen, die über die Gruppen bearbeitet werden.

Ausgehend von den unterschiedlichen Teilnehmererfahrungen sollte das Seminar modular aufgebaut sein, so dass der unterschiedliche Kenntnisstand berücksichtigt werden kann. Über die Präsentation der Ergebnisse in TELSI sollte es dabei allen möglich sein, alle Schritte nachzuvollziehen und zu einem einheitlichen Wissensstand am Ende des Kurses zu kommen.

Ziele des Seminars, wie sie den Teilnehmern kommuniziert wurden, waren:

- die selbständige Bearbeitung des Themas „Qualitätsmanagement im Gesundheits- und Sozialwesen", um Kenntnisse über die: a.) gesetzlichen Grundlagen zur Qualitätsentwicklung und deren Konsequenzen in Einrichtungen des Gesundheitswesens; b.) Qualitätsdefinitionen und Qualitätsmethoden und c.) die Implementierung von Qualitätssystemen zu erhalten.

- Das Erlernen und aktive Nutzen der virtuellen Lernumgebung TELSI, um Kenntnisse über die: a.) Informationsweitergabe der Seminarinhalte und der dafür erforderlichen Materialien zu erlangen; b.) Unterlagen selbst erstellen zu können und c.) in der Gruppe zu arbeiten und wechselseitiges Feedback geben zu können.

Für jeden der Themenblöcke wurden Zielsetzungen benannt und Aufgaben gegeben, die in einem ca. 14-tägigen Rhythmus mit der Gruppe erstellt werden sollten.

Erste Erfahrungen

Die am „grünen Schreibtisch" gestellten Überlegungen konnten in der Praxis bislang nur ansatzweise umgesetzt werden. Die Gruppenzusammenstellung, die innerhalb von zwei Wochen erfolgen sollte, zog sich aus einer Reihe von Gründen wesentlich länger hin. Eine Gruppe fing sehr zügig an zu arbeiten und auf Grund des regen Email-Austausches, und dem nicht nachlassenden Bemühen Chat-Treffen durchzuführen, war hier eine kontinuierliche Arbeit zu verzeichnen.

Bei den beiden anderen Gruppen dauerte die Zusammenstellung länger. Zum einen lag das daran, dass TeilnehmerInnen sich nicht vorschnell auf ein Thema festlegen lassen wollten. Zum anderen traten hier verstärkt Probleme beim Umgang mit der Technik auf.

Ursprünglich gingen die Lehrenden davon aus, dass alle Aktivitäten in TELSI automatisch protokolliert werden. Dies war jedoch nicht der Fall. Zwar gibt es beispielsweise die Möglichkeit, Chats zu dokumentieren, dieses muss aber zuvor eingegeben werden. So wunderten wir uns, warum keine Chats stattfanden. Diese waren jedoch lediglich nicht dokumentiert worden. Das heißt, eine zentrale Dokumentation, die der Chat für die Verfolgung des Lernens hätte bieten können, stand nicht zur Verfügung. Demzufolge war die Absicht, Lernen über die Chatprotokolle nachzuvollziehen, nicht möglich.

Die TeilnehmerInnen hatten die Möglichkeit, ihre Dokumente in ihren Ordnern abzulegen. Ziemlich schnell stellte sich heraus, dass dieses den Zeitaufwand im Internet stark erhöhte. Deshalb wurden Ergebnisordner für die jeweilige Gruppe angelegt. Trotzdem war das Aufrechterhalten einer systematischen Ablage schwierig zu realisieren.

Für die Lehrenden stellt sich die Frage, inwieweit die inhaltliche Vermittlung und die Diskussion stärker noch vom Lehrenden selbst geprägt werden kann.

Gerade für die Berufstätigen im Gesundheitsbereich stellte sich das orts- und zeitunabhängige Arbeiten als ein Positivum heraus. Chats wurden abends, nachts oder auch tagsüber, an Werktagen oder Sonn- und Feiertagen realisiert, je nachdem, wie man gerade Zeit hatte.

Der problemorientierte Austausch zu Erfahrungen, die im Berufsleben gemacht wurde, kam zustande und wurde von den Teilnehmern und Teilnehmerinnen sehr positiv beurteilt. Ebenso stellte sich die Diskussion um die verschiedenen Qualitätsansätze als äußerst fruchtbar dar, konnten sie doch dadurch bundesweit den im Arbeitsleben schon gemachten Erfahrungen gegenübergestellt werden.

Fazit

Trotz der technischen Probleme bietet diese Form des Lernens heute schon eine spannende und erlebnisreiche Auseinandersetzung mit Themen, Erfahrungen und TeilnehmerInnen, die beim Präsenzlernen in dieser Konstellation nicht zusammenkommen. Durch das gemeinsame Interesse kann hier gerade auch durch die Möglichkeit des ortsversetzten und zeitunabhängigen Kommunizierens das Lernen vielleicht tiefer vorangetrieben werden als bei der Präsenzform. Auch wenn die Technik heute noch eine Bremse sein kann, zeigt sich doch, dass selbst bei einem TeilnehmerInnenkreis, der eher als technikresistent charakterisiert werden kann, virtuelles Lernen möglich ist.

Literatur

Enquete-Kommission, Zukunft der Medien in Wirtschaft und Gesellschaft, Deutschlands Weg in die Informationsgesellschaft, Deutscher Bundestag (Hrsg.) (1998): Deutschlands Weg in die Informationsgesellschaft; Bonn.

Pennsylvania State University – http://www.ed.psu.edu/nasa/page4.html

Pindl, T. (1997): Postmoderne Unternehmenskultur und virtuelle Netzwerke. Abschlussimpuls des 1. Europäischen Telecoaching Kongresses, 12.9.97 in Freiburg.

Steppi, H. (1990): CBT – Computer Based Training. Planung, Design und Entwicklung interaktiver Lernprogramme; Stuttgart.

Maren Stamer

Qualität durch interdisziplinäre Vernetzung: Care Management in der ambulanten Versorgung

Zunehmend haben die Begriffe Qualität und Qualitätsmanagement auch in Einrichtungen des Gesundheitswesens, sei es in Krankenhäusern, ambulanten Pflegediensten oder Arztpraxen, an Bedeutung gewonnen.[1] Schwerpunktmäßig steht dabei bisher die Implementierung institutionsspezifischer Qualitäts-managementsysteme im Mittelpunkt. Der Schritt über die Grenzen der einzelnen Einrichtungen hinaus stellt nun die Frage nach Ausgangsbedingungen, Voraus-setzungen und ersten Möglichkeiten einer innovativen Qualitätsentwicklung im berufs- und institutionsübergreifenden Bereich.

Die Ausgangslage

Bedingt durch die Veränderung der demographischen Entwicklung sowie den medizinischen Fortschritt, ist eine Zunahme alter, chronisch kranker, pflege-bedürftiger, behinderter sowie palliativ zu versorgender Menschen, die sowohl in der Bewältigung ihres Alltages als auch in der Begleitung ihres Sterbens auf Unterstützung angewiesen sind, zu konstatieren. Dem wachsenden Bedarf steht ein vielfältiges Versorgungsangebot gegenüber, wobei die durch den gesell-schaftlichen Strukturwandel bedingte Abnahme informeller Hilfen sowie das gesundheitspolitische Ziel *ambulant vor stationär* (vgl. BSHG, SGB V/XI) insgesamt zu einer quantitativen Zunahme der Nachfrage nach sozial- und gesundheitspflegerischen Dienstleistungsangeboten geführt hat. Dieser Prozess wird auch in Zukunft weiter voranschreiten und lässt bereits heute einen Ausbau der Dienstleistungsangebote sowie eine qualitative Ausdifferenzierung derselben erkennen. Mit jener Entwicklung geht aber auch eine starke Zersplitterung in der Versorgung hilfsbedürftiger, schwerkranker und palliativ zu versorgender Menschen einher.

Von den Prämissen Qualität und Wirtschaftlichkeit ausgehend, ist der Erhalt einer umfassenden Versorgung sowie einer kontinuierlichen Unterstützung beim

---

[1] In diesem Zusammenhang sei auf die seit dem 01.01.2000 gesetzlich verankerte Verpflichtung von Leistungserbringern im Gesundheitswesen zur Qualitätssicherung und Qualitätsweiterentwicklung (vgl. §135 ff. SGB V) hingewiesen, deren Auswirkungen abzuwarten bleibt.

Alltagsmanagement hilfsbedürftiger Menschen – aufgrund der Zunahme der Schnittstellen zwischen den sozial- und gesundheitspflegerischen Diensten – demnach nur unter den Bedingungen einer optimalen interdisziplinären Zusammenarbeit aller an der Versorgung Beteiligten zu gewährleisten (vgl. Damkowski/Klie et al. 1997; Barden 1996; Garms-Homolova 1996). Zu fragen ist, wie interdisziplinäre Zusammenarbeit optimal gestaltet sein könnte, um, im Sinne eines umfassenden Qualitätsmanagements im berufs- und institutionsübergreifenden Versorgungssystem, eine Verbesserung der Versorgungsqualität, eine Erhöhung der PatientInnen- und Arbeitszufriedenheit sowie eine Vermeidung unnötiger Kosten zu erwirken.

Care Management als Weg zur interdisziplinären Zusammenarbeit

Care Management umfasst den Bereich der strukturellen Verbesserung der Versorgung in einer Region, z.B. in einer Stadt oder in einem Stadtteil.

"Ziel ist es, (...) alle formellen und informellen Dienstleistungen im sozialen und gesundheitlichen Bereich 'über den Einzelfall hinaus' auf die Bedürfnisse der NutzerInnen abzustimmen, eine bessere Zugänglichkeit von Dienstleistungen für die KlientInnen und längerfristig eine entsprechende Planung und Entwicklung der Dienstleistungen im Gesundheits- und Sozialbereich auf der kommunalen Ebene zu gewährleisten." (Damkowski/Klie et al. 1997, S. 206)[2]

Die Entwicklung und nachfolgende Implementierung interdisziplinärer Care Management-Strukturen impliziert wiederum eine wechselseitige Transparenz aller beteiligten Berufsgruppen und Institutionen[3]. Sie erfordert sowohl eine

---

[2] In Abgrenzung zum Care Management definieren Damkowski/Klie et.al. den Begriff ‚Case Management' folgendermaßen: "Case-Management bezieht sich auf die umfassende, konkrete, individuelle Hilfeplanung für die KlientInnen, um eine bessere Lebens- und Versorgungsqualität zu erreichen. Dabei geht es darum, für den Einzelnen und seine spezielle Problemlage ein abgestimmtes Dienstleistungspaket zusammenzustellen und die Umsetzung der Hilfeplanung ‚aus einer Hand' zu organisieren bzw. zu ‚managen'." (Damkowski/Klie et al. 1997, S. 206).

[3] Nicht alle im Prozess der ambulanten Versorgung beteiligten Dienstleistungsanbieter verstehen sich als Berufsgruppe. Beispielhaft sei auf SachbearbeiterInnen der Kranken- und Pflegekassen hingewiesen, die sich stärker über die Institution, für die sie tätig sind, identifizieren, denn als Berufsgruppe beschreiben.

Auseinandersetzung mit dem eigenen professionellen Angebot als auch mit insgesamt in der Region bestehenden Dienstleistungsangeboten im Versorgungssystem.

Wie stellt sich die Ist-Situation der jeweiligen Dienstleistungsangebote dar, welche Voraussetzungen sind erforderlich, um das eigene Angebot möglichst optimal realisieren zu können und welche Visionen werden zukünftig angestrebt? Aus Sicht der Pflege hieße das beispielsweise, das eigene Angebot vor dem Hintergrund berufssoziologischer, sozialer, gesundheitspolitischer und gesetzlicher Rahmenbedingungen zu skizzieren, Möglichkeiten und Grenzen des eigenen Angebotes aufzuzeigen, Probleme zu beschreiben sowie Selbst- und Fremdbilder über Pflege zu reflektieren. Über die Auseinandersetzung mit der Ist-Situation erfolgt dann der Weg zur Vision, der Frage, wie ambulante Pflege aus pflegerischer bzw. pflegewissenschaftlicher Sicht zukünftig aussehen könnte.

Das Herstellen von interdisziplinärer Transparenz umfasst die wechselseitige Darlegung der jeweiligen berufs- bzw. institutionsspezifischen Case Management-Perspektiven. Damit ist jedoch noch keine Vernetzung der einzelnen Versorgungsangebote gewährleistet. Notwendig bleibt die Entwicklung einer regionalen Versorgungsstruktur und eine damit einher gehende gleichberechtigte Zusammenarbeit aller an der ambulanten Versorgung beteiligten Professionellen als Grundlage für eine qualitativ hochwertige Versorgung der PatientInnen. Care Management stellt dabei einen möglichen Weg zur Entwicklung von qualitativ gesicherten Vernetzungsstrukturen dar.[4]

Die Entwicklung und langfristige Umsetzung von Care Management-Strukturen berührt zentral die Bereiche Kommunikation, Kooperation und Koordination, ohne die eine interdisziplinäre, berufs- und institutionsübergreifende Zusammenarbeit nicht denkbar wäre. In der Arbeitspraxis werden Kommunikation, Kooperation und Koordination jedoch häufig als fehlend und unzureichend bemängelt. Die damit einher gehenden Probleme wurden bereits in der Literatur beschrieben und lassen sich wie folgt zusammenfassen:

---

[4] Eine strukturelle Vernetzung aller regionalen Dienstleistungsangebote kann dann den Weg zu einem interdisziplinären Case Management, zu umfassenden individuellen Versorgungsplanungen, die auf vernetzten, inhaltlich miteinander abgestimmten Angeboten basieren, öffnen.

- Informationsdefizite, insbesondere auf Seiten der Hilfsbedürftigen und aller nicht-professionellen Pflegepersonen (Angehörige, Nachbarn etc.), sowie deren zu geringe Beteiligung am Versorgungsprozess;

- Informationsdefizite aber auch auf Seiten aller an der Versorgung beteiligten professionellen DienstleistungsanbieterInnen (Pflegende, ÄrztInnen, KassenmitarbeiterInnen etc.);

- Kommunikations-, Kooperations- und Koordinationsschwierigkeiten, gekennzeichnet durch unverbindliche Formen des Kontaktes, bzw. unzureichend vorhandene Kooperations- und Koordinationsstrukturen sowie ein damit einher gehendes differentes Verständnis von Zusammenarbeit, Abgrenzung und Anerkennung der nebeneinander existierenden Arbeitsbereiche.

Eine Folge der Kommunikations-, Kooperations- und Koordinationsschwierigkeiten ist ein nicht abgestimmtes Nebeneinander von Dienstleistungen, die in ihrer Konsequenz zu einer ökonomisch ineffizienten und qualitativ fragmentierten Versorgung der zu Betreuenden führt und an deren Bedürfnissen nach einer kontinuierlichen Unterstützung im Alltagsmanagement vorbeiläuft (vgl. Damkowski/Klie et al. 1997; Barden 1996; Garms-Homolova 1996; Wendt 1995).

Für den Bereich der Palliativversorgung kommt erschwerend hinzu, dass entsprechende Institutionen, z.B. Pflegedienste mit dem Schwerpunkt Palliativpflege, Schmerzambulanzen sowie Einrichtungen, die spezielle Qualifikationsangebote für alle an der Palliativversorgung beteiligten Professionellen anbieten, erst im Aufbau begriffen sind.

Im Sinne einer innovativen Qualitätsentwicklung im berufs- und institutionsübergreifenden Bereich gilt es, sowohl die in der jeweiligen Region bestehenden Probleme als auch die vorhandenen Ressourcen zu erfassen, zu analysieren und zu systematisieren. Neben der Schaffung einer Transparenz über bisherige Kommunikations-, Kooperations- und Koordinationswege, der Erprobung neuer bzw. verbesserter Strukturen sowie deren Verknüpfung mit bereits vorhandenen, steht damit die Entwicklung eines gemeinsamen Verständnisses von Zusammenarbeit, Abgrenzung und Anerkennung der nebeneinander stehenden Arbeitsbereiche im Vordergrund.

Einen zentralen Fokus bei der Entwicklung und Implementierung von Care Management-Strukturen können die folgenden Fragen darstellen:

- *Was heißt Qualität durch Vernetzung bezogen auf interdisziplinäre ambulante Versorgung?*

- *Was heißt Qualität bezogen auf die Dimensionen Kommunikation, Kooperation und Koordination?*

- *Wie lässt sich Qualität durch Vernetzung in der interdisziplinären Versorgung langfristig umsetzen?*

Diese Fragen stehen im Mittelpunkt des vom Niedersächsischen Vereins zur Förderung der Qualität im Gesundheitswesen e.V. initiierten und geförderten *Modellprojektes*[5] „Qualitätsverbesserung auf der Ebene des Care Managements - Kommunikation, Kooperation und Koordination in der ambulanten Versorgung"[6]. Die Koordination und wissenschaftliche Begleitung des seit Juli 1998 in einer Modellregion durchgeführten Projektes hat das Zentrum für Qualitätsmanagement im Gesundheitswesen (Einrichtung der Ärztekammer Niedersachsen) übernommen. Während eine Beantwortung der zuvor formulierten Fragen erst nach Abschluss des Projektes, das mit der Entwicklung eines Leitfadens abschließt[7], erfolgen kann, stehen im Mittelpunkt der folgenden Ausführungen konzeptionelle Überlegungen zur Durchführung des auf drei Jahre befristeten Modellprojektes.

Bestehendes fördern → Mit Neuem verbinden → Um Problematisches zu lösen

Im Mittelpunkt des Projektes steht der zu Beginn des Projektes initiierte, in Form eines interdisziplinär besetzten *Runden Tisches* organisierte Arbeitskreis, der sich aus MitarbeiterInnen unterschiedlicher Berufsgruppen und Institutionen zusammensetzt. Hierzu zählen private ambulante Pflegedienste, Sozialstationen, ÄrztInnen, Krankenhaus-Sozialdienste, eine Vertretung der Selbsthilfegruppen, der Ambulante Hospizdienst, Krankenkassen, der Medizinische Dienst der Krankenkassen sowie eine Vertretung der Stadt (Sozialamt). Von dem

---

[5] Maßgeblich beteiligt war dabei auch die Arbeitsgemeinschaft Hauskrankenpflege e.V. (fusioniert zum Bundesverband privater Alten- und Pflegeheime und ambulanter Dienste e.V.).

[6] Die Entwicklung und Implementierung von interdisziplinären Case Management-Strukturen ist im Rahmen des Modellprojektes nicht vorgesehen.

[7] Die Entwicklung eines Leitfadens soll die Umsetzung der Ergebnisse auch in anderen Regionen gewährleisten.

gesundheitspolitisch vorgegebenen und dokumentierten Grundsatz *ambulant vor stationär* ausgehend, stellt das Projekt zunächst den Bereich der ambulanten Versorgung in den Vordergrund. Um eine individuell angemessene und qualitativ hochwertige Versorgung gewährleisten zu können, ist jedoch ein miteinander vernetztes ambulantes und stationäres Angebot erforderlich. Deshalb gehören dem Projekt sowohl VertreterInnen des ambulanten als auch des stationären Versorgungsangebotes an.

Zu fragen ist, wie und wo die Interessen und Bedürfnisse der PatientInnen, verstanden als zentraler Fokus einer zu entwickelnden Versorgungsplanung, in einem solchen Projekt Berücksichtigung finden können. Im Rahmen der Ist-Analyse des Projektes wurden – auf der Basis eines qualitativ exemplarischen Vorgehens – problemzentrierte PatientInneninterviews (vgl. Witzel 1982) durchgeführt. Das erkenntnisleitende Interesse bestand darin, ob und in welcher Weise PatientInnen einen Einblick in Kommunikations-, Kooperations- und Koordinationsweisen der an der ambulanten Versorgung beteiligten Berufs-gruppen und Institutionen haben, das heißt die Ebene des Care Managements wahrnehmen. Als wesentliches Ergebnis ist festzuhalten, dass sich die befragten PatientInnen nicht ausreichend in den Versorgungsprozess mit einbezogen fühlen und sie diesen nicht als multiprofessionell verknüpftes Geschehen, sondern als isoliert nebeneinander stehende Einzelleistungen empfinden. Die Ergebnisse der Befragung sind im Rahmen der Projektarbeit berücksichtigt worden. Zudem findet eine kontinuierliche Rückkopplung von Zwischen-ergebnissen in Form von regionaler Öffentlichkeitsarbeit statt.

Nach Abschluss der Ist-Analyse, die das Erfassen und Strukturieren der in der Region bestehenden Probleme beinhaltete, hat – basierend auf der Arbeit in interdisziplinären zielorientierten Qualitätsteams – die Entwicklung von Lösungsansätzen zur Qualitätsverbesserung auf der Ebene des Care Managements begonnen. Die Arbeit in den zielorientierten Qualitätsteams stützt sich auf den Ansatz, Bestehendes zu fördern, dieses mit Neuem zu verbinden, um dadurch Problematisches zu lösen. In allen Qualitätsteams ist nach folgender Systematik gearbeitet worden: Analyse bestehender regionaler Angebote, Bedarfserhebung, Entwicklung von Lösungsansätzen, Erörterung der Implemen-tierungsmöglichkeiten und -grenzen. Beispielhaft sollen einige der in den Qualitätsteams bearbeiteten Themen vorgestellt werden: Zunächst wird der Aufbau einer berufs- und institutionsübergreifenden Informations-, Beratungs-und Koordinationsstelle für PatientInnen, Angehörige und Professionelle angestrebt.[8] Parallel dazu erfolgt die Erarbeitung und Dokumentation der für den Bereich der interdisziplinären ambulanten Versorgung relevanten[9] Vernetzungswege und -notwendigkeiten, wobei interdisziplinäre Checklisten ein unterstützendes Instrument bei der Umsetzung der Versorgungsketten darstellen können. Erwähnt sei zudem die geplante Entwicklung eines internetgestützten Informationsdienstes zum gesundheitsspezifischen Dienstleistungsangebot in der Region.

Bei der Arbeit in den zielorientierten Qualitätsteams schafft angewandtes Projekt- und Qualitätsmanagement einen Kontext, in dem sich die Projektbeteiligten – auch jenseits geschichtlicher und berufssoziologisch erklärbarer Barrieren – auf neue Weise begegnen können. Das heißt: Mittels Kommunikation wird über die Ursachen bisher fehlender oder problematischer Kommunikation nachgedacht und mittels Kommunikation werden gemeinsam neue Kommunikationsstrukturen entwickelt. Untersuchen lässt sich das Thema Kommunikation dann unter anderem anhand folgender Fragen:

Über was wird geredet?, Wie wird geredet?, Wer wendet sich an wen, um welche Information zu erhalten?, Wer ist wann (nicht) erreichbar? Und wer verfügt über welche Kommunikationsfähigkeiten?

Von wesentlicher Bedeutung ist dann der Prozess, den die TeilnehmerInnen gemeinsam durchlaufen: Auf welche Vorgehensweise und auf welche Implementierungsmaßnahmen verständigen sie sich (inhaltlich-sachliche Ebene)? Und auf welche Art und Weise kommt diese Einigung zustande (kommunikativ-interaktive Ebene)? Managementmethoden bilden dabei einen verbindlichen Rahmen zur Strukturierung der Zusammenarbeit verschiedener Berufsgruppen und Institutionen mit jeweils unterschiedlichen Interessen.

---

[8] Bezogen auf das Thema Information, Beratung und Koordination für PatientInnen und Angehörige hat die Analyse durch die zielorientierten Qualitätsteams des Projektes ergeben, dass die bestehenden regionalen Angebote in der Regel zielgruppenorientiert, das heißt z.B. bezogen auf bestimmte Erkrankungen oder auf die Mitgliedschaft in einer Organisation, in einem Verein oder ähnliches gestaltet sind. Darüber hinaus gibt es berufs- und institutionsspezifische Informations-, Beratungs- und Koordinationsangebote, die jeweils kombiniert sind mit dem gleichzeitigen Erbringen spezieller Leistungen, wie z.B. Pflege oder Medizin. Ein berufs- und institutionsübergreifendes, interdisziplinäres Informations-, Beratungs- und Koordinationsangebot für PatientInnen, Angehörige und Professionelle findet sich in der Region bisher nicht.

[9] Als Basis für die Bestimmung der Relevanz von Vernetzungswegen dienen zum einen die Ergebnisse der Ist-Analyse und zum anderen fortlaufende Literaturstudien.

Zu fragen ist aber auch nach den Grenzen eines interdisziplinären, berufs- und institutionsübergreifenden Projekt- und Qualitätsmanagements. Der Einsatz eines/einer Projekt- bzw. Qualitätsmanagers/in ist nicht, wie z.B. in einem Krankenhaus, als Stabsstelle mit umschriebenen Befugnissen, möglich (vgl. Jendrosch 1998). Unter Anwendung von Instrumenten und Verfahren des Qualitätsmanagements besteht die Aufgabe schwerpunktmäßig in der Moderation, Organisation, Dokumentation und Evaluation des Prozesses sowie in der kontinuierlichen Information aller Beteiligten.

Evaluation

Vor dem Hintergrund der allgemeinen Zielsetzung des Projektes, der Erarbeitung und Implementierung qualitativ gesicherter regionaler Vernetzungs- strukturen, gilt es im Rahmen der Evaluation zu überprüfen, inwieweit die Entwicklung und Umsetzung innovativer Kommunikations-, Kooperations- und Koordinationsformen zwischen allen an der ambulanten Versorgung beteiligten Berufsgruppen und Institutionen realisiert und damit eine verbesserte interdisziplinäre Zusammenarbeit erreicht werden konnte. Zu fragen ist dabei erneut nach den Bereichen Versorgungsqualität, PatientInnen- und Arbeitszu- friedenheit sowie der Vermeidung unnötiger Kosten.

Bezogen auf den Projektkontext impliziert die Evaluation verschiedene Ebenen: Zum einen soll überprüft werden, inwieweit sich das Vorgehen im Projekt – in Analogie zum Projektkonzept – bewährt hat. Zum anderen gilt es, die Ergebnisse des Projektes – z.B. entwickelte Care Management-Instrumente – und ihre Implementierung in der Region zu evaluieren. Als Dimensionen der Untersuchung sind unter anderem die folgenden Begriffe zu nennen: Bekanntheitsgrad und Transparenz, Funktionalität und Wirksamkeit sowie Akzeptanz der entwickelten Kommunikations-, Kooperations- und Koordinationsstrukturen.

Während eine Evaluation im Projektkontext ein zeitlich befristetes Vorhaben darstellt, geht (interdisziplinäres) Qualitätsmanagement mit kontinuierlicher Evaluation einher. Qualitätsmanagement impliziert die Erarbeitung, Dokumen- tation, Implementierung und langfristige Umsetzung von Prozessen, wobei eine regelmäßige Überprüfung der Prozesse anhand validierter Qualitätsindikatoren verpflichtend ist. Ziel der Überprüfung ist es, zu eruieren, inwieweit die mit den Prozessen verbundenen Ziele erreicht werden konnten (vgl. Kamiske/Brauer 1993). Zu berücksichtigen bleibt, dass für die Dimensionen Kommunikation,

Kooperation und Koordination – als Elemente eines Care Managements und damit auch eines interdisziplinären Qualitätsmanagements – bisher keine validierten Qualitätsindikatoren benennbar sind (vgl. Joint Commission 1997). Eine Evaluation (regional) vorhandener sowie neu zu entwickelnder Kommunikations-, Kooperations- und Koordinationsstrukturen muss demnach durch eine Orientierung an den sich aus der Ist-Analyse ergebenden Problemdimensionen erfolgen.

Für ein berufs- und institutionsübergreifendes Qualitätsmanagement wäre hinsichtlich der Entwicklung von Care Management-Strukturen langfristig eine verbindliche Dokumentation und Implementierung vernetzter Versorgungsstrukturen denkbar. *Verbindlich* meint an dieser Stelle jedoch nicht nur eine vertragliche Festlegung von Vernetzungsprozessen, sondern auch eine *gelebte* Zusammenarbeit aller an der ambulanten (bzw. ambulant/stationären) Versorgung Beteiligten.

Vom Projekt in die Region

Care Management umfasst den Bereich der strukturellen Verbesserung der Versorgung in *einer Region*, z.B. in einer Stadt oder in einem Stadtteil. Vorgesehen ist, die erarbeiteten Lösungsansätze nicht nur in den am Projekt beteiligten Institutionen, sondern in der Region insgesamt zu implementieren. Zu fragen ist demnach, wie Interesse und Akzeptanz für das Projekt und das Projektthema gewonnen werden können. Dabei sind denkbare Innovationsbarrieren, wie z.B. ein verständlicherweise bestehender Konkurrenzdruck, zu beachten (vgl. Simon 1999).

Neben einer *kontinuierlichen Öffentlichkeitsarbeit*, z.B. in Form von Präsentationsveranstaltungen, Informationsgesprächen und aufsuchenden Vorträgen, ist im Verlauf des Modellprojektes mit dem Aufbau *dezentraler interdisziplinärer Foren* begonnen worden. Sie bieten für alle nicht im Arbeitskreis beteiligten Personen, die an der ambulanten (bzw. ambulant/stationären) Versorgung beteiligt sind, die Möglichkeit einer Einbindung in das Projekt. Vorbereitet wird zudem die Umsetzung eines *interdisziplinären Fortbildungsangebotes* zum Thema *Qualität durch Vernetzung*. Kommunikation (sowie Kooperation und Koordination) zum Thema einer Fortbildung zu machen, kann jedoch Voreingenommenheiten seitens potentieller TeilnehmerInnen mit sich bringen. Nach wie vor „gelten Kommunikationstrainings [in der Fort- und Weiterbildung] als ‚weiche' Angebote, da sie angeblich keine harten Fakten im Sinne betriebswirtschaftlicher Zahlen liefern" (Kerres 1999, S. 99). Denkbar ist, z.b. mittels Problemsammellisten sowie anschließender Kosten-Nutzen- und Kosten-Wirksamkeitsanalysen (vgl. Bewyl/Geiter 1997) zu belegen, welche Auswirkungen nicht vorhandene (bzw. nur partiell vorhandene) Care Management-Strukturen sowohl auf die Versorgung von PatientInnen als auch auf die Entstehung von unnötigen Kosten haben können.

Eine weitere Möglichkeit zur Entwicklung von Interesse und Akzeptanz für das Projektthema ist die Durchführung *regionaler Tagungen*, mittels derer eine Beschreibung der jeweiligen Dienstleistungsangebote, der Ist-Situation wie der angestrebten Visionen, aus berufs- bzw. institutionsspezifischer Perspektive erfolgen könnte. Abgesehen davon, dass Information und Reflexion einen Beitrag zur Veränderung von Selbst- und Fremdbildern leisten können, stellen Tagungen einen Rahmen zum berufs- und institutionsübergreifenden Austausch und damit einen Schritt auf dem Weg zu einer interdisziplinären Vernetzung dar, deren Realisierung nicht zuletzt von Finanzierungsmöglichkeiten und Finanzierungsgrenzen abhängen dürfte.

Vor dem Hintergrund angestrebter Integrierter Versorgungssysteme (vgl. § 140a SGB V) kann die Entwicklung von Care Management einen innovativen Schritt zu einer umfassenden Versorgungsplanung – auf der Basis eines berufs- und institutionsübergreifenden Qualitätsmanagements – darstellen. Abzuwarten bleibt, ob der Weg vom Projekt über die Region langfristig auch in ein vernetztes Gesundheitswesen führen wird?

Literatur

Barden, J. (1996): Gegen den Pendeleffekt. Das Projekt "Krankenhaus und Sozialstation – Vernetzung der Dienste"; in: Häusliche Pflege, Heft 4, S. 262-267.

Beywl, W./Geiter, C. (1997): Evaluation – Controlling – Qualitätsmanagement in der betrieblichen Weiterbildung; 2. Auflage; Bielefeld.

Damkowski, W./Klie, T./Kronseder, E./Luckey, K. (1997): Ambulante Pflegedienste: Veränderungen wahrnehmen, Ideen umsetzten; Hannover.

Garms-Homolova, V. (1996): Miteinander lernen. Perspektiven der Kooperation zwischen ÄrztInnen und ambulanten Pflegediensten; in: Häusliche Pflege, Heft 2, S. 106-108.

Jendrosch, T. (1998): Projektmanagement. Prozeßbegleitung in der Pflege; Wiesbaden.

Joint Commission (1997): National Library of Healthcare Indicators; Oakbrook Terrace.

Kamiske, G.F./Brauer, J.P. (1993): Qualitätsmanagement von A-Z: Erläuterungen moderner Begriffe des Qualitätsmanagements; München.

Kerres, A/Falk, J./Seeberger, B. (Hrsg.) (1999): Lehrbuch Pflegemanagement; Berlin.

Simon, W. (1999): Lust aufs Neue. Werkzeuge für das Innovationsmanagement; Offenbach.

Wendt, W.R. (1995): Beraten und Koordinieren. Zusammenarbeit im Vorfeld der Pflege; in: Häusliche Pflege, Heft 5, S. 320-325.

Witzel, A. (1982): Verfahren der qualitativen Sozialforschung; Frankfurt/M., New York.

Manfred Haubrock

Management und Pflege – ein Widerspruch?

Interdependenzen zwischen dem Wirtschafts- und dem Gesundheitssystem

Die Bundesrepublik Deutschland ist nach der *Konzeption der Sozialen Marktwirtschaft* aufgebaut. Dieses Konzept basiert auf der Wirtschaftsordnungsidee der sogenannten Freiburger Schule. Die Idee beinhaltet zum einen die Ablehnung staatlicher Wirtschaftplanung und Kontrolle und statt dessen Einsetzung einer freien Marktpreisbildung, Garantie des Privateigentums und der Vertragsfreiheit. Zum anderen wird aber aufgrund der in der Vergangenheit gemachten Erfahrung, dass das marktwirtschaftliche System ohne korrigierende Eingriffe des Staates dazu neigt, sich zu zerstören, eine institutionelle Sicherung des Wettbewerbsprinzips gefordert. Die Politik des postulierten starken Staates sollte somit darauf gerichtet sein, möglichst alle wirtschaftlichen Machtgruppen zu verhindern bzw. aufzulösen und zum anderen für das gesamte Wirtschaftsgeschehen einen rechtlich-institutionellen Rahmen festzusetzen, in dem für alle Wirtschaftssubjekte ein fairer Wettbewerb stattfinden kann.

Abb. 1: Konzept der sozialen Markwirtschaft

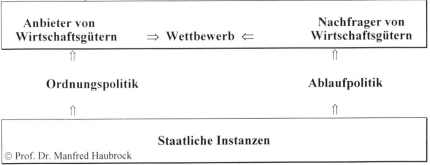

Aus dem oben skizzierten Konzept lassen sich folgende wirtschaftspolitische Schwerpunkte ableiten: die Ordnungs- und die Prozesspolitik.

Hierbei fällt der *Ordnungspolitik* die Aufgabe zu, Grundsätze, Spielregeln und Kompetenzen für das wirtschaftliche Handeln und für staatliche Interventionen in den Wirtschaftsprozess festzuschreiben. So gehören z.B. die Errichtung der

Wirtschaftsverfassung, der Eigentums-, Geld- und Wettbewerbsordnung zur Ordnungspolitik.

Die *Prozess- oder Ablaufpolitik* dient der Beeinflussung der volkswirtschaftlichen Prozesse, die innerhalb eines festgelegten ordnungspolitischen Rahmens ablaufen. Die Prozesspolitik ist die Antwort auf die konjunkturelle Instabilität der Marktwirtschaft.

Ein einheitliches Merkmal aller Industriegesellschaften ist die hochgradige Arbeitsteilung, die sich in der Spezialisierung auf verschiedenen Ebenen (regional, sektoral, betrieblich, beruflich) niederschlägt. Dieser Entwicklungsprozess ist aus dem Streben der Wirtschaftssubjekte zu verstehen, die Produktionsfaktoren im Sinne des ökonomischen Prinzips zu verwenden. Als Folge dieser Arbeitsteilung sind *Regulative* notwendig, die in der Lage sind, Allokations- und Distributionsprobleme zu lösen. Im Rahmen der Marktwirtschaft ist das Regulativ der Wettbewerb, dem die Steuerung und Kontrolle der ökonomischen Prozesse zufällt.

Unter Wettbewerb im wirtschaftlichen Sinne ist somit eine marktbezogene Rivalitätsbeziehung zwischen mehreren Wirtschaftssubjekten zu verstehen.

Der *Wettbewerb* hat im Konzept einer Marktwirtschaft eine *wirtschaftliche und eine gesellschaftspolitische Funktion*. Eine Einschränkung dieser Funktion kann dadurch erfolgen, dass sich die Zahl der Wirtschaftssubjekte verkleinert und sich gleichzeitig der Einfluss dieser Wirtschaftssubjekte vergrößert. Eine Einschränkung des Wettbewerbs impliziert somit automatisch die Entstehung oder Verstärkung von Konzentration. Durch eine staatliche Intervention mittels Wettbewerbspolitik sollen diese Konzentrationstendenzen verhindert bzw. abgebremst werden.

Die frühen wettbewerbspolitischen Vorstellungen sind sehr stark durch die Vorstellungen des *Ordoliberalismus* beeinflusst worden. Nach diesem Ansatz ist der Leistungswettbewerb in der *Marktform der vollständigen Konkurrenz* die ideale Wirtschaftsordnung. Hierbei hat der Marktpreis die zentrale Koordinationsfunktion zwischen den einzelnen Wirtschaftssubjekten. Für den Fall, dass Wettbewerbsbeschränkungen auftreten, wird dem Staat die Kompetenz für die Ordnung des Wettbewerbs übertragen. Die Vertreter der Freiburger Schule, als Repräsentanten des Ordoliberalismus, gehen somit einerseits von marktstrukturellen Überlegungen aus, sind aber andererseits auch dem Freiheitsziel verbunden. Der Ordoliberalismus sieht in der Marktform der vollständigen

Konkurrenz die ideale Wirtschaftsordnung. In diesem Modell wird dem Staat die Aufgabe übertragen, den Wettbewerb zu verteidigen, wenn dieser durch die Macht privater Marktteilnehmer gefährdet wird.

Mitte der sechziger Jahre vollzieht sich eine Abkehr vom ordnungspolitisch orientierten Leitbild des Wettbewerbs der Liberalen hin zum *Konzept eines funktionsfähigen Wettbewerbs*. Kantzenbachs Variante der Theorie des funktionsfähigen Wettbewerbs, die sich auf ökonomische Zusammenhänge beschränkt, zeigt den Wettbewerbspolitikern Handlungsanweisungen auf, wie im Bereich weiter Oligopole mittels der dynamischen Wettbewerbsfunktionen optimale Marktergebnisse erzielt werden können. Im Gegensatz zum liberalen Leitbild des Wettbewerbs steht der Ansatz des funktionsfähigen Wettbewerbs einer wirtschaftlichen Konzentration positiv gegenüber. Die Marktform des weiten Oligopols, und damit die Abkehr von einer polypolistischen Marktstruktur, gilt als die ideale Ausgangslage, um die gewünschten Markt-ergebnisse erzielen zu können.

Die Überlegungen von Kantzenbach führen zu einer Kontroverse mit Wett-bewerbstheoretikern, die der Wettbewerbsfreiheit eine zentrale Bedeutung zu-schreiben. Diese sogenannte neoklassische Definition des Wettbewerbs, deren Hauptvertreter Hoppmann und von Hayek sind, greift auf die *freie Konkurrenz* im klassischen Sinne zurück. Die Wettbewerbsfreiheit (und damit auch die Rücknahme staatlicher Interventionen ⇒ Deregulierung, Privatisierung) ist Vorraussetzung für diesen Wettbewerb. Ein solcher freier Wettbewerb bietet den Wettbewerbern die Möglichkeit, ihre individuellen Vorteile auszunutzen..

Einen erweiterten theoretischen Wettbewerbsansatz liefern Mitte der siebziger Jahre Blattner und Ramser mit ihrer *Theorie der Firma*. Ihrer Ansicht nach lassen sich unternehmerisches Marktverhalten sowie die Marktergebnisse nicht aus der Marktstruktur ableiten, vielmehr spielt die Organisationsstruktur der Großunternehmung eine dominante Rolle.

Dieser Ansatz geht davon aus, dass die Konzentrationsstrategien, sowohl in horizontaler als auch in vertikaler und diagonaler Richtung, aus organisations-strukturellen Bedingungen von einer Kapitalgesellschaft verfolgt werden (müssen).

Für die sozialmarktwirtschaftlich- orientierten Länder bilden die individu-elle Freiheit, die soziale Gerechtigkeit, die soziale Sicherheit sowie der soziale Friede das gesellschaftspolitische *Wertesystem*. Zu diesen übergeordneten staat-

lichen Zielen kommt das generelle Ziel der Wirtschaftspolitik, die Förderung
des Volkswohlstandes in einer Wettbewerbsordnung.

Gerade das Wohlstandsziel war es, das dem *Stabilitäts- und Wachstums-*
gesetz von 1967 seinen Namen und seine Zielsetzung gegeben hat.

Abb. 2: Volkswirtschaftliche Ziele

Stabilitäts- und Wachstumsgesetz von 1967

    Ziele (u.a.):

        ⇒   **Wirtschaftswachstum**
        ⇒   **Vollbeschäftigung**

    Instrumente (u.a.):

        ⇒   **Globalsteuerung/Korporatismus**

© Prof. Dr. Manfred Haubrock

Bei dem *Wachstumsziel* geht es darum, das Bruttosozialprodukt als Indikator für
das wirtschaftliche Wachstum langfristig zu vergrößern. Bei dem *Stabilitätsziel*
soll der wirtschaftliche Faktor Beschäftigungsgrad auf ein bestimmtes Niveau
gebracht bzw. auf einer angezielten Höhe stabil gehalten werden. Zur
Erreichung dieser genannten Ziele müssen Instrumente eingesetzt werden.
Hierbei spielt der *Korporatismus*, der sich durch eine koordinierte
Vorgehensweise von Staat und relevanten Verbänden *(Konzertierte Aktion)*
auszeichnet, eine wesentliche Rolle. Die gemeinsam gesetzten Ziele werden
mittels der Globalsteuerung im Top-down-Verfahren durch die Vertreter der
wirtschaftlichen Makroebene den Mitgliedern der wirtschaftlichen Mikroebene
„verdeutlicht". Durch diese sogenannte Seelenmassage können die Globalziele
in rechtverbindlichen Einzelregelungen verankert werden. Diese Steuerungs-
variante soll am Beispiel der Konzertierten Aktion im Gesundheitswesen verdeutlicht werden.

Abb. 3: Korporatismus

Steuerung durch Korporatismus

Bund, Länder, Kommunale Spitzenverbände

⇩

Konzertierte Aktion im Gesundheitswesen
(§ 141 SBG V)

⇧

Verbände des Gesundheitswesens

Funktion:
- **Erarbeiten von medizinischen und wirtschaftlichen Orientierungsdaten**
- **Erstellen von Vorschlägen zur Erhöhung der Leistungsfähigkeit, Wirksamkeit und Wirtschaftlichkeit im Gesundheitswesen**

© Prof. Dr. Manfred Haubrock

Wettbewerbspolitik als ein Teilgebiet der Wirtschaftspolitik will somit das Verhalten der Marktteilnehmer so beeinflussen, dass sich die Marktprozesse als Wettbewerbsprozesse abspielen. Wettbewerbspolitik ist folglich die Gesamtheit aller staatlichen Maßnahmen, deren Ziel die Schaffung und Erhaltung des Wettbewerbs (in der jeweils gültigen Definition) ist.

Wie oben aufgezeigt, soll in einem marktwirtschaftlichen System die Steuerung von Angebot und Nachfrage über den Preis erfolgen. Bei einer Analyse des Gesundheitssystems stellt man fest, dass der Preismechanismus so gut wie ausgeschlossen ist. Die Lenkung der Marktgrößen muss folglich durch andere Mechanismen erfolgen. Im Gesundheitsbereich der Bundesrepublik lassen sich daher im Wesentlichen die drei Steuerungsfaktoren: Planung, Gruppenverhandlungen und Verhaltensabstimmung unterscheiden.

Die Steuerung durch *Planung* kann anhand der Krankenhausbedarfsplanung und der kassenärztlichen Bedarfsplanung aufgezeigt werden.

Die zweite wichtige Größe im Zusammenspiel der Anbieterseite und der Kostenträger ist die *Gruppenverhandlung*. Bei diesen Verhandlungen werden Kompetenzen von der Versicherten-/Arztebene (Mikroebene) durch Sozialwahlen auf die Verbandsebene (Makroebene) übertragen. Die Verbandsebene verhandelt anschließend im Auftrag der Mitglieder. Inhalt dieser Gespräche ist die sogenannte Preiskomponente. Diese Verhandlungen unterliegen keiner direkten staatlichen Beeinflussung (Selbstverwaltung).

Alle Gesundheitsreformen der letzten Jahre lassen den Trend erkennen, wichtige Entscheidungen auf die Ebene der Selbstverwaltungsorgane der mittleren oder höchsten Verbandsebene zu verschieben. Die Regelungen über die sogenannten zweiseitigen Verträge (§ 112 SGB V) und über die sogenannten dreiseitigen Verträge (§ 115 ff. SGB V) sind ein Indiz für diese Entwicklung.

In Anlehnung an die im Stabilitäts- und Wachstumsgesetz von 1967 festgelegte Konzeption der Konzertierten Aktion für die Gesamtwirtschaft (*Globalsteuerung*) ist 1977 (siehe Abb. 4) im Rahmen des Krankenversicherungs-Kostendämpfungsgesetzes die Konzertierte Aktion im Gesundheitswesen ins Leben gerufen worden. Ausgangspunkt dieser Vorgehensweise ist die Vorstellung, im Rahmen eines Runden-Tisch-Gespräches alle wesentlichen Berufsgruppen des Gesundheitswesens auf eine vom Staat mit beeinflusste gesundheits- und finanzpolitische Richtung festzulegen. Mittels dieser gemeinsam erarbeiteten Orientierung (Seelenmassage) soll unter anderem die Schere zwischen der Einnahmen- und Ausgabenentwicklung der Krankenkassen geschlossen werden.

Eine differenzierte Darstellung der genannten Steuerungsmaßnahmen soll an dieser Stelle nicht erfolgen.

Ökonomisierung des Gesundheitswesens als Ursache der Gesundheitsreformen

Seit den siebziger Jahren ist der Begriff der sogenannten *Kostenexplosion* im Gesundheitswesen im Gespräch. Hinter diesem Terminus, der besser als Kostenexpansion geprägt worden wäre, versteckt sich eine Entwicklung, bei der die beitragspflichtigen Bruttoentgelte der bei den gesetzlichen Krankenkassen

Versicherten (Grundlohnsumme) nicht so schnell gewachsen sind wie die Ausgaben der Krankenversicherungen.

Diese Grundlohnsumme, die aus der Sicht der Krankenkassen eine exogene, nicht direkt zu beeinflussende Größe darstellt, bildet die Schnittstelle zwischen der Gesamtwirtschaft und dem Gesundheitssystem. Die Grundlohnsumme bestimmt somit neben dem Beitragssatz (endogener Faktor der Krankenkassen) die Einnahmenentwicklung.

Abb. 4: Grundlohnsumme

Grundlohnsumme als Schnittstelle der Systeme

Gesamtwirtschaft

$\Downarrow$

Grundlohnsumme

Versicherungspflichtiges Bruttoentgelt der Arbeitnehmer

$\Uparrow$

Gesundheitssystem

© Prof. Dr. Manfred Haubrock

Da nach dem auch für die Sozialversicherungsträger relevanten Haushaltsprinzip die Ausgaben durch die Einnahmen gedeckt werden müssen, waren die Krankenkassen aufgrund des scherenförmigen Auseinandergehens der Ausgaben und der Grundlohnsummenentwicklung gezwungen, ihre Finanzsituation durch den zweiten Einnahmenfaktor, den Beitragssatz, zu verbessern. Kontinuierliche Beitragssatzsteigerungen, die zudem zwischen den Regionen (Süd-Nord-Gefälle) und den einzelnen Kassenarten (z.B. Ortskrankenkassen versus Betriebskrankenkassen) unterschiedlich verliefen, waren die Folge.

Abb. 5: Haushaltsprinzip

Haushaltsprinzip der Krankenkassen

        Einnahmen   =   **Ausgaben**

Grundlohnsumme x Beitragssatz

⇑

Mitgliederzahl
Mitgliederstruktur
Demographische Entwicklung
Arbeitsmarktsituation
Wirtschaftliche Entwicklung
Beitragsbemessungsgrenze
u.a.

                    = Regelleistungen + Satzungsleistungen

© Prof. Dr. Manfred Haubrock

Mitte der siebziger Jahre setzten mit dem Krankenversicherungskosten-dämpfungsgesetz die finanziellen Entlastungsstrategien für das gesetzliche Krankenversicherungssystem ein. Der gesamtwirtschaftliche Auslöser dieser Reformpolitik war die potentielle Gefährdung der Wettbewerbsfähigkeit der deutschen Unternehmen auf den internationalen Märkten. In diesen Kontext gehört auch die Diskussion um die sogenannten Lohnnebenkosten, die auch die Sozialversicherungsbeiträge der Arbeitgeber mit einschließt. Ziel dieser Politik war und ist es, eine Stabilisierung oder sogar eine Reduktion der Arbeitgeber-anteile unter anderem für die Krankenversicherungen zu erreichen.

Die in diesem Zusammenhang gesetzlich verordneten Sparmaßnahmen wurden in den letzten Jahren unter anderem mit dem Gesundheitsreformgesetz 1989, dem Gesundheitsstrukturgesetz 1993, der Novellierung der Bundes-pflegesatzverordnung, den Neuordnungsgesetzen von 1997 bis hin zum GKV-Reformgesetz 2000 fortgesetzt.

Die Umsetzung dieser letzten Reformen lässt sich durch die Begriffe *Bei-tragssatzstabilisierung* sowie *Einnahmenorientierte Ausgabenpolitik* und andererseits durch die Termini *Kundenorientierung, Wettbewerb, Qualitäts-sicherung und Mobilisierung von Wirtschaftlichkeitsreserven* verdeutlichen.

Abb. 6: Relevante Begriffe

Kundenorientierung	**Wettbewerb**

⇓   ⇓

Gesundheitseinrichtung
als Leistungsanbieter

⇑   ⇑

Wirtschaftlichkeit	**Qualitätssicherung**

© Prof. Dr. Manfred Haubrock

Mit den Teilzielen *Einnahmenorientierte Ausgabenpolitik* und *Beitrags-satzstabilisierung* wird versucht, die Ausgaben nur noch parallel zur Grundlohnsummensteigerung ansteigen zu lassen, damit die Beitragssätze stabil gehalten werden können. Dies erfolgt z.B. dadurch, dass die Angebotsseite ihre Leistungen nur noch im Rahmen eines fixierten Budgets bzw. durch leistungsbezogene Entgelte finanziert bekommt. Die Nachfrageseite hat sich z.B. durch Leistungsausgrenzungen und durch Selbstbeteiligung der Patienten an der Konsolidierung der Kostenträger zu beteiligen.

In die Entscheidungsebene von Unternehmungen greifen die Kriterien *Kundenorientierung, Qualitätssicherung, Wettbewerb und Wirtschaftlichkeit* ein. So gilt unter anderem für das Management der Krankenhäuser, bei der Erstellung bzw. Bereitstellung von Gesundheitsgütern das Qualitäts- und das Wirtschaftlichkeitsgebot zu beachten. Für den Leistungsanbieter ergibt sich somit die Notwendigkeit, sich mit Fragen der Prozess-, Struktur- und Ergebnisqualität und zugleich mit Kostenaspekten auseinander zu setzen.

Abb. 7: Einflussfaktoren

Wirtschaftlichkeit

⇩

Struktur

↘

Gesundheitsleistungen ➜ ***Ergebnis***

↗

Prozess

⇧

Qualität

© Prof. Dr. Manfred Haubrock

Aus der Erkenntnis heraus, dass die vorhandenen Gesundheitsgüter wirtschaftlich und unter Beachtung des Qualitätsgedankens eingesetzt werden
müssen, ist eine enge Zusammenarbeit von Ökonomie und Medizin/Pflege
notwendig.

Bezogen auf die Vorsorgungsstrukturen stellt sich die Ökonomie z.b. die
Frage, ob und gegebenenfalls inwieweit die pflegerische Versorgung in der
Lage ist, im Vergleich zu anderen Berufsgruppen im Gesundheitswesen die
Gesundheitsleistungen wirtschaftlicher und/oder qualitativ besser anbieten zu
können. Bei einer derartigen Analyse kann somit neben oder anstelle einer
monetären Betrachtung auch ein Vergleich durch reale, nicht monetäre Kriterien
(sogenannte Wirksamkeiten/Effekte) treten. Diese Wirksamkeiten lassen sich
z.B. unter dem Aspekt „Lebensqualität " erfassen.

Die Ökonomisierung des Gesundheitswesens hat dazu geführt, dass die
Gesundheitseinrichtungen als *Wirtschaftsunternehmen* gesehen werden, die ihre

Leistungserstellung unter dem Gesichtspunkt der *Wirtschaftlichkeit* und der *Qualität* erbringen müssen.

Die *ökonomische Wirtschaftlichkeit (Effizienz)* ist ein Maß dafür, mit welchem Mittelaufwand die gesetzten Ziele (hinsichtlich der Menge und der Güte) erreicht werden.

Abb. 8: Wirtschaftlichkeit

---

§ 12 SGB V

Wirtschaftlichkeitsgebot

Die Leistungen müssen ausreichend, zweckmäßig und wirtschaftlich sein; sie dürfen das Maß des Notwendigen nicht überschreiten.

Leistungen, die nicht notwendig oder unwirtschaftlich sind, können Versicherte nicht beanspruchen, dürfen die Leistungsträger nicht bewirken und dürfen die Krankenkassen nicht bewilligen.

Nach dem *Wirtschaftlichkeitsgebot* müssen folglich die Leistungen ausreichend, zweckmäßig und wirtschaftlich sein. Weiterhin dürfen sie das Maß des Notwendigen nicht überschreiten, damit die Versicherten sie in Anspruch nehmen können und die Krankenkassen sie bezahlen müssen.

Unter *Qualität* ist nach der Norm ISO 9004 die Gesamtheit von Eigenschaften und Merkmalen eines Produktes oder einer Dienstleistung zu verstehen, die sich auf deren Eignung zur Erfüllung festgelegter oder vorausgesetzter Erfordernisse beziehen.

In den §§ 135 ff. SGB V sind Ausführungen über die Sicherung der Qualität der Leistungserbringung im Gesundheitssektor festgehalten. In den Regelungen für die *Qualitätssicherung* verpflichtet der Gesetzgeber die Leistungsanbieter, sich an Maßnahmen zur Sicherung der Qualität zu beteiligen. Hierbei wird unter der *Strukturqualität* in der Regel die personelle, räumliche und apparative Ausstattung der anbietenden Gesundheitseinrichtungen verstanden. Die *Prozessqualität* hat das diagnostische und therapeutische Leistungsgeschehen als Betrachtungsgegenstand. Maßgeblicher Punkt einer Qualitätssicherung ist die *Ergebnisqualität,* also der Nachweis des Behandlungserfolges. Voraussetzung für die Ergebnisqualität ist, dass Struktur- und Prozessqualität angemessen gewährleistet sind. Qualitätssicherung soll damit der Sicherstellung einer effizienten Patientenbehandlung auf einem vorab zu definierenden Niveau dienen. Hieraus ergeben sich Fragestellungen nach den Personen bzw. Institutionen, die z.B. die pflegerischen Interventionen bewerten sollen, und nach den Bewertungskriterien.

Die gesetzlich fixierten Qualitätssicherungsaufgaben der Leistungsanbieter gehören einerseits in die Gruppe der *externen Qualitätssicherungsmaßnahmen*. Die Sicherung der Qualität der Leistungserbringung sowohl im ambulanten als auch im stationären Bereich ist hierbei zur Pflichtaufgabe der Selbstverwaltungspartner gemacht worden. Im Rahmen von zwei- und dreiseitigen Verträgen sind gemeinsam durch Richtlinien Verfahren zur Qualitätssicherung aufzustellen. Ziel dieser Maßnahmen ist es, vergleichende Prüfungen von Anbietern durch eine Prüf-/Zertifizierungsstelle zu ermöglichen. Dies setzt jedoch voraus, dass eine Messlatte in Form von Kriterien aufgebaut wird, damit die Ergebnisqualitäten gemessen, verglichen, verändert oder an ein vorab definiertes Qualitätsniveau herangeführt werden können. Die Qualitätskomponenten gehören somit zu den vorab festzulegenden Merkmalen von Gesundheitsgütern.

Ohne eine Festlegung der Merkmale Quantität und Qualität der Leistung ist eine Effizienzprüfung von Gesundheitsmaßnahmen nicht möglich.

Abb. 9: Qualitätssicherung

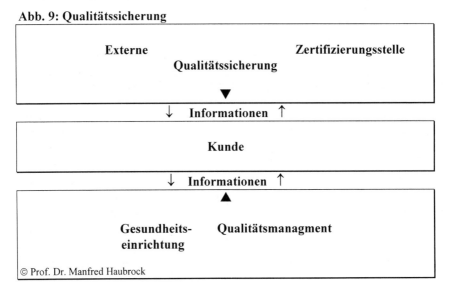

© Prof. Dr. Manfred Haubrock

Von dieser externen Qualitätssicherung muss das Qualitätsmanagement, das bislang als interne Qualitätssicherung bezeichnet worden ist, unterschieden werden. Diese internen Regelungen, die in der Hand der leistungserbringenden Unternehmen liegen, sind seit dem 1.1.2000 ebenfalls vom Gesetzgeber vorgeschrieben.

Logischerweise muss es eine Interdependenz zwischen den externen und den internen Maßnahmen geben. An der Schnittstelle zwischen den Innen- und den Außenaktivitäten der Gesundheitseinrichtungen ist der Patient/Kunde ($\Rightarrow$ Kundenorientierung) angesiedelt. Beide Qualitätssicherungsmaßnahmen zielen also auf den Kunden ab, sie sind kundenorientiert. An dieser Stelle soll darauf hingewiesen werden, dass der Kundenbegriff sowohl den internen (z.B. den Mitarbeiter) als auch den externen Kunden (z.B. den Patienten) umfasst. Diese Managementzielsetzung ist in allen modernen *Managementmethoden* (z.B. Lean Management, Business Reengeneering) zu finden. Eine Funktion dieser Methoden ist es, über Ansätze wie Fehlerlosigkeit, Just-in-time, Outsourcing, Kundenorientierung etc. die beiden Größen „Qualität" und „Wirtschaftlichkeit" so in Beziehung zu setzen, dass ein möglichst effizienter Gesamtbehandlungsablauf bei der Patientenversorgung und ein optimales Behandlungsergebnis eintreten.

Abb. 10: Qualitätsmanagement

Total Quality Management (TQM)

- **Befriedigung der Kundenanforderungen**
- **Qualitätssicherung der Leistungen**
- **Minimierung der Kosten**

© Prof. Dr. Manfred Haubrock

Durch die Aufnahme der Lebensaktivitätskriterien hat der Gesetzgeber angezeigt, dass die Behandlungs- und Pflegeergebnisse auch eine individuelle, patientenorientierte Bewertungskompentente enthalten soll. Diese richtungsweisende Festlegung, dass subjektiv empfundene, nicht in Geldgrößen zu bestimmende Befindlichkeiten des Menschen („Weiche " Daten, selbstempfundene Nutzenwerte) zur Leistungsbewertung heranzuziehen sind, deckt sich mit den Zielen der Lebensqualitätsforschung. Das Konzept der gesundheitlichen Lebensqualität verfolgt einen ganzheitlichen Ansatz der Ergebnisbewertung.

Nur die Wirtschaftseinheit im Gesundheitswesen kann dauerhaft "auf dem Markt" bestehen, die bei einem weiteren Ausbau des Gesundheitssystems in Richtung *Konkurrenz-/Wettbewerbsmarkt* bei der Wirtschaftlichkeits-betrachtung das geforderte Soll erfüllt. Für das Gesundheitssystem bedeutet dies, dass die traditionellen Steuerungsvarianten Planung und Gruppen-verhandlungen/Verkörperschaftlichung durch den Wettbewerb ersetzt werden sollen. Die im Gesundheitswesen eingetretenen bzw. vorauszusehenden Kooperations- und Konzentrationstendenzen lassen die Vermutung zu, dass sich der Gesundheitsmarkt oligopolistisch strukturieren wird, das heißt, es wird ein Wettbewerb zwischen großen Wirtschaftseinheiten entstehen. Da die Preise im Gesundheitswesen dem Entscheidungsprozess der Mikroebene entzogen worden sind und in der Zukunft noch mehr entzogen werden, ist davon aus-zugehen, dass es auf diesen Markt zwischen den Leistungserbringern im Wesentlichen einen Qualitäts- und/oder Wirtschaftlichkeitswettbewerb geben wird.

Unter der gegenwärtigen Restriktion, dass bei steigenden Möglichkeiten und Ansprüchen an die gesundheitliche Versorgung nur begrenzt finanzielle Mittel für deren Realisierung zur Verfügung stehen, kann mit Hilfe von *Kosten-Nutzen-Untersuchungen* eine Beurteilung erfolgen, ob und welche alternative Gesundheitsmaßnahme aus wirtschaftlicher Sicht realisiert werden sollte.

Je weniger Ressourcen in einer Gesellschaft für die Gesundheitsversorgung zur Verfügung stehen, desto stärkere Bedeutung erlangen *Nutzen-Kosten-Erwägungen*. Es soll herausgefunden werden, welche Mittelverwendung die optimale ist. Die verfügbaren Gelder müssen effizient eingesetzt werden. Eine Mittelverknappung führt tendenziell zu der Forderung, die Gelder für eine Maßnahme erst nach genauer Überprüfung ihrer Gesundheitswirksamkeit zu verwenden

Nach Ansicht des Sachverständigenrates für die Konzertierte Aktion im Gesundheitswesen erfordern, auf dem Hintergrund einer sich weiter entwickeln-den Medizin und einer alternden Bevölkerung, begrenzte Ressourcen im Gesundheitswesen und der Grundsatz der Beitragssatzstabilität die Aus-grenzung unnötiger Leistungen und die Mobilisierung von Wirtschaft-lichkeitsreserven.

Gerade weil die Steuerungsmechanismen des Marktes im Gesundheitswesen größtenteils ausgeschaltet sind, muss man mittels alternativer Steuerungen (z.B. Korporatismus, Verkörperschaftlichung) für Wirtschaftlichkeit sorgen. Hierzu bedarf es der Evaluation der Gesundheitsversorgung. Das Bestreben ökonomischer Evaluation von Gesundheitsleistungen ist es, das Verhältnis zwischen dem Ressourcenverzehr für Maßnahmen (Quantität und Qualität) und den daraus resultierenden Zustandsveränderungen (Quantität und Qualität) in berechenbaren Einheiten aufzuzeigen. Evaluationstechniken als rationale Entscheidungshilfen sind heranzuziehen, um:

- den Nutzen und die Kosten der Maßnahmen zu messen und zu bewerten,

- unnötige Leistungen auszuschließen,

- Wirtschaftlichkeitsreserven zu aktivieren.

Zur Umsetzung dieser Forderungen können verschiedene Kosten-Nutzen-Untersuchungen (KNU) eingesetzt werden. Damit stellen die Evaluationsergebnisse eine Entscheidungshilfe z.B. für Krankenhäuser und Krankenkassen dar, wenn es um Lösungsfindungen für gesundheitspolitische Strategien geht. Grundsätzlich erfüllen KNUen die Funktionen als politische Entscheidungsgrundlage, Argumentationshilfe in Verhandlungen, Diskussions- und Planungsgrundlage sowie als Instrument der Effizienzkontrolle.

Zu den klassischen Formen der ökonomischen Evaluation zählen die Kosten-Nutzen-Analyse (KNA) und die Kosten-Wirksamkeits-Analyse (KWA). Eine weitere Variante ist die Nutzwertanalyse (NWA). Alle Untersuchungsverfahren basieren auf der Messung der Input-Output-Relation.

Rolle des Pflegemanagements

Während das Ziel eines erwerbswirtschaftlich orientierten Unternehmens primär darin besteht, Gewinne zu erzielen und eine möglichst hohe Rendite des eingesetzten Kapitals zu erwirtschaften und die Deckung eines Bedarfs an Gütern und Leistungen mehr instrumentalen Charakter hat, werden Krankenhäuser (noch) mit dem Ziel betrieben, den Bedarf der Bevölkerung an Krankenhausleistungen zu decken.

Ein Schritt zur Konkretisierung dieser sehr globalen und damit für das wirtschaftliche Handeln nicht geeigneten Zielsetzung besteht darin, aus dem Global- oder Hauptziel des Krankenhauses konkrete, praxisorientierte Zwischen- und Unterziele abzuleiten.

Ein wichtiges Unterziel ist das Leistungserstellungsziel, mit dem das Kran-
kenhausunternehmen die Erfüllung des Versorgungsauftrages gegenüber der
Bevölkerung verantwortlich wahrnehmen kann.

Zur Realisierung dieses Leistungserstellungsziels werden in
Krankenhäusern unter anderem pflegerische Leistungen bereitgestellt. Diese
Dienstleistungen haben, wie allgemein bekannt, hinsichtlich der Quantität und
somit auch hinsichtlich ihres Kostenanteils einen großen Anteil am Gesamt-
budget.

Die Bereitstellung dieser Leistungen erfolgt in dem sogenannten
zweistufigen Leistungserstellungsprozess des Krankenhauses (Krankenhausbetriebsprozess). Dieser Krankenhausbetriebsprozess beinhaltet unter anderem
die sachgerechte und wirtschaftliche Steuerung des Pflegepersonals und der
pflegerischen Sachgüter. Die Zuständigkeit, diese Mitarbeiter und diese
Sachmittel so einzusetzen, dass das Leistungserstellungsziel des Krankenhauses
erreicht wird, liegt in der Hand des Pflegemanagements. Die Führungs-
tätigkeiten des Pflegemanagements, nämlich den Einsatz des Pflegepersonals
und der Güter zu planen, zu entscheiden, zu organisieren und zu kontrollieren
(Managementfunktionen), zielen darauf ab, den Leistungserstellungsprozess so
mitzusteuern, dass die Krankenhausziele erreicht werden. Das Pflegemanagement ist folglich ein unverzichtbarer Bestandteil des Krankenhaus-
managements.

Zur Erfüllung der Managementfunktionen wird das Management
hierarchisch gegliedert (Managementstrukturen). Die Aufbauorganisation der
personalen Krankenhausleitung bildet folglich neben den Management-
tätigkeiten das zweite Element des Führungskomplexes.

Die Aufbauorganisation stellt die Autoritätsstruktur des Krankenhauses dar
(hierarchische Organisation). Sie ist ein Vertikalschnitt durch das Krankenhaus.
Organisatorisch ist das Krankenhausdirektorium somit zur Zeit die oberste
Hierarchieebene, die zur Verfolgung und Realisierung der gemeinsamen Ziel-
setzung eingesetzt ist. Es ist die Organisationseinheit, in der die zentrale
Koordination und Kooperation der berufsständisch organisierten sektoralen
Managementbereiche (pflegerisches, ärztliches, ökonomisches Management)
erfolgt.

Erst die Einbindung der wesentlichen, im Krankenhaus tätigen Berufsgruppen in das Management garantiert ein Höchstmaß an Koordination und

Kooperation und damit an Zielrealisierung. Aus diesem Grunde haben in der Vergangenheit nahezu alle Bundesländer in ihren Landesgesetzes die Einrichtung einer pluralen Führungsstruktur in Form eines sogenannten Dreierdirektoriums festgelegt. Hiermit ist eine organisatorische Einbindung des Pflegemanagements in das Krankenhausmanagement verbunden gewesen, was wiederum mit einer Ausweitung von funktionalen Kompetenzen für das Pflegemanagement einhergegangen ist. Diese Kompetenzerweiterungen setzten notwendigerweise eine qualifizierte Aus-, Fort- und Weiterbildung der pflegerischen Führungskräfte in ökonomischer, organisatorischer und führungstechnischer Hinsicht voraus bzw. zogen eine Qualifikationsverbesserung nach sich. Aus diesem Grunde sind Qualifikationsangebote im tertiären Bildungssektor (z.B. Weiterbildungs- und Diplomstudiengänge an Fachhochschulen und Universitäten) eingerichtet worden. Aus der Erkenntnis heraus, sich für die neuen Herausforderungen stellen zu können, sind diese Angebote in der Vergangenheit intensiv genutzt worden bzw. werden derzeit intensiv genutzt. Das gegenwärtige und zukünftige Pflegemanagement eignet sich folglich die notwendigen Führungskompetenzen an, um ein Krankenhaus pflegerisch und ökonomisch qualifiziert und in Zusammenarbeit mit den anderen Berufsgruppen kollegial leiten zu können.

Die operativen Kompetenz- und Verantwortungsbereiche des Krankenhausdirektoriums haben sich in der Vergangenheit als zu begrenzt erwiesen. In den letzten Jahren hat sich daher die Erkenntnis durchgesetzt, dass dem Wirtschaftsunternehmen Krankenhaus und damit dem Krankenhausmanagement eine größere Autonomie gegenüber dem Träger eingeräumt werden muss. Mit dieser Delegation von Kompetenzen auf die Krankenhausebene ist z.B. eine Rechtsformveränderung in Richtung GmbH einhergegangen.

Die Frage der singularen bzw. pluralen Unternehmensführung (Singular- bzw. Pluralinstanz) ist ein wichtiger Aspekt im Rahmen der Diskussion um die Einführung der Rechtsform einer GmbH für das Krankenhaus. Die plurale Führung übernimmt die Idee des Krankenhausdirektoriums und überführt diese in die Geschäftsführung, wobei die Geschäftsführung hauptberuflich ausgeübt werden muss und speziellen rechtlichen Regelungen unterworfen ist. Eine singulare Führung hingegen ersetzt das Direktorium als oberstes Managementorgan durch einen Geschäftsführer/eine Geschäftsführerin und ordnet es dieser Instanz unter. In einem solchen Fall findet Kooperation auf formal gleicher Ebene nicht mehr statt. An die Stelle des Kollegialitätsprinzips ist das Direktorialprinzip getreten.

Das Krankenhausmanagement trifft in einer GmbH all jene Entscheidungen, die notwendig sind, damit das Krankenhaus seinen Zielsetzungen dauerhaft gerecht werden kann, setzt diese durch und kontrolliert deren Realisierung. Auf dem Hintergrund, dass der Leistungserstellungsprozess des Krankenhauses äußerst komplex ist, muss verlangt werden, dass eine multipersonale, interdisziplinäre Zusammensetzung des Managements erfolgt. Auch bei der Rechtsform einer GmbH kann an dieser Erkenntnis nicht vorbeigegangen werden, so dass auch hier unter Führung die Gesamtheit der relevanten Institutionen zu verstehen ist, die im Rahmen von Prozessen und mit Hilfe von Instrumenten durch Willensbildung (Planung und Entscheidung) und durch Willensdurchsetzung (Anordnung und Kontrolle) kooperativ Probleme lösen können.

Aus Sicht des Pflegemanagements ist daher die Forderung aufzustellen, im Sinne einer interprofessionalen Führung weiterhin im Management eines Krankenhauses vertreten zu sein. Für das Pflegemanagement spricht die Tatsache, dass sich die weitsichtigen Führungskräfte in der Pflege zwischenzeitlich auf breiter Basis im tertiären Bildungsbereich für die Pflege- und Krankenhausmanagementaufgaben qualifiziert haben bzw. sich derzeit qualifizieren und damit das notwenige Wissen und die erforderlichen Kenntnisse mitbringen, um auch in einer Geschäftsführung erfolgreich tätig zu sein, die sich in der Zukunft vermehrt mit wirtschaftlichen Problemen befassen muss.

Fazit

Der angedeutete Widerspruch zwischen dem Management und der Pflege besteht nicht. Pflege ist vielmehr notwendiger Bestandteil des Managements von Gesundheitseinrichtungen.

Literaturhinweise

Ahsen, A. von (1996): Total Quality Management; Frankfurt/Main.

Andersen, H./Henke, K. D./Schulenberg, J. M. von der (1992): Basiswissen Gesundheitsökonomie; Band 112; Berlin.

Arnold, M./Paffrath, D. (1996): Krankenhaus Report 1996; Stuttgart.

Baier, H. (1988): Ehrlichkeit im Sozialstaat; Osnabrück.

Berekhoven, L. (1983): Der Dienstleistungsmarkt in der BRD; Band 1und 2; Göttingen.

Beske, F./Hallauer, J. F. (1999): Das Gesundheitswesen in Deutschland; 3. Auflage; Köln.

Bezold, Th. (1996): Zur Messung von Dienstleistungsqualität; Frankfurt/Main.

Borsi, G.M./Schröck, R. (1995): Pflegemanagement im Wandel; Berlin.

Breyer, F./Zweifel, P. (1992): Gesundheitsökonomie; Berlin.

Bundesminister für Arbeit und Sozialordnung (Hrsg.) (1977): Die Organisation der gesetzlichen Krankenversicherung; Köln.

Bundesminister für Gesundheit (Hrsg.) (1996): Qualitätsentwicklung in der Pflege. Abschlußbericht. Schriftenreihe des Bundesministers für Gesundheit; Baden Baden.

Das Krankenhaus; diverse Jahrgänge.

Deutsche Krankenhausgesellschaft (Hrsg.): Zahlen, Daten, Fakten; diverse Jahrgänge.

Die Ortskrankenkasse: Diverse Jahrgänge.

Eichorn, S. (1975): Krankenhausbetriebslehre; Bände 1-3; 3. Auflage; Stuttgart.

Eichorn, S./Schmidt-Rettig, B. (Hrsg.) (1995): Krankenhausmanagement im Werte- und Strukturwandel; Stuttgart.

Eichorn, S./Schmidt-Rettig, B. (Hrsg.) (1998): Chancen und Risiken von Managed Care; Stuttgart.

Fenner, Th. (1996): Öko-Management in Klinik und Praxis; Stuttgart.

Fickel, N. (1995): Auswirkungen der Bevölkerungsentwicklung in der Bundesrepublik Deutschland auf die Ausgaben für Gesundheit; Frankfurt/Main.

Führen und Wirtschaften; diverse Jahrgänge.

Gäfgen, G. (1980): Gesundheitsökonomie; Stuttgart.

Haubrock, M. (1994): Konzentration und Wettbewerbspolitik; Frankfurt/Main.

Haubrock, M./Golke, S. (2000): Benchmarking in der Pflege, Bern.

Haubrock, M./Hagemann, H./Nerlinger, Th. (2000): Managed Care und Pflege; Bern.

Haubrock, M./Meiners, N./Albers, F. (1998): Krankenhaus-Marketing; Stuttgart.

Haubrock, M./Peters, S./Schär, W. (Hrsg.) (1997): Betriebswirtschaft und Management im Krankenhaus; 2. Auflage; Wiesbaden.

Haubrock, M./Peters, S./Schär, W. (Hrsg.) (2000): Betriebswirtschaft und Management im Krankenhaus; 3. Auflage; Bern.

Haubrock, M./Aloisi, B./Grzysiak, T. (1996): Gründung und Betrieb eines ambulanten Pflegedienstes; Wiesbaden.

Haubrock, M./Cramer, E./Hellmann, Th. (1994): Unterrichtsleitfaden Pflegemanagement; Basel.

Hauke, E. (Hrsg.) (1994): Qualitätssicherung im Krankenhaus; 2. Auflage; Wien.

Hauser, A./Neubarth, R./Obermair, W. (1997): Handbuch soziale Dienstleistungen; Neuwied.

Heinen, E. (1991): Industriebetriebslehre; 9. Auflage; Wiesbaden.

Herder-Dornreich, P. (1980): Gesundheitsökonomik; Stuttgart.

Herder-Dornreich, P. (1982): Der Sozialstaat in der Rationalisierungsfalle; Stuttgart.

Herder-Dornreich, P/Klages, H./Schlotter, H. G. (Hrsg.) (1984): Überwindung der Sozialstaatskrise; Baden-Baden.

Herder-Dornreich, P. (1976): Wachstum und Gleichgewicht im Gesundheitswesen; Opladen.

Hillebrandt, B. (1995): Orientierungshilfen bei der Allokation von Ressourcen im Gesundheitswesen; Frankfurt/Main.

Hurrelmann, K./Laaser, U. (Hrsg.) (1993): Gesundheitswissenschaften; Weinheim.

Jeschke, H. A. (Hrsg.) (1995): Krankenhausmanagement zwischen Frustration und Erfolg; Kulmbach.

Jeschke, H./Hailer, B. (Hrsg.) (1995): Outsourcing im Klinikbereich; Kulmbach.

Kaltenbach, T. (1993): Qualitätsmanagement im Krankenhaus; 2. Auflage; Melsungen.

Kaupen-Haas, H./Rothmaler, Ch. (Hrsg.) (1998): Strategien der Gesundheits-ökonomie; Frankfurt/Main.

Krankenhaus-Umschau; diverse Jahrgänge.

Kramer, W. (1989): Die Krankheit des Gesundheitswesen; Frankfurt/Main.

Lampert, H. (1997): Krise und Reform des Sozialstaates; Frankfurt/Main.

Lampert, H. (1980): Sozialpolitik; Berlin.

Meffert, H./Bruhn, M. (1997): Dienstleistungsmarketing; 2. Auflage; Wiesbaden.

Meier, J. (Hrsg.) (1994): Das moderne Krankenhaus; Neuwied.

Metze, I. (1982): Gesundheitspolitik; Stuttgart.

Sachverständigenrat für die Konzertierte Aktion im Gesundheitswesen (1987-1998): Jahresgutachten/Sondergutachten 1987-1998; Baden-Baden.

Schwartz, F. W. u.a. (Hrsg.) (1993): Public Health; Berlin.

Straub, F. (1997): Ihre Krankenversicherung von A-Z; 8. Auflage; Planegg.

Tiedtke, J. K. u.a. (1980): Betriebswirtschaftslehre der Industrie; Bad Homburg v.d.H.

Trill, R. (1996): Krankenhaus-Management; Neuwied.

Verband der Krankenhausdirektoren Deutschlands (1993): Entscheidungsorientiertes Krankenhausmanagement; Ingoldstadt.

Verband der privaten Krankenversicherung (Hrsg.) (diverse Jahrgänge): Die private Krankenversicherung, Rechenschaftsberichte.

Wahn, U./Szezepanski, R./Bullinger, M. (Hrsg.) (1995): Chronisch Kranke Kinder – Krankheitsbewältigung und Lebensqualität; Stuttgart.

Waller, H. (1996): Gesundheitswissenschaft; 2. Auflage; Stuttgart.

Wiedemann, R. (1998): Wettbewerb unter Krankenhäuser; Frankfurt/Main.

Wille, E./Albring, M. (Hrsg.) (1998): Reformoptionen im Gesundheitswesen; Frankfurt/Main.

Wöhe, G. (1984): Einführung in die Allgemeine Betriebswirtschaftlehre; 15. Auflage; München.

Zwielein, E. (Hrsg.) (1997): Klinikmanagement; München.

Zdrowomyslaw, N./Düring, W. (1997): Gesundheitsökonomie; München, Wien.

III. Pflege fundieren: Theorie- und Forschungsansätze

Heiner Friesacher

Professionelle Handlungslogiken und Pflegepraxis

Einleitung

Pflege(wissenschaft) wird in der Fachliteratur – ähnlich wie Medizin, Sozialarbeit und Pädagogik – häufig als Praxis- und Handlungswissenschaft bezeichnet (vgl. Dornheim et al. 1999; Remmers 1999; 1998; Evers 1997; Hunink 1997; Robert Bosch Stiftung 1996; Dassen/Buist 1994). Ein typisches Kennzeichen von Praxis- und Handlungswissenschaften ist die Abgrenzung zu den sogenannten theoretischen *Wissenschaften* wie Mathematik, Physik, Soziologie. Die Konsequenzen, die sich aus dieser Klassifizierung ergeben, sind aber in weiten Teilen noch nicht entsprechend systematisch aufgearbeitet. Einige grundsätzliche und die Problematik verdeutlichende Fragen sollen hier aufgezeigt werden, wie z.B.:

1. Gibt es ein berufliches Handeln, in dem das erworbene wissenschaftliche Wissen, das Erfahrungswissen der Praxis und eine hinreichende Sensibilität für den je konkreten Fall systematisch miteinander verknüpft werden? (Dewe et al. 1993) Diese Frage betrifft die Ebene der *Praxis.*
2. Wie wird in Theorien der Pflege pflegerisches Handeln konzeptualisiert und was sind die möglichen Konsequenzen für die Pflegepraxis? Hier geht es um die Ebene der *Theorie,* bei den Folgen bzw. Konsequenzen um die *Pragmatik einer Theorie.*
3. Wie lassen sich (pflegerische) Handlungen verstehen und erklären und was ist eine Handlungserklärung? Diese Frage ist auf der *Metaebene* angesiedelt und bildet den handlungstheoretischen und wissenschaftstheoretischen Rahmen und Hintergrund.

In diesem Beitrag sollen alle drei Ebenen ins Blickfeld genommen werden – wohl wissend, dass eine erschöpfende Analyse in diesem Rahmen nicht möglich ist.

Pflegepraxis und ihre Handlungslogiken

Pflegerisches Handeln kann als eine besondere und erweiterte Form sozialen Handelns, also auf das Handeln anderer Menschen bezogen, betrachtet werden. Die Besonderheit pflegerischen Handelns ergibt sich durch den unmittelbaren

Körper-/Leibbezug in der Interaktion zwischen Pflegendem und Gepflegtem. Das Zentrum pflegerischen Handelns bildet eine sprachlich vermittelte Interaktion mit verbalen oder nonverbalen Mitteln.

Der Körper bzw. der Leib ist notwendig immer dabei, ist Bedingung des Sprechens, der Kommunikation und Interaktion, daher spricht Apel (1975) hier vom „Leibapriori".

Pflegende und Gepflegte müssen die Pflegesituation gemeinsam durch Verständigung aushandeln, das setzt einen Interpretationsvorgang auf beiden Seiten voraus. Die jeweiligen Situationen sind dabei immer schon vorinterpretiert und ziehen der Interpretation gemäße Handlungen nach sich. Damit spielt die subjektive Vorstellung von der Situation eine größere Rolle als die real vorliegende Situation (Thomas 1965). Die Innenperspektive der handelnden Akteure ist also eine wesentliche Grundlage für das Verständnis pflegerischer Handlungen. Diese Vorstellung ist auch Grundlage pflege-therapeutischer Konzepte wie z.B. der Validation nach Feil. Validation meint hierbei die Bestätigung der Erlebniswelt von verwirrten und dementen Menschen und die Erkenntnis, dass deren Phantasiewelt für sie die Realität darstellt (Kors/Seunke 1997).

Fassen wir das Handlungsverstehen als ein Verstehen auf, bei dem es um die Interpretation einer Interpretation geht, haben wir es mit einer ‚doppelten Hermeneutik‘ zu tun (vgl. Hollis 1995; Giddens 1984). Erstens sind die zu interpretierenden Daten theorieabhängig und die Theoriesprachen hängen vom jeweiligen Bedeutungsrahmen ab, zweitens ergibt sich schon auf der Ebene der Gewinnung der Daten eine Verstehensproblematik, denn um zur Bedeutung der Handlungen zu gelangen, müssen die symbolisch vorstrukturierten Interpretationen der Akteure herangezogen werden. Auf die Probleme der verschiedenen Arten von Bedeutung und das philosophische Problem des Fremdpsychischen kann hier nur hingewiesen werden.

Handlungen sind eingebettet in Strukturen und können nicht losgelöst von diesen betrachtet werden. Strukturen können dabei als Verhältnisse, Bezüge oder Relationen beschrieben werden (Kleining 1982). So wird z.B. das Verhältnis von Patienten und Professionellen im Krankenhaus durch die Relation von Macht und Herrschaft mitkonstituiert. Strukturen sind nach Giddens (1988) durch eine Dualität gekennzeichnet, sie sind sowohl Produkt als auch Stützpunkt des Handelns. Das Erklären und Verstehen einer Handlung gelingt nur, wenn die zugrunde liegenden Strukturen mit berücksichtigt werden.

Die Arbeit an und mit Personen zeichnet sich aus durch komplexe interaktive Vermittlungsleistungen, Ungewissheiten und ungewollte Nebenfolgen. Für ein professionelles Handeln spielt die praktische Erfahrung, das Expertenwissen und die Analyse des individuellen Falles eine entscheidende Rolle (vgl. Benner/Tanner/Chesla 2000; Rudolf 1995; Ströker 1987). Dabei meint Erfahrung mehr als die empiristische Verengung auf Sinneswahrnehmung: Erfahrung meint hier vielmehr das Erleiden, das Ausgeliefertsein, und zwar im Sinne von Erleben, ohne in eine reine subjektive Auflösung des Begriffs abzudriften (vgl. Bollnow 1970).

Dieses praktische Wissen lässt sich nicht vollständig in allgemeiner Form darstellen und formalisieren, hier stoßen allzu enge Mikrostandards und Leitlinien ebenso an ihre Grenzen wie Pflegediagnosen und eine technisch-funktionale Anwendung des Pflegeprozesses.

Neben die wissenschaftliche Kompetenz muss daher eine besondere (hermeneutische) Kompetenz des Fallverstehens treten. Ein an diesen Überlegungen anknüpfendes professionelles pflegerisches Handeln (und damit auch Diagnostizieren) ist gekennzeichnet durch einen Theorie- und Wissenschaftsbezug auf der einen Seite und ein hermeneutisches Fallverstehen auf der anderen. Professionelles Pflegehandeln lässt sich nicht auf starre Regelbefolgung reduzieren. „Es ist keine bloße Anwendung von Wissen denkbar, sondern lediglich seine fall- und kontextbezogene Verwendung. Diese Transformation des Wissens im Handeln ist eine spezifische Leistung des Professionellen, die nicht nach dem Modell der Übersetzung naturwissenschaftlicher Gesetze in technische Verfahren gedacht werden kann" (Dewe et al. 1993, S. 12).

Während also der Idealtypus des Experten sein Handeln auf wissenschaftlichem Wissen gründet und deduktiv begründet, damit also die Handlungslogik einer technisch-instrumentellen Anwendung von Regelwissen folgt, beruht ein professionelles pflegerisches Handeln auf einer doppelten Handlungslogik: Auf der einen Seite orientiert es sich an wissenschaftlichem Regelwissen und auf der anderen an einer hermeneutischen Kompetenz des Fallverstehens (vgl. Remmers 1998; Dewe/Ferhoff/Radtke 1992). Erklären und Fallverstehen bzw. Subsumption und Rekonstruktion sind also in der Praxis miteinander in Einklang zu bringen. Die jeweils herzustellende Einheit von Theorie und Praxis begründet die Nicht-Standardisierbarkeit und Nicht-Formalisierbarkeit professionellen Handelns.

Überlegungen zu einigen begriffsstrategischen Entscheidungen für ein Theorieprogramm der Pflegewissenschaft

Für eine sich als Handlungswissenschaft verstehende Pflegewissenschaft ergeben sich wissenschafts- und handlungstheoretisch mehrere Probleme. Erkenntnisbildung und -gewinnung stellen sich angesichts eines schwer eingrenzbaren Gegenstandsbereichs als äußerst schwierig dar, die Pflegewissenschaft hat es mit verschiedenen Wissensformen zu tun (sowohl naturwissenschaftliches als auch geistes- und sozialwissenschaftliches Wissen), die auf der Ebene der Theoriebildung in einer noch nicht klar erkennbaren Weise zu verschränken sind. So ergeben sich für ein pflegewissenschaftliches Theorieprogramm mehrere grundlegende begriffsstrategische Entscheidungen, die hier in Anlehnung an Habermas (1995) nur kurz skizziert werden sollen. Die erste grundlegende Entscheidung besteht darin, ob ‚Sinn‘ als Grundbegriff zugelassen oder abgewiesen wird. Verstehen wir Sinn als sprachlichen Sinn, wird eine metatheoretische Entscheidung darüber gefällt, „ob sprachliche Kommunikation als ein für den Gegenstandsbereich konstitutives Merkmal gelten soll" (1995, S. 12). Daraus resultieren dann folgenreiche Konsequenzen. Wird ‚Sinn‘ als Grundbegriff zugelassen, kann Handeln von Verhalten unterschieden werden und Sinnverstehen von Beobachtung. Eine zweite metatheoretische Entscheidung besteht dann darin, ob intentionales Handeln „in der Form zweckrationalen oder in der Form kommunikativen Handelns konzeptualisiert werden soll". Eine dritte Grundsatzentscheidung betrifft die Frage, ob ein elementaristischer oder ein holistischer Ansatz gewählt wird (1995, S. 23). Ein klassisches Beispiel für einen elementaristischen Ansatz ist auf der Ebene der Handlungstheorie die *Rational Choice Theory*, die an nutzen- und entscheidungstheoretische Modelle anknüpft. Die Gegenposition eines holistischen Ansatzes ist die sozialwissenschaftliche Systemtheorie, wie sie von Parsons und später von Luhmann entwickelt wurde. Diese drei von Habermas eingeführten begriffsstrategischen Entscheidungen sind für die sozialwissenschaftliche Theoriebildung konzipiert, können aber von der Pflegewissenschaft aufgegriffen und fruchtbar gemacht werden. Allerdings muss eine wichtige Kategorie ergänzt werden, die pflegerisches Handeln und Pflegewissenschaft von sozialem Handeln und Sozialwissenschaft unterscheidet: der spezifische Bezug zum menschlichen Körper bzw. zum menschlichen Leib (vgl. Fischer-Rosenthal 1999; Manzei 1999). Hier muss die Pflegewissenschaft eine Entscheidung zwischen einer mechanistischen Körperkonzeption und einer eher phänomenologisch-existentialistischen

Leibkonzeption treffen, die auch weitere Konsequenzen nach sich zieht und unter anderem die Begriffe Bewegung und Bewusstsein betrifft.

Konzeptualisierung pflegerischen Handelns in Theorien der Pflege

Wie das Pflegehandeln in Theorien der Pflege entfaltet wird, soll am Beispiel zweier US-amerikanischer Pflegetheorien aufgezeigt werden. Die Kenntnis der Grundzüge der beiden Theorien von Orem und Benner/Wrubel wird stillschweigend vorausgesetzt und soll (bzw. kann) hier nicht weiter erläutert werden. Fokus der Analyse ist die Pragmatik der jeweiligen Theorie.

Orem bezeichnet ihre Theorie selbst als *„allgemeine Theorie der Pflege"*, die sie folgendermaßen charakterisiert: „Die Erklärung der Pflege, die hier gegeben wird, entspricht der Form einer allgemeinen Theorie – einer Theorie, die Pflege für alle möglichen Praxissituationen deskriptiv erklärt. Die Theorie beschreibt ein Bild oder ein Modell der Pflege, dessen, was Pflege ist und was sie sein sollte. Die Theorie umfasst sowohl die Pflegenden als auch diejenigen, die gepflegt werden, und sagt darüber hinaus etwas über deren wechselseitige Beziehung als Menschen aus" (Orem 1997, S. 10). Diese Gesamttheorie, die auch als Selbstpflegedefizit-Theorie bezeichnet wird (Orem 1997, S. 193), besteht aus drei Teiltheorien, die aufeinander bezogen sind.

Für das Verständnis von Orems Begriff pflegerischen Handelns sind folgende Aspekte wichtig. Wie viele andere Theoretikerinnen der Pflege versteht Orem die Pflege als Praxiswissenschaft (siehe oben), ontologisch ange-siedelt in einem "moderaten Realismus" (Orem 1997, S. 171). Mit Bezug auf Wallace sieht sie den Aufgabenbereich von Praxiswissenschaften im Befassen mit „Prinzipien und Ursachen von Tätigkeiten, die durchgeführt werden sollen" (Orem 1997, S. 171). Praxiswissenschaften enthalten ein *theoretisches Praxiswissen*, dieses „gibt der Gesamtheit der Handlungen (Handlungsbereich) eines Praxisfeldes und seinen Elementen Einheitlichkeit und Bedeutung (...). Sie beschreiben und erklären die einzelnen Komponenten und Beziehungen innerhalb der praktischen Pflegesituationen, einschließlich der Prinzipien und Ursachen ihrer Existenz" (Orem 1997, S. 172). Daneben gibt es ein *operatives Praxiswissen*, dieses „ist spezieller und behandelt Details einzelner Fälle, stets aber innerhalb der allgemeinen Konzeptualisierung des Praxisfeldes, ein-schließlich seines Funktionsbereichs, seiner Elemente und der Arten ange-strebter Ergebnisse. Diese Wissensart ist insofern operativ, als sie Handlungen vorbereitet sowie Regeln und Praxisstandards beinhaltet" (Orem 1997, S. 172).

Die „Fälle eines Pflegenden" sind nach Orem „die Menschen, für die gleichzeitig Pflege geleistet wird, gemessen in Tagen, Wochen oder Monaten" (Orem
1997, S. 317). Das „Fallmanagement" gehört zu den „spezifisch professionell-
technologischen Verfahren" und betrifft „die Kontrolle sowie die Anleitung und
Überprüfung jeder Diagnostik, Verordnung, Behandlung und Regulation"
(Orem 1997, S. 290f.). Unter Technologie wird die „Anwendung wissenschaftlichen Wissens zu praktischen Zwecken definiert, das in einem
bestimmten Bereich umgesetzt werden soll" (Orem 1997, S. 198). Der Pflegeprozess ist ebenfalls Bestandteil der professionell-technologischen Verfahren,
„Prozeß wird im Sinne einer kontinuierlichen und regelmäßigen Sequenz von
zielorientierten, bewußt durchgeführten Handlungen einer bestimmten Art verstanden, die auf bestimmte Art und Weise durchgeführt werden" (Orem 1997, S.
292, Hervorh. i. Orig., H.F.). Unter „Regeln" versteht Orem „ein Prinzip, mit
dem das Verhalten der Pflegenden in der Praxis gelenkt wird, indem die
richtigen Denk- oder Handlungsweisen zur Umsetzung von Pflegeergebnissen
für Patienten spezifiziert werden" (Orem 1997, S. 319). Die Pflegediagnose,
ebenfalls ein professionell-technologisches Verfahren der Pflege, „ist ein
Prozeß der sorgfältigen Untersuchung und Analyse von Daten und
pflegerischen Urteilen über Personen, ihre Eigenschaften und Entwicklungen
oder Veränderungen dieser Eigenschaften" und soll verschiedene Erklärungen
liefern in Bezug auf Selbstpflege, Selbstpflegebedarf und Selbstpflegekompetenz (Orem 1997, S. 294f.).

Nun lässt sich die Theorie von Orem folgendermaßen klassifizieren: Sie ist
eine Theorie zweckrationalen pflegerischen Handelns (Wittneben 1991, S. 138,
vgl. auch Kirkevold 1997a). Orem übernimmt von Parsons das Modell der
Handlungseinheit (unit act) (Orem 1997, S. 177ff.; S. 250ff.), den kategorialen
Rahmen bildet dabei die systemfunktionalistische Perspektive, wie sie von
Parsons entwickelt wurde. Orems ‚allgemeine Theorie der Pflege' ist als eine
Theorie intentionalen Handelns konzipiert, allerdings verbleibt bei ihr
pflegerisches Handeln kategorial auf den Handlungskreis „einer natürlichen
Selbsterhaltung" bezogen, Selbstreproduktion des Systems fungiert hier
„gewissermaßen als apriorisches Prinzip, von dem sich schließlich auch jene
elementaren Voraussetzungen einer als Systemzusammenhang konzeptuali-
sierten Pflege ableiten lassen sollen" (Remmers 1998, S. 156). Orem bleibt
weitgehend am biologischen Modell orientiert und an einer an Norm- und
Kontrollwerten ausgerichteten Pflege, wenn sie (aus der Sicht der
Professionellen) die vom Patienten anzustrebenden Gesundheitsziele unter
anderem mit „normale oder annähernd normale Lebensfunktionen" (Orem 1997,

S. 136) umschreibt und sich pflegerisches Handeln weitgehend in „professionell-technologischen Verfahren" erschöpft (Orem 1997, S. 292ff.).

Orems allgemeine Theorie der Pflege ist eingebettet in ein Konzept von Wissenschaft, in welchem die Natur und auch der Mensch aus universellen Mustern und Normen bestehen. Abweichungen von diesen Normen müssen korrigiert werden. Die soziale Wirklichkeit wird durch entsprechende Rollen (legitimer Patient bzw. Pflegekraft) definiert, die durch Sozialisation und Ausbildung nach bestimmten Qualitätsstandards (Professionalisierung) erworben werden. Eine wissenschaftlich abgesicherte Pflege orientiert sich primär an der technischen Rationalität, die auch in den zwischenmenschlichen Beziehungen durch „professionell-technologische Verfahren" geregelt wird. Die spezifischen Handlungslogiken einer praktischen Wissenschaft werden bei Orem nicht thematisiert. Das „Fallmanagement" wird von Orem (1997 S. 290f.) als „spezifisch professionell-technologisches Verfahren" angesehen. Es ist damit weit entfernt von einem fallanalytischen Zugang (vgl. Schütze 1993), wie er z.B. im Rahmen einer Sozialarbeitswissenschaft entwickelt wurde und auch in einer Pflegewissenschaft zu konzipieren wäre, will man die kulturell-kontextuellen Lebensweltaspekte, die subjektiven Deutungen und Empfindungen im pflegerischen Handeln berücksichtigen. Dies setzt allerdings einen erweiterten Handlungsbegriff voraus, der im Rahmen von Orems Theorie jedoch kaum zu entfalten ist.

Während Orems Pflegetheorie in Deutschland in den letzten Jahren immer mehr an Popularität gewinnt, ist die *Fürsorgetheorie von Benner und Wrubel* (1997) den meisten Pflegenden hierzulande unbekannt (im Gegensatz zu dem Kompetenzstufenmodell von Benner). Das liegt zum einen sicherlich an der erst vor kurzer Zeit erschienenen Übersetzung ihres Werkes, zum anderen aber auch an den schwierigen Grundlagen ihrer Theorie und der komplexen Darstellung ihres eigenen Ansatzes. Benner und Wrubel verbinden eine Philosophie- und Wissenschaftskritik mit einer eigenen, auf Martin Heideggers Hauptwerk ‚Sein und Zeit' aufbauenden Theorie.

Als *der* zentrale Begriff bei Benner und Wrubel kann ‚Sorge' angesehen werden. „Der Begriff ‚Sorge', wie er in diesem Buch verwendet wird, meint die Sorge *für* andere oder anderes; er impliziert, daß wir Personen, Ereignissen, Projekten und Dingen zugewandt sind, sie in ihrer Besonderheit ernstnehmen und sie mit sorgender Zuwendung bedenken" (Benner/Wrubel 1997, S. 21,

Hervorh. i. Orig., H.F.). Dieser von Heidegger (1993) geprägte Begriff meint eine besondere Art des ‚In-der-Welt-Seins'.

Die Unterscheidung zwischen Kranksein und Krankheit ist für das Verständnis ihrer Theorie wichtig. Kranksein meint die menschliche Erfahrung im Umgang mit Verlust und Dysfunktion, Krankheit ist die Lokalisation und Manifestation von Läsionen und Anomalien auf der organischen, geweblichen oder zellularen Ebene. Pflegende befassen sich mit dem Gesundsein und dem Kranksein, im Sinne der gelebten Erfahrung einer Person im Kontext ihrer Biographie. Dabei spielt das Verständnis für die wahrgenommenen Symptome und die Interpretation dieser Symptome durch die Person eine große Rolle. Benner/Wrubel lehnen konsequenterweise ein mechanistisches Modell der Person und ein kausal-mechanistisches Weltbild ab, ebenso wie den Kognitivismus und Strukturalismus in der Psychologie. Auch hier werden kartesianische Vorstellungen, etwa von der Repräsentation der Realität und damit auch der Dualismus von Körper und Geist, beibehalten. Dem stellen sie eine phänomenologische Sicht der Person gegenüber. Diese ebenfalls auf Heidegger zurückgehende Sichtweise versteht die Person als „ein sich selbst interpretierendes Seiendes" (Benner/Wrubel 1997, S. 64), die Frage des Seins geht der Frage des Wissens voraus, Heidegger (1993, S. 8ff.) nennt dies auch den „ontologischen Vorrang der Seinsfrage" vor dem Epistemischen. Auch Benner/Wrubel nehmen diese ontologische Perspektive ein.

Benner und Wrubel bezeichnen ihre Theorie selbst als „interpretative Theorie der Pflegepraxis" (Benner/Wrubel 1997, S. 27). Sie stehen mit diesem Ansatz in der Tradition der phänomenologisch-hermeneutischen Wissenschaften. Ihre Theorie ist weit entfernt von gängigen Theorienauf-fassungen, ihre Begriffe und die Beziehungen untereinander lassen sich nicht isoliert darstellen, sondern sind immer abhängig von der Person und dem Kontext. Dennoch ist ihre Theorie logisch aufgebaut und lässt sich analysieren (vgl. Kirkevold 1997b). Während Orems starker Bezug zu Parsons und der systemfunktionalistischen Perspektive auf den ersten Blick nicht so offen-sichtlich im Vordergrund ihrer Theorie steht, sind bei Benner und Wrubel die theoretischen Quellen und Bezüge eindeutig. Sie übernehmen weitgehend Heideggers philosophische Konzeption.

Benner und Wrubel machen vor allem im letzten Kapitel ihres Buches Ausführungen zur Praxis und nehmen zu einigen gesellschaftlichen Aspekten Stellung. „Wir meinen, daß Autonomie nicht den End- und Höhepunkt der

Entwicklung erwachsener Menschen darstellt. In der Vereinsamung und Bindungslosigkeit des Individuums zeigt sich der schädliche Einfluß des kulturellen Mythos von der Autonomie als Kennzeichen von Gesundheit und Reife. Wir glauben, daß Sorge und wechselseitige Abhängigkeit als letztendliches Ziel der menschlichen Entwicklung gelten müssen. Für andere zu sorgen und selbst von anderen umsorgt zu sein, ist der persönlichen und gesellschaftlichen Gesundheit förderlich (..). Darüberhinaus läßt der in westlichen Gesellschaften vorherrschende extreme Individualismus die Sorge suspekt erscheinen" (Benner/Wrubel 1997, S. 416). Der letzte Teil des Zitates stammt von Bellah et al. (1987), auf dessen Studie sich Benner/Wrubel an mehreren Stellen beziehen. Diese Liberalismuskritik wird von den Kommunitariern (z.B. von Sandel, MacIntyre, Barber, Etzioni) seit Jahren vertreten. Der Kommunitarismus ist keine homogene Theorierichtung, es gibt aber deutliche und intensive Familienähnlichkeiten dieser Theorien, auch wenn die Schwerpunkte in unterschiedlichen Bereichen liegen. Der Begriff der Gemeinschaft und die Selbstverantwortung der Individuen spielen bei allen Autoren entscheidende Rollen. Der Einzelne soll sich durch Überzeugung in die Gemeinschaft einfügen und an sie binden. Überlegungen, die auch schon bei Parsons auftauchen. Diesen Vorstellungen haftet ein konservatives Moment an und für Stephen Holmes (1989, zit. n. Reese-Schäfer 1997, S. 430) „stehen die Kommunitarier in der Tradition der Gegenaufklärung". Bei der von Benner/Wrubel (1997) zitierten Studie von Bellah et al. (1987) sind berechtigte Zweifel an den Aussagen angebracht. So handelt es sich bei den befragten Personen ausschließlich um weiße Amerikaner aus der Mittelschicht, Amerikaner mit anderer Hautfarbe und Menschen aus der Unterschicht kommen nicht vor. Priester (1998, S. 154) sieht in den kommunitaristischen Ideen einen „Verschnitt von Neo-Liberalismus und Gemeinschaftsgeraune", die vor allem zu Lasten der Frauen gehen. Benner/Wrubel (1997, S. 438) scheinen hier völlig unkritische Positionen zu übernehmen, wenn sie auf die Gesundheitsförderung durch Wellness-Programme am Arbeitsplatz eingehen und als ersten Punkt die „Kosteneffektivität" durch „erhöhte Arbeitsproduktivität, verminderten Krankenstand und niedrigere Versicherungskosten" anführen. Auch Ausführungen wie „Eine starke Bejahung der Nachtarbeit und Zufriedenheit mit dem nächtlichen Arbeitsplan erleichtern die Anpassung" und „Schichtarbeit macht die Entwicklung eines neuen geschulten Körpers sowie neuer sozialer Muster notwendig" (Benner/Wrubel 1997, S. 439) deuten eine rein individualistisch und verhaltensorientierte Sicht von Public Health und Gesundheitsförderung an. Eine kritische Analyse der Verhältnisse und die

Veränderung der Bedingungen werden zwar erwähnt, scheinen aber gegenüber der Anpassung der Mitarbeiter in den Hintergrund zu treten. Ein so verstandener neuer Ansatz einer von Sorge getragenen Pflege überbetont traditionelle Werte und Vorstellungen des Pflegeberufes, die in einer aufgeklärten Gesellschaft eigentlich als überwunden gelten sollten. Die feministischen Ziele, denen sich Benner/Wrubel in ihrem Vorwort verpflichtet fühlen, bleiben in einer eher fragwürdigen Weiblichkeitsmythologie stecken.

Die kurze Analyse der beiden Pflegetheorien kommt zu dem Ergebnis, dass in beiden Ansätzen die metatheoretischen Orientierungen die Theoriekonstruktion und die Entfaltung eines Begriffs pflegerischen Handelns maßgeblich beeinflussen. Orems Entscheidung für einen systemtheoretischen Ansatz führt zu einem zweckrationalen Pflegehandeln und reduziert Pflege weitgehend auf die Anwendung technischer Verfahren zur Problemlösung, in etwa vergleichbar mit Poppers Ansatz (der allerdings für die Ebene von gesellschaftspolitischen Problemen konzipiert ist) der ,Sozialtechnologie'. Eine Leerstelle bei Orem bleiben die kommunikativen und lebensweltlichen Anteile des pflegerischen Handelns. Bei Benner/Wrubel sind es gerade die Erfahrungen des Gesundseins und Krankseins, also lebensweltliche und kontextuelle Aspekte, die im Mittelpunkt ihrer Theorie stehen. Mit ihrer Entscheidung für einen phänomenologischen Rahmen folgen sie in ihrer Handlungslogik eher einem Fallverstehen und konzeptualisieren Pflegehandeln als ,Sorge' mit einer Orientierung am verständigungsorientierten und kommunikativen Handeln. Das ist sicherlich eine bedeutende Erweiterung der Perspektive gegenüber Orem, doch blenden Benner/Wrubel strukturelle Aspekte und die Bedeutung von Macht im pflegerischen Handeln weitgehend aus. Beiden Theorien fehlt ein kritisches und emanzipatorisches Moment, was in der Pragmatik beider Ansätze zu einem Verfestigen und Festhalten an traditionellen Werten, Normen, Rollen – und bei Orem auch an Machtungleichverhältnissen – führt. In der nachfolgenden Tabelle sind die Theorienmerkmale, Orientierungen und Auswirkungen der Ansätze von Orem und Benner/Wrubel idealtypisch gegenübergestellt (Quelle: Friesacher 1999)

	Orem	Benner & Wrubel
Theorienmerkmale		
Wissenschaftstheoretische Grundposition	Empirisch-analytisch	Phänomenologisch-hermeneutisch
Theoretischer Rahmen/ primäre Bezugsquelle	Systemtheorie Talcott Parsons	Fundamentalontologie Martin Heidegger
Theorienauffassung	klassisch	-
Theorienansatz	objektivistisch holistisch	subjektivistisch individualistisch
Erkenntnisinteresse	technisch	praktisch
Methodologische Prinzipien/ Gegenstand	Erklären intersubjektiv gültige Gegenstände Gesetzmäßigkeiten	Verstehen Lebenswelt, gelebte Erfahrung
Handlungslogik	folgt primär einem wissenschaftlich fundiertem Regelwissen	folgt primär einem hermeneutischen Fallverstehen
Handlungstyp	eher zweckrational	eher kommunikativ
Handlungsorientierte	technische Regeln	gesellschaftl. Normen
Regeln	Fertigkeiten Problemlösung	Persönlichkeitsstrukturen Aufrechterhaltung von Institutionen
Körper/Leib-Konzeptualisierung	mechanistisch-funktionales Körperbild	Phänomenologisches Leibkonzept
Pflegeauffassung/ Pragmatik der Theorie	Pflege als Anwendung prof. technologischer Verfahren Arbeit mit formalen Modellen (Pflegeprozess, Pflegediagnosen) Orientierung an Expertenwissen und institutionellen Zielen Verfestigen von Machtungleichverhältnissen	Pflege als zwischenmenschliche Zuwendung/ Sorge Weitgehend keine Anwendung form. Modell Orientierung an der gelebten Erfahrung Verfestigen von ,traditionellen' Werten und Normen der Pflege

Probleme auf der Metaebene: Die Erklären-Verstehen-Kontroverse oder: Eine nicht endende handlungstheoretische Grundsatzdebatte

Es gibt sicherlich mehrere Gründe für die zu enge und zu einseitige Konzeptualisierung des Begriffs pflegerischen Handelns in den oben dargestellten Theorien. Eine Ursache scheint auch in der nicht ausreichenden Auseinandersetzung mit dem Handlungsbegriff und den handlungstheoretischen Grundlagen zu liegen.

Eine grundlegende Problematik betrifft die Kontroverse um Erklären und Verstehen in den Wissenschaften (vgl. Hollis 1995; Schurz 1990; Konegen/Sondergeld 1985; von Wright 1974), die auch für die Pflegewissenschaft von Bedeutung ist. Die ältere Debatte – mit den Protagonisten Dilthey, Droysen, und Windelband auf der Seite der Geisteswissenschaftler als Vertreter einer dualistischen Position, und Hempel, Abel, und Patzig als Vertreter einer empirisch-analytischen, einheitswissenschaftlichen Position – kann als überholt betrachtet werden. Beide Seiten verwendeten einen zu engen Begriff des Verstehens. Wesentlich beigetragen zur Überwindung der ursprünglichen Problematik haben die Entwicklungen in der Philosophie der Sozialwissenschaften, hier vor allem die analytische Tradition der englischsprachigen Länder. Autoren wie Winch und von Wright stehen der Hermeneutik und dem interpretativen Programm der Soziologie dabei sehr nahe (vgl. Giddens 1984). Die heutige Sicht in der analytischen Handlungstheorie, dass das Verstehen von Handlungen in erster Linie auf der Teilnahme an bestimmten Lebens- und Praxisformen beruht und auf der Kenntnis der Bedeutung bestimmter Handlungen und Symbole, schließt an die Spätphilosophie Wittgensteins an. Die zentrale Debatte dreht sich heute um die Frage des Unterschieds zwischen einer Handlungserklärung und einer Kausalerklärung; die begriffliche Unterscheidung zwischen Erklären und Verstehen spielt dabei keine große Rolle mehr.

Zentrale Frage ist: Können die Gründe von Handlungen als deren Ursachen bezeichnet werden? Wenn ja, dann können Handlungen im Sinne des Hempel-Oppenheim-Schemas deduktiv-nomologisch erklärt werden. Diese kausalistische Position steht der Auffassung von Vertretern einer teleologischen Position entgegen, die davon ausgehen, dass die Gründe von Handlungen nicht deren Ursachen sind. Für diese Vertreter besteht zwischen Grund und Handlung keine kausale, empirische oder ,äußere' Beziehung wie zwischen

Naturereignissen, sondern eine ‚innere', logische Verbindung. Aus dem Vorhandensein einer Absicht folgt die entsprechende Handlung, wie von Wright (1974) sagt. Durch dieses als ‚Logisches-Verknüpfungsargument' bezeichnete Konzept lässt sich eine Handlungserklärung nicht im Sinne einer naturwissenschaftlichen Erklärung ableiten (Bei der Verwendung des Begriffs Kausalität wird in der Regel auf David Humes Kausalitätsbegriff Bezug genommen, die Relation zwischen Ursache und Wirkung ist eine empirische und logisch unabhängige).

Die Debatte ist bis heute nicht entschieden, beide Positionen haben in ihren extremen Versionen ihre Schwächen und lassen sich dauerhaft nicht durchhalten. So weist Toumela (1978, vgl. auch 1990) nach, dass es sowohl so etwas wie einen analytischen Kern einer Handlungserklärung gibt, die er als allgemeine Rationalitätsannahme bezeichnet und die empirisch leer ist, als auch kulturspezifische und individuelle Elemente, die die empirisch gehaltvollen Anteile der Handlungserklärung bilden und als Handlungsmaxime bezeichnet werden. Der Kontext spielt hier eine wesentliche Rolle. Diese Handlungs-maximen haben allerdings keinen universellen Charakter, es lassen sich also auch keine universellen Aussagen formulieren, die den Kern einer deduktiv-nomologischen Handlungserklärung bilden könnten und gesetzesartig sind im Sinne des Hempel-Oppenheim-Schemas: „entweder stellt eine solche Aussage eine Handlungsmaxime dar, deren Geltungsbereich auf einen bestimmten kulturellen Rahmen und sozialen Kontext beschränkt ist (und damit keine universelle Aussage darstellt), oder diese Aussage wird zu einer generellen Rationalitätsannahme verallgemeinert. Eine allgemeine Rationalitätsannahme ist jedoch im Gegensatz zu einem Naturgesetz keine empirisch gehaltvolle Proposition, sondern eine allgemeine Definition für den Begriff des (rationalen) Handelns" (Kelle 1997, S. 81f.). Vergessen werden sollte bei dieser Diskussion nicht, dass den Handlungserklärungen ein formales und relativistisches (da kontextabhängiges) Rationalitätsmodell zugrunde liegt, welches dem zweckrationalen Handlungstypus Max Webers entspricht. Dies wäre aber für die Pflegewissenschaft eine Verkürzung und Verzerrung, stellt sich pflegerisches Handeln doch weitgehend auch als kommunikatives Handeln dar. Die Modelle um Handlungen und Handlungserklärungen in der analytischen Handlungstheorie müssen um hermeneutische Konzeptionen erweitert werden, eine erhebliche Annäherung hat allerdings in den letzten Jahren stattgefunden (vgl. Hollis 1995).

Schlussbetrachtung

Die Pflegewissenschaft muss sich bei einer Konzeption als Praxis- und Handlungswissenschaft den spezifischen Fragen und Problemen einer Theorie pflegerischen Handelns stellen. Einige der zur Debatte stehenden Themenbereiche sind hier in aller Kürze und sicher nicht mit dem Anspruch auf Vollständigkeit skizziert worden. Auf allen drei Ebenen – der Praxis, der Theorie und der Handlungs- bzw. Wissenschaftstheorie – steht eine Klärung und Konzeption noch weitgehend aus. Deutlich geworden ist hoffentlich auch, dass eine Trennung zwischen den Ebenen weitgehend als verfehlt angesehen werden muss. Die Bereiche durchdringen sich gegenseitig und sind voneinander abhängig. Eine fruchtbare Zusammenarbeit innerhalb der Disziplin Pflege(wissenschaft) und auch interdisziplinär (mit anderen Fachwissenschaften und mit der Philosophie/Wissenschaftstheorie) scheint für die Bearbeitung solch grundsätzlicher Themen unerlässlich.

Literatur

Apel, K.-O. (1975): Das Leibapriori der Erkenntnis – Eine erkenntnisanthropologische Betrachtung im Anschluß an Leibnizens Monadenlehre; in: Gadamer, H.-G. (Hrsg.): Philosophische Anthropologie. 2. Teil; Stuttgart.

Bellah, R.N./Madsen, R./Sullivan, W.M./Swidler, A./Tipton, S.M. (1987): Gewohnheiten des Herzens. Individualismus und Gemeinsinn in der amerikanischen Gesellschaft; Köln.

Benner, P./Tanner, C.A./Chesla, C.A. (2000): Pflegeexperten. Pflegekompetenz, klinisches Wissen und alltägliche Ethik; Bern. Amerikanische Originalausgabe von 1996 unter dem Titel „Expertise in Nursing Practice: Caring, Clinical Judgement, and Ethics"; New York.

Benner, P./Wrubel, J. (1997): Pflege, Streß und Bewältigung: Gelebte Erfahrung von Gesundheit und Krankheit. Aus dem amerikanischen von Irmela Erckenbrecht; Bern u.a.. Amerikanische Originalausgabe von 1989 unter dem Titel „The Primacy of Caring – Stress and Coping in Health and Illness"; Massachusetts.

Bollnow, O.F. (1970): Philosophie der Erkenntnis. Das Vorverständnis und die Erfahrung des Neuen; Stuttgart u. a.

Dassen, T./Buist, G. (1994): Pflegewissenschaft - Eine Betrachtung unter systematischen Gesichtpunkten; in: Schaeffer, D./Moers, M./Rosenbrock, R. (Hrsg.): Public Health und Pflege. Zwei neue gesundheitswissenschaftliche Studiengänge; Berlin, S. 87-102.

Dewe, B./Ferchhoff, W./Scherr, A./Stüwe, G. (1993): Professionelles soziales Handeln. Soziale Arbeit im Spannungsfeld zwischen Theorie und Praxis; Weinheim, München.

Dewe, B./Ferchhoff, W./Radtke, F.-O. (1992): Auf dem Weg zu einer aufgabenzentrierten Professionstheorie pädagogischen Handelns. Einleitung; in: Dies.: Erziehen als Profession. Zur Logik professionellen Handelns in pädagogischen Feldern; Opladen, S. 7-20.

Dornheim,J./van Maanen, H./Meyer, J.A./Remmers, H./Schöniger, U./Schwerdt, R./Wittneben, K. (1999): Pflegewissenschaft als Praxiswissenschaft und Handlungswissenschaft; in: Pflege & Gesellschaft, 4, 1999, S. 73-79.

Evers, G.C.M. (1997): Theorien und Prinzipien der Pflegekunde; Berlin, Wiesbaden.

Fischer-Rosenthal, W. (1999): Biographie und Leiblichkeit. Zur biographischen Arbeit und Artikulation des Körpers; in: Alheit, P./Dausien, B./Fischer-Rosenthal, W./Hanses, A./Keil, A. (Hrsg.): Biographie und Leib; Gießen, S.15-43.

Friesacher, H. (1999): Von der Metatheorie zur Praxis: Wissenschaftstheoretische Grundpositionen in ihrer Bedeutung für die Theorien der Pflegewissenschaft und ihre Relevanz für die Pflegebildung und Pflegepraxis. Unveröffentlichte Diplomarbeit, Universität Bremen; Bremen.

Giddens, A. (1984): Interpretative Soziologie. Eine kritische Einführung; Frankfurt/M.. Englische Originalausgabe von 1976 unter dem Titel „New Rules of Sociological Method"; London.

Giddens, A. (1988): Die Konstitution der Gesellschaft. Grundzüge einer Theorie der Strukturierung; Frankfurt/M., New York. Englische Originalausgabe von 1984 unter dem Titel „The Constitution of Society. Outline of the Theory of Structuration"; Cambridge.

Habermas, J. (1995): Vorlesungen zu einer sprachtheoretischen Grundlegung der Soziologie. Christian Gauss Lectures, gehalten im Februar und März 1971 an der Princeton University; in: Ders.: Vorstudien und Ergänzungen zur Theorie des kommunikativen Handelns; Frankfurt/M., S. 11-126.

Heidegger, M. (1993): Sein und Zeit. 17. Auflage, unveränderter Nachdruck der 15. Auflage; Tübingen. Erstveröffentlichung 1927.

Hollis, M. (1995): Soziales Handeln. Eine Einführung in die Philosophie der Sozialwissenschaften; Berlin.

Hunink, G. (1997): Pflegetheorien. Elemente und Evaluation; Bocholt.

Kelle, U. (1997): Empirisch begründete Theoriebildung. Zur Logik und Methodologie interpretativer Sozialforschung; Weinheim.

Kirkevold, M. (1997 a): Das Selbstpflegemodell von Dorothea Orem; in: Dies: Pflegetheorien; München, Wien, Baltimore; S. 61-75.

Kirkevold, M. (1997 b): Patricia Benners und Judith Wrubels Fürsorgetheorie; in: Dies: Pflegetheorien; München, Wien, Baltimore; S. 131-145.

Kleining, G. (1982): Umriß zu einer Methodologie qualitativer Sozialforschung; in: Kölner Zeitschrift für Soziologie und Sozialpsychologie, 43, S. 224-253.

Konegen, N./Sondergeld, K. (1985): Wissenschaftstheorie für Sozialwissenschaftler. Eine problemorientierte Einführung; Opladen.

Kors, B./Seunke, W. (1997): Gerontopsychiatrische Pflege; Berlin, Wiesbaden.

Manzei, A. (1999): Pflegende und Ärzte zwischen High-Tech und Patientenorientierung; in: intensiv, 7, S. 60-65.

Orem, D.E. (1997): Strukturkonzepte der Pflegepraxis. Mit Beiträgen von Susan G. Taylor und Kathie Mclaughlin. Deutsche Ausgabe bearbeitet und herausgegeben von Gerd Bekel, übersetzt von Ute Villwock; Berlin, Wiesbaden. Amerikanische Originalausgabe von 1995 unter dem Titel „Nursing – Concepts of Practice".

Priester, K. (1998): Zu Lasten der Frauen; in: Die Neue Gesellschaft; Frankfurter Hefte (NG/FH), 2 /98, 45. Jg., S. 154-158.

Reese-Schäfer, W. (1997): Grenzgötter der Moral. Der neuere europäisch-amerikanische Diskurs zur politischen Ethik; Frankfurt/M.

Remmers, H. (1998): Gegenstandsspezifik und Grenzen formaler Rationalität pflegerischen Handelns. Begründungs- und Anwendungsebenen ethischer Normen in Praxisfeldern der Pflege. Unveröffentlichte Habilitationsschrift Universität Bremen; Fachbereich Human- und Gesundheitswissenschaften; Bremen.

Remmers, H. (1999): Pflegewissenschaft und ihre Bezugswissenschaften. Fragen pflegewissenschaftlicher Zentrierung interdisziplinären Wissens; in: Pflege, 12, S. 367-376.

Robert Bosch Stiftung (Hrsg.) (1996): Pflegewissenschaft. Grundlegung für Lehre, Forschung und Praxis. Denkschrift; Gerlingen.

Rudolf, G. (1995): Der Beitrag der Psychosomatik zur Theorie und Praxis der Medizin; in: Bauer, A. (Hrsg.): Theorie der Medizin. Dialoge zwischen Grundlagenfächern und Klinik; Heidelberg, Leipzig, S. 112-125.

Schurz, G. (Hrsg.) (1990): Erklären und Verstehen in der Wissenschaft; München.

Schütze, F. (1993): Die Fallanalyse. Zur wissenschaftlichen Fundierung einer klassischen Methode der Sozialen Arbeit; in: Rauschenbach, T./Ortmann, F./Karsten, M. E. (Hrsg.): Der sozialpädagogische Blick; Weinheim, München, S. 191-221.

Ströker, E. (1987): Forschen und Helfen als Normenkonflikt in der Medizin; in: Ott, G. H. (Hrsg.): Menschenbild und Krankheitslehre; Berlin u.a., S. 31-42.

Thomas, W.I. (1965): Person und Sozialverhalten; Neuwied.

Toumela, R. (1978): Erklären und Verstehen menschlichen Verhaltens; in: Apel, K.-O. et al. (Hrsg.): Neue Versuche über Erklären und Verstehen; Frankfurt/M., S. 30-58.

Toumela, R. (1990): Eine pragmatisch-nomologische Theorie des wissenschaftlichen Erklärens und Verstehens; in: Schurz, G. (Hrsg.) (1990): Erklären und Verstehen in der Wissenschaft; München, S. 125-170.

Wittneben, K. (1991): Pflegekonzepte in der Weiterbildung zur Pflegelehrkraft. Über Voraussetzungen und Perspektiven einer kritisch-konstruktiven Didaktik der Krankenpflege; Frankfurt/M.

Wright von, G.H. (1974): Erklären und Verstehen; Frankfurt/M.

Ingrid Darmann

Moralische Entscheidungsfindung in pflegerischen Situationen

Einleitung

In der Hamburger Presse wurde im November 1999 der Fall der 83-jährigen Patientin Frau E. behandelt. Das Hamburger Abendblatt berichtete:

„Anwalt Wilhelm Funke hat Strafanzeige gegen eine Vormundschaftsrichterin erstattet. Die Richterin hatte eine 83 Jahre alte Patientin des UKE [Universitätskrankenhaus Eppendorf] ohne Absprache mit den Angehörigen für unmündig erklärt, um eine Operation durchzusetzen. Nach Angaben ihrer Angehörigen hatte die Patientin die Operation strikt abgelehnt, um in Frieden sterben zu können. Trotzdem setzte sich ein Oberarzt mit dem Gericht in Verbindung, um operieren zu können. Wenige Tage nach einer Beinamputation starb die Patientin." (27. 11. 1999, S. 11)

Die Hamburger Morgenpost titelte „*Ihr Tod empört Hamburg*" (24.11.1999, S. 1) und kommentierte „*Hier wurde das Recht eines Menschen mit Füßen getreten*" (26.11.1999, S. 12). Der Fall der Frau E. stellt, wenn auch in einer extremen Form, ein typisches Beispiel für eine Dilemmasituation in der Gesundheitsversorgung dar. Auf der einen Seite steht die Patientin mit ihrer selbstbestimmten Entscheidung gegen eine Operation, um in Frieden sterben zu können. Auf der anderen Seite stehen die Mediziner, die eine Operation durchsetzen wollen, möglicherweise sogar mit dem gleichen Ziel, aber mit ihrem medizinischen Sachwissen, das ihnen vorherzusagen erlaubt, dass das Sterben der Patientin ohne Amputation vermutlich alles andere als friedlich verlaufen würde. Vielleicht sahen sie aber auch die Chance, die Patientin durch die Amputation des Beines zu heilen. Die geschilderte Entscheidungssituation ist keine, die von Pflegekräften gestaltet werden muss. Gleichwohl werden Pflegekräfte mit ähnlichen Entscheidungskonstellationen, in denen Patienten Wünsche äußern oder Verhaltensweisen an den Tag legen, die ihrem Wohl zumindest aus Sicht der Pflegekräfte ganz offensichtlich abträglich sind, in der Pflegepraxis täglich konfrontiert. Beispiele hierfür sind etwa Patienten, die aufstehen, obwohl sie Bettruhe haben, die Heparinspritzen oder das Messen des Blutdrucks verweigern, die ihre Medikamente nicht einnehmen oder die rauchen, obwohl sie schwer lungenkrank sind. Die in der Praxis wirksamen Normen sowie die Art und Weise, wie Pflegekräfte solche Ziel- oder normativen Konflikte gestalten und wie und mit welchen Begründungen sie zu Lösungen gelangen und gelangen sollten, dies ist Gegenstand der wissenschaftlichen Pflegeethik. Mittels wissenschaftlicher ethischer Forschung bzw. Reflexion wird moralisch-praktisches Wissen bzw. werden Kategorien gewonnen, die der Begründung und der Kritik von Handlungsnormen und von Begründungsverfahren dienen. Das moralisch-praktische Wissen wird in erster Linie durch hermeneutische Verfahren, durch vorwärtstreibendes Reflektieren, etwa nach der dialektischen Methode, oder durch normative Reflexion erweitert (vgl. Danner 1989, S. 167). Im Mittelpunkt meines Beitrags werden alltägliche moralische Entscheidungssituationen der pflegerischen Praxis stehen, nämlich strittige Entscheidungen darüber, welche Pflegeziele mit welchen Pflegehandlungen verfolgt werden sollen. Dabei werde ich zunächst zwei in der Pflege diskutierte ethische Grundhaltungen problematisieren und dann eine dritte, die des eingeschränkten Universalismus, weiterverfolgen. Dieser Position zufolge muss zwischen Begründungs- und Anwendungsebene unterschieden werden. Die auf diesen Ebenen für pflegerische Entscheidungssituationen relevanten Reflexionen und Untersuchungen werden des Weiteren verdeutlicht.

Ethische Grundhaltungen

Auf der Suche nach einer pflegespezifischen Ethik rekurrieren manche Autorinnen auf die auf Gilligan (1984) zurückgehende sogenannte Fürsorgeethik (vgl. Fry 1995; Arndt 1996; Glen 1999). So meint Arndt (1996, S. 59), dass *„eine spezifische Ethik in der Pflege (...) ausgehen (kann) von Begriffen wie Ethik des Füreinander-Sorge-Tragens, Ethik der Verantwortung oder Ethik des Antwortgebens"* [Hervorhebung i. Original]. Die Pflegewissenschaftlerin Watson (1985) hat die Fürsorge sogar zur Grundlage der Beziehung zwischen Pflegekräften und Patienten und damit der Pflegewissenschaft erklärt. In der Fürsorgeethik stehen menschliche Bindungen und Mitgefühl im Vordergrund und das Bewusstsein der Verbundenheit zwischen den Menschen führt *„zu der Erkenntnis der gegenseitigen Verantwortung füreinander"* und *„zur Einsicht in die Notwendigkeit der Anteilnahme"* (Gilligan 1984, S. 43). Die Entscheidungsfindung orientiert sich daher stark an den Bedingungen des konkreten Kontextes und wird aus diesem heraus induktiv ermittelt, Ziel ist die für alle Beteiligten beste Lösung (vgl. Maihofer 1998, S. 103). Die Fürsorge wird deshalb als moralische Grundlage der Pflegeethik betrachtet, weil Pflegekräfte für die Befriedigung von Bedürfnissen anderer Personen verantwortlich sind (vgl. Fry 1995, S. 34).

Gegen eine einseitige Orientierung an der Fürsorgeethik kann eingewandt werden, dass dadurch die Tendenz besteht, den Patienten vor allem als der Fürsorge bedürftig und zuwenig als zu autonomen Entscheidungen fähige Persönlichkeit zu betrachten und so fürsorgend zu bevormunden. Durch ein hohes Ausmaß an Fürsorge, durch Überfürsorglichkeit wird Autonomie behindert und werden Patienten letztlich als gleichberechtigte Partner nicht ernst genommen. Implizit wird zudem von einem harmonistischen Beziehungskonzept[1] ausgegangen, nämlich davon, dass Pflegende und Patienten das Gleiche wollen. Die Empirie sagt uns, dass dies oftmals nicht der Fall ist. Die Fürsorgeethik liefert kaum Anhaltspunkte dafür, wie *dann* die beste Lösung gefunden werden soll, wenn Pflegekräfte und Patienten Unterschiedliches wollen bzw. vertreten. Auch die Asymmetrie der Pflegekraft-Patienten-Beziehung und die damit verbundene Möglichkeit der Pflegekräfte, ihren Willen gegenüber den Patienten durchzusetzen, bleibt unerwähnt. In diesem Zusammenhang werden außerdem die Eigeninteressen der Fürsorgenden zu wenig problematisiert. Zwar sind Frauen nach Gilligans Vorstellungen (1984, S. 202) auf der höchsten Stufe der Moralentwicklung in der Lage, sowohl den Wert der Zuwendung als auch das Bedürfnis nach persönlicher Integrität gleichberechtigt anzuerkennen und entsprechende Begründungen und Lösungen zu entwickeln. Die von Pflegeethikerinnen vorgebrachte Begründung der Fürsorgeethik, dass Pflegekräfte für die Befriedigung der Bedürfnisse der von ihnen abhängigen Personen zuständig sind, erweckt aber den Eindruck, dass diese Befriedigung in jedem Fall, unabhängig von den Bedürfnissen und Ansprüchen der Pflegekräfte, zu erfolgen habe. Schließlich wird die psychische Belastung der Pflegekräfte durch die geforderte emotionale Anteilnahme an der Lage des Patienten nicht genügend bedacht.

In der pflegeethischen Diskussion wird die „weibliche" Fürsorgeethik (vgl. Gilligan 1984) häufig der „männlichen" Gerechtigkeitsethik gegenübergestellt, wonach moralische Entscheidungen auf der Grundlage einer universell gültigen inhaltlichen Wertehierarchie mit dem ethischen Prinzip der Gerechtigkeit in ihrem Zentrum begründet werden (vgl. Kohlberg 1996). Aus Sicht der Fürsorgeethikerinnen werden nach der Gerechtigkeitsethik moralische

---

[1] Dies erklärt möglicherweise auch die Sympathie, die diesem Konzept vielerorts entgegengebracht wird.

Entscheidungen durch die deduktive Anwendung des abstrakten Prinzips der Gerechtigkeit bzw. der Wertehierarchie auf konkrete Sachverhalte getroffen. Dies führt dazu, dass bei der Anwendung „*wie bei einer mathematischen Aufgabe*" (Maihofer 1998, S. 102) die konkurrierenden Normen abgewogen werden und es letztlich nur *eine* moralisch richtige Lösung geben kann. Diese läuft dann aber durch die bei der rigiden Anwendung der universell gültigen Prinzipien mangelnde Berücksichtigung von Kontextfaktoren Gefahr, die Bedürfnisse und Interessen der Beteiligten zu missachten (vgl. Nunner-Winkler 1996, S. 130). Gegen die Gerechtigkeitsethik kann außerdem eingewandt werden, dass sie die Gerechtigkeit zur dominanten Tugend erklärt und damit die verschiedenen Inhalte der Moral, deren Bedeutung für die Betroffenen und die daraus resultierenden Konflikte und die Notwendigkeit, gegebenenfalls zwischen verschiedenen Werten vermitteln zu müssen, nicht erfasst (vgl. Döbert 1996; Gruschka 1996, S. 56).

Aufgrund der vorgetragenen Kritik wird im Folgenden die Position des eingeschränkten Universalismus vertreten (vgl. Nunner-Winkler 1998, S. 76; Nunner-Winkler 1996, S. 135 ff.), wonach die universelle Gültigkeit eines allgemeinen Prinzips wie der Gerechtigkeit oder eines Begründungsverfahrens sowie einer kleinen Menge davon ableitbarer Normen, z. B. der negativen Pflichten „Du sollst nicht töten" oder der positiven Pflicht zur Hilfeleistung in akuter Not, nur auf der Begründungsebene beansprucht wird, nicht aber auf der Anwendungsebene bzw. bei der Lösung konkreter Dilemmata. Die Lösung konkreter Dilemmata erfordert nämlich nicht nur die Anwendung von Prinzipien, sondern die Untersuchung der Situation und die Abschätzung der erwartbaren Folgen einer Handlung. In Ausnahmefällen sind, um größeren Schaden abzuwenden, dann auch Entscheidungen zulässig, die mit den universellen Prinzipien nicht vereinbar sind. Im Unterschied zur Begründungsebene ist auf der Anwendungsebene ein allgemeingültiger Konsens nicht zu erwarten. Dies hängt damit zusammen, dass die Wahrnehmung der Situation und die Bewertung des vorauszusehenden Schadens aufgrund unterschiedlicher Einstellungen in einer pluralen Gesellschaft und aufgrund des unterschiedlichen Wissens differieren (müssen). „*Somit ergibt sich eine Grauzone legitimen Dissenses im Anwendungsdiskurs*" (Nunner-Winkler 1998, S. 76).

Bei der Anwendung auf konkrete Situationen kommt außerdem die gesellschaftliche Wirklichkeit einschließlich ihrer Widersprüche in den Blick. So steht beispielsweise die Bevorzugung von Privatpatienten und die damit verbundene Zweiklassenmedizin dem Prinzip der Gleichheit und Gerechtigkeit entgegen und erfordert eine realitätsangemessene Urteilsbildung, was nicht heißt, dass gesellschaftliche Ungerechtigkeit einfach hingenommen werden soll. Bei der moralischen Urteilsbildung müssen die Notwendigkeit zum realitäts-konformen Verhalten und die Berücksichtigung allgemeiner moralischer Prinzipien vermittelt werden. Dabei sind die

> „normativen Vorstellungen vom Guten und Gerechten (...) notwendig für den Zusammenhalt der Menschen: Sie verweisen auf die Aufhebung der realen Gegensätze, und zugleich sind sie immer schon integriert gedacht in einen sozialen Betrieb, in dem die Menschen von ihrer Unterbietung ausgehen" (Gruschka 1997, S. 39). [2]

Im Folgenden werden aus der Perspektive des eingeschränkten Universalismus Schlussfolgerungen für pflegerische Entscheidungssituationen gezogen.

Werte auf der Begründungsebene

Ein für die Pflege bedeutsamer moralischer Inhalt ist das auch grundgesetzlich geschützte Recht auf Selbstbestimmung. Selbstbestimmung bedeutet, dass Menschen ohne äußeren oder inneren Zwang Entscheidungen bezüglich der Gestaltung von Beziehungen oder ihrer zwischenmenschlichen, beruflichen, ethischen oder religiösen Sinndeutungen treffen. Aufgrund ihrer Abhängigkeit und Vulnerabilität bedarf das Recht auf Selbstbestimmung der Patienten besonderen Schutz. Pflegerische Handlungen beziehen sich vor allem auf Bereiche wie Gesundheit, Sauberkeit, Sexualität und die Lebensweise überhaupt, also auf das „gute" Leben und die eigene Lebensgestaltung. Nicht auf Pflege angewiesene Menschen treffen diese Entscheidungen normalerweise frei und autonom und realisieren sie abhängig von eigenen Kompetenzen und gegebenen Möglichkeiten. Patienten im Krankenhaus sind in der Regel

---

[2] Habermas (1992) vertritt in den letzten Jahren die Position eines strikt prozeduralen Universalismus, wonach nur noch die Gültigkeit eines bestimmten Begründungsverfahrens beansprucht wird, nämlich die Konsensbildung im praktischen Diskurs, also im handlungs-entlasteten, freiwilligen und gleichberechtigten Gespräch mündiger Teilnehmer über die Richtigkeit von Normen. Das bedeutet, dass konkrete Normen nicht mehr ableitbar sind, sondern im jeweiligen Diskurs ausgehandelt werden (müssen). Gegen diese als Diskursethik bekannte Position kann eingewandt werden, dass nur formale, aber keine inhaltlichen Kategorien geliefert werden, die eine Beurteilung des Ergebnisses erlauben würden (vgl. Döbert 1992). Außerdem wird diese Position durch die Voraussetzung des Konsenses der Problematik der Anwendungssituation nicht gerecht (vgl. Nunner-Winkler 1996).

zumindest partiell nicht mehr in der Lage, ihre Vorstellungen vom „guten" Leben selbständig umzusetzen und brauchen dabei die Hilfe von anderen. Aufgabe der Pflege als Profession ist es, Patienten, die nicht mehr zur Selbstpflege imstande sind bzw. Einschränkungen haben, dabei zu unterstützen oder die Einschränkungen zu kompensieren. Insofern handelt es sich, wenn auf Fremdpflege angewiesene Patienten Bedürfnisse äußern, nicht um ein Dilemma, sondern es ist die grundlegende pflegerische Aufgabe, für deren Befriedigung zu sorgen. Dies gilt auch dann, wenn sich ein Patient vielleicht von außen betrachtet wenig förderlich für sein eigenes Wohl verhält. Hier tragen Pflegekräfte zwar Verantwortung für die Bedingungen der Entscheidungsfindung, also etwa für eine ausreichende Informiertheit des Patienten, nicht aber für das Handeln und die Entscheidung des Patienten selbst.

Es entsteht erst dann ein Dilemma, wenn das Bedürfnis bzw. Interesse des Patienten mit dem oder denen anderer kollidiert. Aus Sicht des Liberalismus ist

„(...) der einzige Zweck, der Menschen berechtigen kann, einzeln oder vereint, die Freiheit anderer zu beschränken, der Selbstschutz (...)" und „ (...) das einzige Ziel um dessentwillen rechtmäßig Macht über irgendein Mitglied der menschlichen Gesellschaft ausgeübt werden kann (...), Unheil für andere zu verhüten" (Mill 1973/1859, zit. nach Richter 1998, S. 45 f.).

Das heißt, dass Pflegekräfte dann die Berechtigung haben, sich in die Entscheidungen von Patienten einzumischen, wenn sie selbst oder andere durch diese Entscheidungen geschädigt, beeinträchtigt oder belastet würden. Inwiefern könnte z. B. eine Pflegekraft sich aber geschädigt oder beeinträchtigt fühlen, wo doch die pflegerischen Handlungen nicht sie direkt, sondern in erster Linie den Patienten betreffen? Aufgrund ihres pflegerischen und medizinischen Sachwissens können Pflegekräfte wahrscheinliche ungünstige Folgen von Handlungen für die Gesundheit der Patienten antizipieren, das wissende Erwarten dieser Folgen belastet sie, wenn sie nicht eingreifen. Zudem verbinden Pflegekräfte mit ihrem Beruf Sinn und Bedeutung, sie engagieren sich für den Erhalt und die Förderung der Gesundheit der Patienten. Werden diese Bemühungen fortlaufend oder in massiver Weise konterkariert, könnten sich Pflegekräfte in ihrer persönlichen Integrität verletzt fühlen. So ist es möglich und plausibel, dass eine Pflegekraft sich betroffen fühlt, wenn ein Patient wünscht, auf den Rücken gedreht zu werden und damit auf seinem gerade nach wochenlanger Pflege granulierenden Dekubitus zu liegen und die Pflegekraft nun die Früchte dieser mühsamen Arbeit entschwinden sieht. Auch aus liberalistischer Perspektive haben Pflegekräfte dann das Recht, auf die Entscheidungen Einfluss zu nehmen. Diese Entscheidungen werden zu Fragen des *gemeinsamen* guten Lebens (vgl. Richter 1998, S. 46). Die Schädigung anderer Personen könnte etwa in einer erheblichen und kostenintensiven Inanspruchnahme von Gesundheitsdienstleistungen mit fraglichem Nutzen unter den Bedingungen nur beschränkt vorhandener ökonomischer Ressourcen bestehen. Durch die vorangegangenen Überlegungen lassen sich drei, in einem wechselseitigen Spannungsverhältnis befindliche, unterschiedliche Interessen repräsentierende ethische Prinzipien herausarbeiten, nämlich das der Selbstbestimmung des Patienten, das von den beruflich Pflegenden vertretene Prinzip der Gesundheitsfürsorge und das der sozialen Zuträglichkeit in Bezug auf das kollektiv finanzierte Gesundheitssystem (vgl. Viefhues 1999, S. 31 ff.).[3]

Moralische Urteilsfindung in der Anwendungssituation

Auf der Anwendungsebene steht zunächst die möglichst realitätsgetreue und sachgerechte Erfassung der Situation im Vordergrund. Dabei sind mögliche Handlungsalternativen zu ermitteln und Vorhersagen über ihre vermutlichen Folgen und Nebenfolgen zu treffen. Die hierfür erforderliche Sachkompetenz ist mindestens ebenso wichtig zur moralischen Urteilsbildung wie die Fähigkeit zur moralischen Reflexion. Eine Pflegekraft muss sich also über den aktuellen Forschungsstand zu den Wirkungen verschiedener pflegerischer Handlungen im Hinblick auf die Entscheidungssituation informieren. Bei der Heranziehung aktueller empirischer Erkenntnisse sind sowohl Untersuchungen zu berücksichtigen, die das Ausmaß definierter Wirkungen bestimmter

---

[3] Prüft man die normativen Anteile von Pflegetheorien auf der Basis der hier auf der Begründungsebene als gültig erachteten Normen, so lässt sich feststellen, dass die meisten Theorien der Norm der Selbstbestimmung widersprechen. So lässt sich etwa die Selbstpflegedefizittheorie von Orem (1991) der expertokratischen Norm der Gesundheitsfürsorge zuordnen (vgl. Wittneben 1991). Nach dieser Theorie besteht das Ziel von Pflegehandlungen darin, das Selbstpflegehandlungsvermögen der zu pflegenden Person zu erhalten und zu fördern, wobei unter Selbstpflege Handlungen zur Regulierung der persönlichen Funktionsfähigkeit, Entwicklung und Vorsorge sowie zur Kontrolle und Heilung von Krankheiten und Verletzungen verstanden werden. Sowohl die Selbstpflegehandlungen der Gepflegten als auch die Fremdpflegehandlungen der Pflegekräfte sollen sich demnach an der Norm der „Selbstpflege" orientieren. Stärkeres Gewicht gewinnt die Perspektive der Patienten in der Theorie von Rizzo Parse (1987). Allerdings berücksichtigt auch sie den Fall nicht, dass Pflegekräfte und Patienten unterschiedliche Ziele verfolgen.

Maßnahmen unter bestimmten Bedingungen ermitteln als auch solche, die die Wirkungen von Maßnahmen mit einem offenen Ansatz erforschen (vgl. Kleining 1994). Die Sicherheit der getroffenen Vorhersagen ist abhängig von der Qualität der wissenschaftlichen Untersuchungen, auf die sie sich stützen.

In einem weiteren Schritt sind auf der Anwendungsebene die Handlungsfolgen bzw. Wirkungen der möglichen pflegerischen Handlungen in der Entscheidungssituation zu bewerten. Dabei legen die Beteiligten jeweils unterschiedliche Vorstellungen von der Wertigkeit der Werte zugrunde und kommen dementsprechend beim Abwägen etwa zwischen dem Wert der Selbstbestimmung und dem der Gesundheitsfürsorge zu verschiedenen Lösungen. Entsprechend der Überlegungen auf der Begründungsebene sind hierbei die Voraussetzungen der Betroffenheit bzw. Schädigung der Pflegekräfte oder anderer Personen, aber auch die der Fähigkeit des Patienten zur Selbstbestimmung zu prüfen. So müssen beispielsweise die Fragen geklärt werden, welches Ausmaß an Schädigung zum Eingreifen legitimiert, ob die Betroffenheit tatsächlich authentisch ist und inwiefern Angst und Schmerzen möglicherweise die objektive Urteilsfähigkeit eines Patienten beeinträchtigen. Grundsätzlich ist festzuhalten, dass etwa die Schädigung und Betroffenheit der Pflegekräfte durch unter Umständen selbstschädigende Handlungen der Patienten oder die angemessene Verteilung sozialer Güter und Lasten ebenso zum Thema gemacht werden müssen wie das subjektive Interesse des Patienten.

In der Praxis der Entscheidungsfindung wird die tatsächlich vermittelnde, also auch den Wert der Selbstbestimmung berücksichtigende Urteilsbildung in der Anwendungssituation besonders durch die der pflegerischen Beziehung eigene Macht der Pflegekräfte erschwert. Dabei kann zwischen der Macht, Patienten zu etwas zu zwingen („zwingende" Macht), und der Macht, ihnen die Befriedigung von Pflegebedürfnissen zu verweigern („verweigernde" Macht), unterschieden werden (vgl. Darmann 2000). Die real vorhandenen Machtstrukturen begünstigen die expertokratische Gestaltung der Interaktion, wobei die der pflegerischen Beziehung inhärenten Machtstrukturen außerdem noch in Wechselwirkung zu institutionell-organisatorischen und gesellschaftlichen Herrschaftsstrukturen stehen (vgl. Foucault 1977), die ebenfalls der Selbstbestimmung des Patienten entgegenwirken. Die realen Machtstrukturen stehen zudem in enger Wechselbeziehung zur individuellen Bedeutung von Macht und Abhängigkeit für die einzelne Pflegekraft (vgl. Schmidbauer 1992). So gelangen viele Personen in den Pflegeberuf, die die Rolle des starken Helfers brauchen, um eigene Ängste, etwa vor Abhängigkeit und Hilflosigkeit, abzuwehren und die daher eher geneigt sind, Abhängigkeit zu erhalten anstatt Selbstbestimmung zu fördern. Hier ist zu bedenken, dass diese Pflegekräfte vermutlich weder bereit noch imstande sind, ihre Betroffenheit, ihr subjektives Erleben auch tatsächlich ehrlich aufzudecken. An dieser Barriere endet dann letztlich die Selbstbestimmung aller. Aufgrund dieser strukturellen Rahmenbedingungen sollte die Perspektive des Patienten bei der Abwägung der Interessen besonderes Gewicht erhalten.

Zusammenfassung und Schlussbemerkung

Im Mittelpunkt meines Beitrags stand die Frage, auf welcher normativen Grundlage Entscheidungen über pflegerische Ziele und Handlungen getroffen und wie in Situationen entschieden werden soll, in denen Patienten andere Ziele verfolgen als Pflegekräfte. Dabei wurde die Fürsorgeethik Gilligans unter anderem wegen des darin enthaltenen harmonistischen Beziehungskonzepts und der mangelnden Berücksichtigung der vorhandenen Asymmetrie, die Gerechtigkeitsethik Kohlbergs dagegen wegen der rigiden Anwendungsform und der Vernachlässigung anderer Werte als dem der Gerechtigkeit verworfen. Befürwortet wurde eine dem eingeschränkten Universalismus folgende Position, wonach allgemeine Prinzipien, wie z. B. das Recht auf Selbstbestimmung, auf der Begründungsebene universelle Gültigkeit beanspruchen können. Die Urteilsbildung in der Anwendungssituation erfolgt dann aber nicht durch deren deduktive Anwendung, sondern durch die induktive Erforschung der empirischen und normativen Situationsgegebenheiten, der erwartbaren Handlungsfolgen und durch die Suche nach einer zwischen den allgemeinen moralischen Prinzipien und den Kontextbedingungen vermittelnden Lösung, die unter Umständen auch von den allgemeinen Prinzipien der Begründungsebene abweichen kann.

In pflegerischen Entscheidungssituationen steht auf der Begründungsebene die Norm der Selbstbestimmung der Patienten in einem Spannungsverhältnis zu den Normen der Gesundheitsfürsorge und der sozialen Zuträglichkeit. Auf der Anwendungsebene sind zunächst die vermutlichen Folgen bzw. Wirkungen und Nebenwirkungen pflegerischer Handlungen zu antizipieren und anschließend abzuwägen. Dabei sind etwa die Schädigung und Betroffenheit der Pflegekräfte oder anderer Personen sowie die Fähigkeit des Patienten zur Selbstbestimmung zu prüfen. Aufgrund jener der pflegerischen Beziehung inhärenten Machtstrukturen und der Vulnerabilität und Hilflosigkeit des Patienten sollte der Position des Patienten bei der Abwägung der Folgen besonderes Gewicht beigemessen werden.

In einer Untersuchung von Gruschka (1997, S. 58) zur Entwicklung der moralischen Urteilsfähigkeit gaben Auszubildende in der Krankenpflege an, dass sie „die schlechte Praxis nur ertragen können, wenn sie hier und da in der Lage sind, der Norm, etwa der der Solidarität mit den Patienten, wirklich zum Durchbruch zu verhelfen". In Interviews mit Pflegekräften (vgl. Darmann 2000) habe ich demgegenüber feststellen können, dass viele langjährig tätige Pflegekräfte das Scheitern ihrer patientenorientierten pflegerischen Ansprüche an den empirischen und normativen Gegebenheiten der Institution Krankenhaus und des Gesundheitssystems, die *"Kälte"* (Gruschka 1997) und das damit verbundene Unglücklichsein kaum noch wahrnehmen oder wahrnehmen wollen. Die „Kälte" findet sich im Übrigen nicht nur in der Pflegepraxis, sondern auch in Pflegeforschung und -theoriebildung, in der ebenfalls eine expertokratische, am biomedizinischen Gesundheitsmodell orientierte Perspektive vorherrschend ist. Die widersprüchlichen Normen und die mit dieser Widersprüchlichkeit verbundenen Konflikte gilt es offen- und auszuhalten.

Literatur

Arndt, M. (1996): Ethik denken – Maßstäbe zum Handeln in der Pflege; Stuttgart.

Danner, H. (1989): Methoden geisteswissenschaftlicher Pädagogik: Einführung in Hermeneutik, Phänomenologie und Dialektik; München, Basel, 2., überarb. u. erg. Auflage.

Darmann, I. (2000): Kommunikative Kompetenz in der Pflege; Stuttgart.

Döbert, R. (1992): Konsensustheorie als deutsche Ideologie; in: Giegel, H.-J. (Hrsg.): Kommunikation und Konsens in modernen Gesellschaften; Frankfurt/Main, S. 171-182.

Döbert, R. (1996): Wider die Vernachlässigung des „Inhalts" in den Moraltheorien von Kohlberg und Habermas. Implikationen für die Relativismus/Universalismus-Kontroverse; in: Edelstein, W.; Nunner-Winkler, G. (Hrsg.): Zur Bestimmung der Moral; Frankfurt/Main, 2. Auflage, S. 86-125.

Foucault, M. (1977): Überwachen und Strafen; Frankfurt/Main.

Fry, S. T. (1995): Ethik in der Pflegepraxis. Anleitung zur ethischen Entscheidungsfindung; Eschborn.

Gilligan, C. (1984): Die andere Stimme. Lebenskonflikte und Moral der Frau; München, Zürich.

Glen, S. (1999): Towards a philosophy of nursing. Vortrag, gehalten am 23. September 1999 auf der 2nd International Conference on Nursing Theories in Nürnberg.

Gruschka, A. (1996): Wie mißt und wie stimuliert man moralische Urteilskraft?; in: Pädagogische Korrespondenz, 18, S. 49-72.

Gruschka, A. (1997): Wie lernt man kalt zu werden?; in: Pädagogische Korrespondenz, 19, S. 34-59.

Habermas, J. (1988): Theorie des kommunikativen Handelns. Band I; Frankfurt/Main, (folgt dem Text der 4., durchgesehenen Auflage 1987).

Horster, D. (1998) (Hrsg.): Weibliche Moral – ein Mythos? Frankfurt/Main.

Kleining, G. (1994): Umriß zu einer Methodologie qualitativer Sozialforschung; in: Ders.: Qualitativ-heuristische Sozialforschung. Schriften zur Theorie und Praxis; Hamburg, S. 12-46.

Kohlberg, L. (1996): Die Psychologie der Moralentwicklung. Hrsg. von W. Althof; Frankfurt/Main.

Maihofer, A. (1998): Der Mythos von der einen Moral (Hervorhebung im Original). Zu Gertrud Nunner-Winklers Kritik an Gilligans Thesen von den zwei Moralen; in: Horster, D. (Hrsg.): Weibliche Moral – ein Mythos? Frankfurt/Main, S. 99-119.

Nunner-Winkler, G. (1996): Ein Plädoyer für den eingeschränkten Universalismus; in: Edelstein, W.; Nunner-Winkler, G. (Hrsg.): Zur Bestimmung der Moral; Frankfurt/Main, 2. Auflage. S. 126-144.

Nunner-Winkler, G. (1998): Der Mythos von den zwei Moralen; in: Horster, D. (Hrsg.): Weibliche Moral – ein Mythos? Frankfurt/Main, S. 73-98.

Orem, D. E. (1991): Nursing – Concepts of Practice; St. Louis u.a.

Richter, H. (1998): Sozialpädagogik – Pädagogik des Sozialen; Frankfurt/Main.

Rizzo Parse, R. (1987) (Hrsg.): Nursing Science – Major Paradigms, Theories and Critiques; Philadelphia, London, Toronto u.a.

Schmidbauer, W. (1992): Hilflose Helfer. Über die seelische Problematik der helfenden Berufe; Reinbek bei Hamburg. Überarb. und erw. Neuausgabe.

Viefhues, H. (1999): Medizinische Ethik in einer offenen Gesellschaft; in: Sass, H.-M. (Hrsg.): Medizin und Ethik; Stuttgart; Revidierte und bibliographisch erneuerte Ausgabe, S. 17-39.

Watson, J. (1985). Nursing: Human science and human care; Norwalk, CT.

Wittneben, K. (1991): Pflegekonzepte in der beruflichen Weiterbildung zur Pflegelehrkraft; Frankfurt/Main.

Christa Olbrich

Kompetenz und Kompetenzentwicklung in der Pflege – Eine Theorie auf der Grundlage einer empirischen Studie

Einleitung

Die Fragen nach Fähigkeiten und Kompetenz in der Pflege wurden bisher in Deutschland noch nicht aus (pflege-)wissenschaftlicher Sicht untersucht. Die Literaturrecherche zu dieser Thematik in anderen sozialwissenschaftlichen Disziplinen macht deutlich, dass der Begriff von Kompetenz in sehr unterschiedlicher Weise verwendet wird. Zum Beispiel werden im Management und in der Organisationslehre zur Rollenzuschreibung und Aufgabenerfüllung Kompetenzbereiche definiert. In der Pädagogik erscheint, von Roth (1981) beschrieben, ein Kompetenzverständnis, das mit der Entwicklung des reifen, mündigen Menschen verbunden ist. Die Selbstkonzeptforschung kommt zu der Aussage, dass die Kompetenz eines Menschen von seinen inneren Selbstbildern, also was ein Mensch über sich selbst denkt und von was er überzeugt ist, abhängt (Filipp 1993). In der Psychologie finden wir ein Konzept, das besagt, es gebe nicht *die* Kompetenz, vielmehr handelten Menschen kompetent im Austausch mit anderen Menschen. Sie brächten ihre Ressourcen ein und würden gleichzeitig auch von den Anforderungen der Umwelt bestimmt (Olbrich 1987).

Diese unterschiedlichen Ansätze von Kompetenz erschienen mir nicht geeignet, um sie auf die Pflege zu übertragen. Deshalb entschied ich mich zu einer qualitativen Studie, in der erst einmal die grundlegenden Phänomene aus der Praxis erkannt werden sollten. Pflegepersonen[1] wurden gebeten, eine Situation aus ihrem Berufsalltag zu beschreiben, die für sie oder für den Patienten bedeutungsvoll war. Diese sogenannten Situationsbeschreibungen wurden dann in einem analysierenden und interpretierenden Verfahren untersucht. Weitere empirische Daten wurden mittels qualitativer Interviews mit 8 Krankenschwestern, 2 Ärzten und 2 Sozialpädagogen (N= 12) erhoben.

Als geeignete Methode erwies sich hierbei die Grounded Theory. Sie ist ein Forschungsverfahren, das in den fünfziger und sechziger Jahren von den

---

[1] Von insgesamt 330 Fragebögen, die eine genannte Aufforderung zum Beschreiben einer bedeutungsvollen Situation und einige statistische Angaben (z.B. Alter, Berufsausbildung, Berufserfahrung) enthielten, wurden 55 ausgefüllte Fragebögen an mich zurück geschickt.

amerikanischen Soziologen Strauss und Glaser (1998/1967) entwickelt wurde. Das Besondere daran ist die „Verankerung" in der Empirie bzw. in der Praxis, insbesondere in einer Praxis, die noch wenig erforscht ist (Strauss 1994). Da Pflege ein komplexes Geschehen ist, muss eine Forschungsmethode diesen komplexen Zusammenhängen gerecht werden. Die Grounded Theory, als qualitative Methode, ermöglicht mit sehr klaren Schritten ein Analysieren und wieder Integrieren von vielfältigen Phänomenen, wie sie in einem beruflichen Feld zu finden sind (Strauss/Corbin 1999).[2]

Die Untersuchung hat gezeigt, dass sich die Fähigkeiten und die Kompetenz von Pflegenden in vier Dimensionen unterteilen lassen. In diesen Handlungsdimensionen kommt die Komplexität und die Vielfältigkeit der Pflege zum Ausdruck. Pflegerisches Handeln vollzieht sich immer in einmaligen Situationen, die durch den Bezug der Pflegenden und des Patienten/der Patientin bestimmt werden. Deshalb kann Kompetenz nicht einfach als „Wissen haben" und „Methoden können" definiert werden. Pflegekompetenz ist immer Ausdruck einzelner Komponenten der Person in ihrer Gesamtheit, sie gestaltet sich als Zusammenwirken mit dem Patienten einschließlich des Umfeldes beider Personen.

Kompetenz im Verständnis von Wissen/Können wird definiert durch das Wesen der Transaktionalität und Relationalität. Das heißt, Kompetenz an sich gibt es nicht, sondern sie ist immer im Austausch, in Bezug auf etwas und immer innerhalb einer Situation zu sehen. Damit grenzt sie sich vom Konzept der Schlüsselqualifikation ab, das eher Fähigkeiten und Qualifikationen als feststehende Tätigkeitsmerkmale benennt. Kompetenz jedoch kann nicht in direkter Weise gemessen werden. Sie wird indirekt erschlossen über die Dimensionen des pflegerischen Handelns. Pflegekompetenz wird vom pflegerischen Handeln abgeleitet.

In einem Gesamtbild wird die Vieldimensionalität der Pflegekompetenz, einschließlich ihrer ursächlichen und kontextuellen Bedingungen aufgezeigt, im Mittelpunkt steht der qualitativ zu unterscheidende Bezug von Pflegeperson und PatientIn. Wird Kompetenz im umfassenden Sinn als Einbeziehen eines Gesamtgeschehens ausgedrückt, so liegt im Zentrum der Kompetenzentwicklung die Ausbildung einer Urteilskraft und eines Reflexionsvermögens

---

[2] Eine ausführliche Beschreibung der einzelnen Codierschritte sind in Kapitel 2 von Olbrich (1999) dargestellt.

der Person. Lernen wird dem zufolge in verschiedenen Ebenen beschrieben, die dann mit den Dimensionen pflegerischen Handelns in Beziehung gesetzt werden.

Um dem Verständnis pflegerischer Kompetenz näher zu kommen, ist es zunächst notwendig, die Dimensionen des Handelns genauer zu betrachten. Sie sind Grundlage für die daraus abgeleitete Definition von Pflegekompetenz.

Empirisch gestützte Ergebnisse: Die vier Dimensionen pflegerischen Handelns

Fast alle Pflegepersonen stellten in ihren Situationsbeschreibungen eine pflegerische Handlung in den Mittelpunkt. Nach eingehender Analyse dieser Beschreibungen kristallisierten sich vier Bereiche heraus, die jeweils unterschiedliche Handlungsmerkmale aufweisen.

Die vier Dimensionen des pflegerischen Handelns

aktiv ethisch

reflektierend

situativ-beurteilend

regelgeleitet

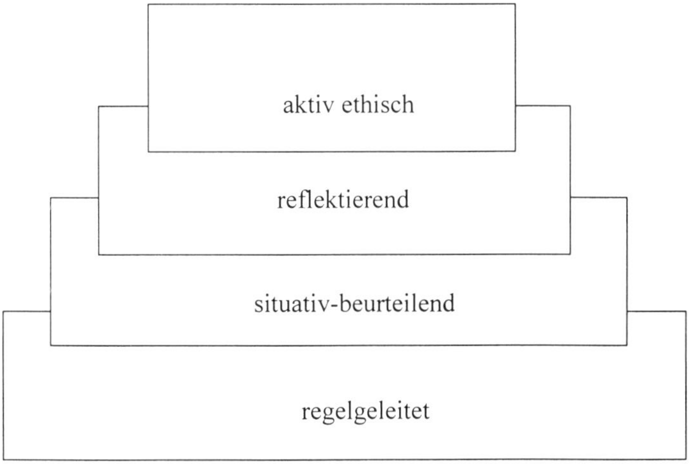

Abb. 1:

Regelgeleitetes Handeln: Es beruht auf Fachwissen, Können und einer sachgerechten Anwendung dieses Wissens. Es wird fundiert, systematisch und nach den Grundregeln der Pflege ausgeführt. Pflegepersonen wenden dieses Wissen regelgeleitet an, das heißt, sie verfügen über Prinzipien und wissen, was sie z.B. bei bestimmten Erkrankungen, angeordneten Maßnahmen oder Pflegeproblemen der Reihe nach zu tun haben. Dieses pflegerische Tun orientiert sich an allgemeinen oder speziellen Grundsätzen, die gelernt wurden und in den Lehrbüchern nachzulesen sind, vielfach kann auf dieser Ebene auch auf Standards zurückgegriffen werden.

Hier sind auch Normen einbezogen, die auf der Station, in dieser Abteilung etc. üblicherweise gültig sind. Das pflegerische Handeln wird also an dem ausgerichtet, was die KollegInnen auch tun würden. Es ist routinemäßiges Handeln, das durch die Regeln der Anwendung gerechtfertigt ist und deshalb nicht gesondert reflektiert werden muss. Am leichtesten kann diese Dimension anhand der Organisationsform der Funktionspflege charakterisiert werden.

Fazit: Regelgeleitetes pflegerisches Handeln bedeutet eine Orientierung an Regelwissen und die Ausführung erfolgt nach allgemeingültigen Vorgaben. Diese Dimension der Pflege kann als Antwort auf die Fragen dargestellt werden: „Was sind die Inhalte der Pflege?" und „Wie werden sie ausgeführt?"

Situativ-beurteilendes Handeln: Hier tritt die Wahrnehmung und Sensibilität, die auf eine spezifische Situation gerichtet ist, in den Vordergrund. Die Orientierung des Handelns erfolgt auf Grund der situativen Einschätzung und Beurteilung. Auch wird das pflegerische Handeln in dieser Dimension selbst – im Sinne einer Metaebene – aufgegriffen und reflektiert. Es werden über die ganz konkrete Situation hinausführende Fragen gestellt, wie „Was bedeutet diese ärztliche oder pflegerische Maßnahme für den Patienten? Wie hilfreich ist diese Methode?" Auf Grund dieser situativen Beurteilung kann auch mit zukünftigen Ereignissen antizipatorisch umgegangen werden. Es werden Ziele und Pläne im Voraus formuliert; hier haben die Zielvorgaben jedoch nicht wie auf der regelgeleiteten Ebene allgemeinen Charakter, was z.B. bei Asthma zu tun ist, sondern die Vorgehensweise wird konkret innerhalb dieser Handlungsmaßnahmen bestimmt und damit individuell auf diesen Patienten ausgerichtet. Diese Kategorie des situativ-beurteilenden pflegerischen Handelns findet ihren Ausdruck im Konzept des Pflegeprozesses und der Pflegeplanung.

Fazit: Situativ-beurteilendes Handeln kann als die Berücksichtigung der individuellen und einzigartigen Situation eines ganz bestimmten Menschen innerhalb seines Kontextes gesehen werden. Pflegerisches Handeln beinhaltet deshalb auch die Beschäftigung mit den Fragen: „Wo wird Pflege wirksam?" und „Wann wird Pflege wirksam?"

Reflektiertes Handeln: Innerhalb des reflektierten Handelns ist nicht nur der Patient Gegenstand der Reflexion, sondern die eigene Person wird als Subjekt in das Geschehen mit einbezogen. Gefühle und Gedanken werden vom eigenen Erleben aus artikuliert. Das pflegerische Handeln wird nicht nur auf seine methodische Wirksamkeit hin eingeschätzt, sondern wird als solches bewusst wahrgenommen und auf dem Hintergrund des beruflichen und/oder persönlichen Menschenbildes reflektiert. In einigen Beispielen erfolgte dies sehr explizit, oftmals ist die vom Patienten geäußerte Dankbarkeit Anlass zum Nachdenken über die eigene berufliche Zufriedenheit. Darin wiederum kann eine hohe Identifikation der Pflegeperson mit dem Helfen-Können gesehen werden. Sinnvolles Handeln oder auch Nicht-Handeln-Können wird eng in Verbindung mit dem eigenen beruflichen Wohlbefinden gebracht.

In dieser Dimension wird nicht von einer Subjekt-Objektebene zum Patienten ausgegangen, sondern die Intersubjektivität wird erlebbar. Die Kommunikation als Ausdruck der zwischenmenschlichen Beziehung bekommt einen hohen Stellenwert.

Fazit: Das reflektierte Handeln von Pflegepersonen kann als bewusster Umgang mit dem Subjektiven der zu Pflegenden und am Pflegegeschehen beteiligten Menschen auch in selbstreflexiver Weise gesehen werden. Innerhalb dieser Dimension kann man sich dem Wesen der Pflege mit den Fragen nähern: „Wodurch und womit geschieht die Pflege?"

Aktiv-ethisches Handeln: In dieser Dimension werden Pflegepersonen aktiv durch ihr Handeln, Kommunizieren oder Streiten auf der Grundlage von Werten. Damit erfolgt Hilfe für den Patienten in einer ethischen Dimension. Wird nach eigenen Vorstellungen kein Erfolg wirksam, so führt die Reflexion zum Formulieren von Grenzen.

Pflegerisches Handeln basiert immer auf Wert- und Normvorstellungen, die jedoch nicht in jedem Fall reflektiert werden müssen. In einigen Situationsbeschreibungen werden menschliche Grundwerte explizit formuliert, ethische Dilemmata benannt und es erfolgt auch eine aktive Auseinandersetzung damit. Ethisches Handeln wird dann notwendig, wenn Werte der PatientInnen oder der Pflegenden nicht beachtet oder verletzt werden, wenn z.B. der Wille des Patienten nicht respektiert wird, wenn die Würde des Menschen missachtet wird, wenn Gewalt angewendet wird, wenn das Sterben nicht akzeptiert wird, wenn Pflege nicht nach dem jetzigen Wissensstand ausgeführt werden kann oder die Gefühle der Pflegepersonen nicht geachtet werden.

In diesen Zusammenhängen zeigt sich aktives Handeln, sei es in Form von Gesprächen oder von konkreten Maßnahmen. Diese bewusst reflektierten Aktivitäten führen bis zu kämpferischen Auseinandersetzungen mit großer emotionaler Beteiligung. In den meisten Situationen handeln Pflegepersonen stellvertretend für den Patienten, wenn dieser auf Grund von körperlichem, seelischem oder geistigem Unvermögen nicht mehr in der Lage ist, für sich selbst zu sorgen.

Fazit: Aktiv-ethisches Handeln kann in der Pflege als ein bewusstes, reflektiertes, aktives Umgehen mit ethischen Werten, wo sie für den Patienten von Bedeutung sind, bezeichnet werden. Dies überschreitet die übliche Routine und zeigt sich als stellvertretendes Handeln für den Patienten. Die Frage nach dem Selbstverständnis der Pflege lautet hier: „Warum wird Pflege ausgeführt?"

Diese vier Dimensionen pflegerischen Handelns stehen in einer inneren Beziehung dergestalt, dass sie in einer hierarchischen Stufung aufeinander aufbauen. Das heißt, die Ausprägung des aktiv-ethischen Handelns setzt eine Reflexionsfähigkeit und eine bewusste Wahrnehmung der zu Grunde liegenden Werte voraus. Bevor das aktiv-ethische Handeln einsetzt, wird die konkrete Situation eingeschätzt und bewertet. Innerhalb dieser Situation wird dem Geschehen eine bestimmte Bedeutung zugemessen. Das wiederum setzt Wissen und Können innerhalb der beruflichen Disziplin als Basis voraus. Diese Basis gibt die Sicherheit für darauf gründende Einschätzung, Reflexion und Handlung. Anders formuliert: Haben Pflegepersonen auf Grund von Wissen und Können eine grundlegende Sicherheit erworben, so entwickeln sie Fähigkeiten zum situativ-beurteilenden Handeln, sie messen dem Geschehen Bedeutung bei. Dieses führt zur gründlichen Reflexion, in die sie sich selbst einbeziehen. Daraus erst kann bewusstes, empathisches, aktives und ethisches Handeln wirksam werden.

Kompetenz in Ableitung aus den vier Dimensionen pflegerischen Handelns

Da Kompetenz nicht in direkter Gestalt erkannt werden kann, muss sich ihr in analytischer und interpretativer Weise genähert werden. In Ableitung aus den Dimensionen pflegerischen Handelns werden nun Fähigkeiten und Kompetenz herausgearbeitet. Dabei erfolgt eine Differenzierung dieser meist synonym verwendeten Begriffe.

Fähigkeiten haben bedeutet Wissen anwenden zu können, innerhalb vorgegebener Rahmen, Regeln und Normen. *Fähigkeiten* beziehen sich auf Ausführungen von pflegerischen Maßnahmen, die für sich genommen auch komplex sein können. Sie werden jedoch nicht vertieft oder in Bezug zu einem übergeordneten Kontext reflektiert. Selbstverständlich enthalten sie auch Denk- und Entscheidungsprozesse, diese befinden sich allerdings innerhalb einer Aufgabe oder Methode und beziehen sich überwiegend auf Routine.

In der Einordnung des Begriffes Kompetenz als Recht bzw. Befugnis belaufen sich Fähigkeiten im Rahmen von Ausführungskompetenz. Fähigkeiten sind nicht transaktional oder interaktiv, denn durch sie werden weder Prozesse noch Austausch oder Rückkoppelungen gestaltet. Sie sind eher eindimensional auf ein Objekt der Handlung ausgerichtet. Fähigkeiten sind Komponenten von Kompetenz. Das ihnen zu Grunde liegende Wissen und Können bildet die Basis für Kompetenz. Kompetenz wird im umfassenden Sinn als Einbeziehen eines Gesamtgeschehens definiert, sie ist charakterisiert durch Dynamik, Prozess und Vernetzung, intersubjektive und kontextuelle Faktoren werden berücksichtigt.

Diese Faktoren konnten in den drei Dimensionen des pflegerischen Handelns – situativ-beurteilend, reflektierend, aktiv-ethisch – nachgewiesen werden. Demnach ist Kompetenz begründet in vertiefter Wahrnehmung, in Beurteilung einer Situation mit ihren dazugehörigen Bezügen, in Reflexion, Empathie auf kognitiver und emotionaler Ebene. Die zentralen Komponenten von Kompetenz liegen in der Person selbst, in dem Sinne, dass sie über eine verantwortungsvolle, kreative und entscheidungsfähige Persönlichkeit verfügt. Ebenso ist sie mutig und sicher im Umgang sowohl mit ihren eigenen als auch mit den Anforderungen des Patienten, einschließlich seines Umfeldes.

Kompetenz ist so als Ganzes zu betrachten, in dem kognitive und emotionale Prozesse zusammenwirken. Hinzu kommen noch aktive Elemente, die Konsequenzen nach außen zeigen. In diesen Zusammenhängen gewinnt die Reflexion Bedeutung, insbesondere die Selbstreflexion, die eine neue Qualität in das pflegerische Handeln bringt. In höchster Ausprägung wird Kompetenz als personale Stärke verstanden, sie kann sich mit zunehmender Ich-Stärke und beruflicher Identität entwickeln. Erst die Sicherheit in diesen Komponenten ermöglicht neben allen anderen Aspekten eine pflegerische Ausrichtung, die als wertegeleitet und somit als ethisch bezeichnet werden kann. Kompetenz in diesem Verständnis (von Wissen/Können) fordert einen Anspruch, der durch das

Management formale Kompetenz (Recht/Befugnis) im Sinne von Entscheidungs-, Verantwortungs-, und Anordnungskompetenz voraussetzt.

Herausragende Komponenten von Kompetenz

Neben den reflektierenden Komponenten zeigten sich insbesondere emotionale Komponenten von Kompetenz mit großer Bedeutung. Pflegepersonen können Gefühle der PatientInnen wahrnehmen, sich einfühlen, empathisch sein. „Das Mit-Leiden, ohne daran zu zerbrechen oder zu verhärten, ist eine Kunst", so eine Krankenschwester. Das Gleichgewicht im Umgang mit den Gefühlen der anderen muss immer wieder hergestellt, die eigenen Gefühle müssen immer wieder ausbalanciert werden. Sind (kranke) Menschen in existenziell bedrohlichen Situationen, reagieren sie oft mit starken Gefühlsregungen. Deshalb sind Pflegepersonen gerade hier besonders gefordert. Wenn sie diese an ihre Person gestellten Herausforderungen annehmen können, drückt sich hierin höchste Form der Kompetenz aus. Ein weiterer Bereich – der genau wie das Beachten der Gefühle eher unsichtbar bleibt, aber Kompetenz verlangt – ist die Stärke einfach „da zu sein", die Anwesenheit aushalten zu können. Eine Pflegeperson beschrieb das wie folgt: Der „wesentliche Aspekt [lag] in der persönlichen Gegenwart". Diese Erkenntnis ordnete sie vor allem einem Erlebnis zu:

„Die Pflegesituation stand an dem Punkt, an dem sie [die Patientin] zum ersten Mal „gezwungen" war, Schwäche zu zeigen, was ihrer sehr starken und „beherrschten" Persönlichkeit an sich zuwider lief. Es war für mich eine zutiefst „existenzielle" Erfahrung, von ihr so viel Vertrauen geschenkt zu bekommen, dass sie sich selbst – mit mir als „Zeugen" sozusagen – den Satz „Ich kann nicht mehr" aussprechen konnte und an diesem Punkt sich „anlehnen" konnte. Dies kam konkret zum Ausdruck, indem ich sie in den Arm nahm. Mein Handeln bestand in der folgenden Zeit, bis zu ihrem Tode vergingen noch ca. 5 Tage, in denen sie kaum noch sprechen konnte, eigentlich im Wesentlichen im Dasein, das zwar gewisse pflegerische Tätigkeiten einschloss, aber der wesentliche Aspekt lag in der persönlichen Gegenwart, deren Gewicht auch daran erkennbar war, dass sie alleine sehr unruhig wurde. Es fiel mir schwer, „Abschied" zu nehmen, und zugleich war ich dankbar, dass der Patientin ein friedvoller Tod möglich war."

In einigen Situationsbeschreibungen kann konkret eine mit allen Sinnen vorhandene Wahrnehmung – einschließlich der Intuition – dargestellt werden.[3] Da diese Komponente von Kompetenz rational nicht leicht begründbar ist und damit nicht in ein naturwissenschaftliches Menschenbild eines Krankenhauses passt, wird ihr auch kaum Beachtung geschenkt und es wird wenig zu ihrer Entwicklung beigetragen.

Pflegepersonen gehen in ungewöhnlichen Situationen oft ungewöhnliche Schritte. So vielfältig und individuell Leiden und Probleme sind, so vielfältig können auch die Entlastungen oder Lösungen sein. Kompetenz zur Phantasie und zur kreativen Problemlösung sind wesentliche Merkmale im pflegerischen Alltag. Hier zeigen sich Mut, Sicherheit, Selbstüberzeugung, Entscheidungsfreudigkeit, auch Souveränität im Umgang mit sich selbst.

Einer advokatorischen Komponente von Kompetenz kommt große Bedeutung zu, indem sie über das übliche stellvertretende Handeln für die PatientInnen hinaus geht. Denn sie ermöglicht auf der Grundlage einer hohen Sensibilität das Aufgreifen von Unrecht oder unnötigem Leiden, das ein Patient erfahren kann.

Anwalt für einen Patienten zu sein, setzt ein besonderes Verhältnis zwischen der Pflegeperson und dem kranken Menschen voraus. Es ist gekennzeichnet von der Übernahme aller Funktionen des Lebens auf einem Kontinuum von vollständiger Bewusstlosigkeit über teilweise ersetzende Handlungen bis zur Unterstützung der völligen Unabhängigkeit des Menschen. Zusätzliches, nicht in der Routine gefordertes, persönliches Engagement von Pflegepersonen trägt hier Entscheidendes zum Wohlbefinden und zur Linderung von Leiden bei.

---

[3] Pflegepersonen haben, gerade wenn sie viele Jahre Berufserfahrung haben, eine ausgeprägte Intuition entwickelt (Benner 1994). Oftmals bedeutet dieses (rasche) intuitive Handeln eine lebensrettende Maßnahme.

Kompetenz in ihren Strukturen

Bisher wurde Kompetenz vorwiegend aus der Sicht der Person betrachtet. Da jedoch Kompetenz nur in Relationen definiert wurde, Pflegekompetenz jedoch im Kontext von Pflege zu verstehen ist, erfolgt nun eine Zusammenfügung unter weiteren Perspektiven. So wie sich jedes Phänomen in seiner einmaligen Ausprägung zeigt, so kann auch Kompetenz in ihrer Ausgestaltung erkannt und bestimmt werden. Dafür ist es notwendig, sowohl die ursächlichen Bedingungen aufzuzeigen als auch den Kontext, der hier durch die berufliche Einbettung vorliegt. Kompetenz beinhaltet Strategien des Handelns und führt zu Konsequenzen, die als Hilfe für den Patienten wirksam werden.

Unter Verwendung des paradigmatischen Modells von Strauss/Corbin (1996) wird die Theorie der Pflegekompetenz in einer graphischen Übersicht dargestellt.

Struktur der Pflegekompetenz

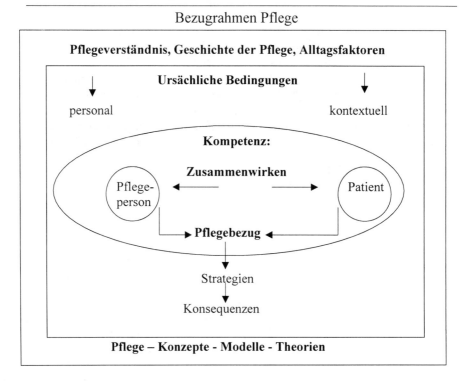

Demnach lässt sich die Pflegekompetenz in ihren strukturellen Bezügen aufzeigen: *Die Kompetenz als Phänomen an sich:* Sie tritt als vielfältige Gestaltung in Erscheinung und wurde im Konzept der vier Dimensionen pflegerischen Handelns beschrieben.

Die Pflegeperson mit ihren personalen Ressourcen: Ausgehend von einer anthropologisch fundierten Ausstattung des Menschen, wird es ihm erst innerhalb seiner historischen und beruflichen Sozialisation möglich, Kompetenz zu erwerben. Ebenso sind kognitive und emotionale Prozesse, einschließlich der individuellen Erfahrungen, die Komponenten, die Handlungsmöglichkeiten generieren.

Der Kontext mit seinen beeinflussenden und ursächlichen Bedingungen: Die Ausprägung von Kompetenz muss im rechtlichen Rahmen der Gesundheitsstrukturgesetze, des Krankenpflegegesetzes und der rechtlichen Befugnisse diskutiert werden. Auch die informellen Bedingungen des Berufsverständnisses, die Normen und Rituale, die beruflichen Alltagsfaktoren seien hier als konstituierend anzuführen.

Der Patient einschließlich seines Bezuges zur Pflegeperson: Da Kompetenz als transaktional definiert wurde, ist es der Patient, der ihre Anforderungen bedingt. Er ist es, der bestimmt, was er in seiner Situation von der Pflege braucht und von der Pflegeperson als Ressource abruft.

Die Prozesse und Strategien: In einem komplexen Berufsgeschehen kann Kompetenz nie als statisches Können, sondern muss in seiner Dynamik und seinem Veränderungspotential gesehen werden. Pflegepersonen setzen Strategien ein, um Ziele zu erreichen und ihr berufliches Selbstverständnis zum Ausdruck zu bringen.

Konsequenzen von Kompetenz: Pflegepersonen können auf Grund ihrer umfassenden Kompetenz Hilfe für PatientInnen bewirken, die sich auf elementare Bereiche des Lebens erstrecken. Diese Hilfe bezieht sich nicht nur auf medizinische Behandlung, sondern umfasst den Menschen in seinem Befinden insgesamt, vom körperlichen Leiden bis zu transpersonalen Dimensionen.

Kompetenzentwicklung

Wie kann Kompetenz entwickelt und gefördert werden? Bei diesem Anliegen geht es mir nicht um curriculare oder methodisch-didaktische Aspekte. Der Schwerpunkt liegt darauf, wie Beurteilung und Einschätzung im Sinne der Selbstevaluation entwickelt werden können. Dazu wird die Grundannahme angeführt, dass Wissen alleine noch nicht automatisch zu Können führt. Das bedeutet, dass zur Entwicklung einer umfassenden Kompetenz nicht nur der adäquate Lehrstoff in didaktisch richtiger Weise vermittelt werden muss. Vielmehr müssen wesentliche Elemente der lernenden Person selbst hinzukommen in der Gestalt, dass das eigene Lernen oder Handeln reflektiert und bewertet werden kann. Es ist also die Urteilskraft, der zentrale Bedeutung zur Ausprägung von Kompetenz in einer konkreten Ausführung als Performanz zukommt.

Lernprozesse sind komplex und in vielfältiger Weise von der Forschung aufgegriffen worden. Wird Lernen unter kompetenztheoretischen Gesichtspunkten betrachtet, so wird es notwendig, zuerst grundlegende Ebenen des Lernens aufzuzeigen, um diese in einem weiteren Schritt mit den Dimensionen des pflegerischen Handelns in Beziehung zu setzen.

Deklaratives Lernen (Was man lernt): Deklaratives Lernen beinhaltet das Lernen von Fakten und Prinzipien. Es sind die Inhalte – das „Was" – eines Bereiches oder Berufes. Diese Lernebene ist am einfachsten zu bewerkstelligen: Inhalte, Informationen, Fakten werden auswendig gelernt. Dieses Wissen kann sehr konkret abgefragt, aufgesagt (deklariert), beschrieben und erklärt werden. Es bildet die Grundlage von Schule und Berufsausbildung. In der Krankenpflegeausbildung wird sehr viel Wissen in deklarativer Form angeboten, in diesem Verständnis werden die Fakten gelernt und nicht weiter in ihrer Bedeutung hinterfragt. Deklaratives Wissen ist nicht nur in der Pflegeausbildung, sondern in der Schule und Universität überwertig. Die meisten Prüfungsverfahren sind auf deklaratives Lernen zurück zu führen.

Prozedurales Lernen (Wie man lernt): Dass das Wissen von Fakten und Prinzipien zur Ausübung eines praktischen Berufes nicht ausreicht, liegt auf der Hand; es müssen auch Fertigkeiten entwickelt werden. Beim prozeduralen Lernen handelt es sich darum, wie man etwas macht, samt den dazugehörigen Verfahren und Vorgängen. In den Pflegeausbildungen wird sehr viel Wert auf die Demonstration von sogenanntem praktischen Wissen gelegt. Die Durchführung von Pflegemaßnahmen wird erklärt und geübt. SchülerInnen haben dann Wissen und mechanistisches Können, um z.B. einem Patienten Essen zu reichen oder ihn zu waschen. Um jedoch zu beurteilen, ob diese Maßnahme in dieser Weise, in dieser Situation für diesen Patienten angemessen ist, ist damit noch nicht gelernt.

Konditionales Lernen (Wo und wann das Gelernte Anwendung findet): Beim konditionalen Lernen geht es darum, zu lernen, wann und wo das erworbene Wissen und die entwickelten Fähigkeiten des Lernenden angewandt werden können. Es geht hier also um die Fähigkeit des Lernenden, die Konditionen abzuwägen, unter denen die Anwendung deklarativen und prozeduralen Wissens am erfolgreichsten und sinnvollsten sein kann. Im Klartext handelt es sich um die Entwicklung eines guten Urteilsvermögens. Da der Pflegeberuf immer durch Handeln in einmaligen Situationen gekennzeichnet ist, kann dieses Lernen nicht so ohne weiteres durch schulisches Einüben erreicht werden. Konditionales Lernen erfolgt häufig durch Anwenden von Beispielen und Modellen. Auch Fallstudien und klinische Ausbildung, zwei Lehrmethoden, die in der Pflegeausbildung noch zu wenig zur Anwendung kommen, zielen unmittelbar auf die Umsetzung des Gelernten und die Entwicklung von Urteilsvermögen.

Reflektives Lernen (das Warum des Lernens): Erhebt ein Beruf Anspruch auf Handeln von autonomen Personen, so muss reflektierendes Können ausgebildet werden. Das bedeutet, dass die Lernenden über ihr eigenes Lernen nachdenken, es beurteilen und in Frage stellen können. Auch um die Fähigkeit zu erwerben, ein Leben lang selbständig weiterzulernen, muss eine Lernende/ein Lernender Wege finden, über ihre/seine Interessen, Motivationen, Einstellungen und Wertmaßstäbe nachzudenken. Lehrende sind hier gefordert, die Strukturen dazu bereit zu stellen. Wird so bereits im Lehr- und Lernprozess dieses „über sich selbst nachdenken" erfahren, so ist anzunehmen, dass später auch berufliches Handeln reflektiert werden kann.

Identitätsförderndes Lernen (stellt die Frage nach der eigenen Person): Da Kompetenz in ihrer höchsten Ausprägung immer die gesamte Person umfasst, werden hier Fragen nach der eigenen Identität gestellt. Zum Beispiel: Wer bin ich in meiner beruflichen Rolle? Kann ich übereinstimmen mit dem, was ich tue? Wo liegen meine Grenzen? Pflegepersonen sind oft widersprüchlichen Anforderungen von Seiten der PatientInnenerwartungen oder der institutionellen Vorgaben ausgesetzt und müssen diese dann auch mit ihren eigenen Vorstellungen in Einklang bringen. Lernen, das hier die Identität einer Person stärkt oder zur Weiterentwicklung verhilft, muss diese Fragen und Problemstellungen beinhalten. Es ist letztlich auch eine Reflexion von Werten, ohne die aktiv-ethisches Handeln nicht denkbar ist. So wie die Stufen des Handelns in einer hierarchischen Ordnung zu sehen sind, so können auch die Lernebenen als aufeinander aufbauend betrachtet werden.

Lernen in den Dimensionen pflegerischen Handelns

In der Dimension des regelgeleiteten Handelns finden wir deklaratives und prozedurales Lernen vor. In erster Linie geht es darum, zu wissen, welche Inhalte zu diesem Beruf gehören. Die zur Ausübung notwendigen Fähigkeiten und Fertigkeiten werden gelernt. Die Regeln werden eingeübt und Handeln wird vorwiegend nur in diesem vorgegebenen Rahmen möglich sein. Der Maßstab der Beurteilung ist immer in Form des Lehrstoffes vorgegeben und bestimmt sich damit außerhalb der lernenden Person, ist also fremdbestimmt. Deklaratives und prozedurales Lernen sind zwar als Grundlage in der Ausbildung zu sehen, sie nehmen jedoch einen zu großen Raum ein, denn sie fördern weder die Eigenständigkeit der Lernenden, noch werden sie dem Anspruch auf Professionalität gerecht.

Dem situativ-beurteilenden Handeln liegen konditionale Lernprozesse zu Grunde. Das Wissen kommt gezielt zur Anwendung, es wird entschieden, wo und wann etwas getan wird. Durch konditionales Lernen wird Wahrnehmungs- und Urteilsvermögen ausgebildet. Wenn Pflege nicht nur routinemäßig und regelgeleitet, sondern nach patientenorientierten Anforderungen durchgeführt wird, dann kommt der individuellen Einschätzung der Situation, in der sich ein kranker Mensch befindet, große Bedeutung zu. Konditionales Wissen und Können ist also das Wesentliche in der Dimension des situativ-beurteilenden Handelns. Benner (1996) beschreibt hier die Expertin, die die Situation immer mehr als Ganzes wahrnimmt und direkt auf den Kern der Problemlösung vorstößt.

Der Dimension des reflektierenden Handelns sind eindeutig die reflektieren-den Lernprozesse zuzuordnen. Es geht um das Hinterfragen des eigenen Denkens und Handelns. Zur Professionalisierung in den Pflegeberufen ist hier dringend eine Etablierung dieser Lernart geboten, und zwar in Form systematischer Entwicklung – in Theorie und Praxis – des reflexiven Könnens. Denn dieses Können wird nur über das tägliche Praktizieren erworben: Wenn PflegeschülerInnen angeleitet werden, über eine Situation nachzudenken und in einer Gruppe darüber zu sprechen, kann sich diese Komponente von Kompetenz entwickeln.

Die Beschreibungen von Pflegesituationen haben gezeigt, dass die Kompetenz aktiv-ethisch zu handeln, als Ausdruck der Person in ihrer Gesamtheit in Erscheinung tritt. Eine Pflegeperson reflektiert nicht nur Werte, sondern ist darüber hinaus persönlich so stark, dass sie in aktiver Weise Handlungen vollzieht, die oft außerhalb der Norm stehen und nur dadurch für den Patienten eine Hilfestellung beinhalten. Unter dem Aspekt des Lernens bedeutet das, dass eine Entwicklung beruflicher Identität hin zur Selbständigkeit, Reife und Selbstbewusstsein stattgefunden hat, wodurch es einer Person möglich ist, in hohem Maße berufliche Verantwortung zu übernehmen.

Trotz der hier vorgenommenen analytischen Trennung von

- Regelgeleitetem Handeln – deklarativem Lernen/prozeduralem Lernen

- Situativ-beurteilendem Handeln – konditionalem Lernen

- Reflektivem Handeln – reflektivem Lernen

- Aktiv-ethischem Lernen – identitätsförderndem Lernen

sind die verschiedenen Dimensionen als zusammenwirkend bzw. als gegenseitig bedingend zu verstehen. So bilden z.B. deklaratives Wissen und Können die Grundlage, auf der berufliche Identität aufbauen kann. Eine sichere Identität ihrerseits ermöglicht es einer Person, ihr Wissen zu erweitern, ohne dabei in eine Krise zu kommen bzw. eine solche Krise bewältigen zu können. Allen Dimensionen liegt ein entscheidendes Element von Urteilsvermögen zu Grunde, dieses gilt es weiterzuentwickeln, um nicht nur im Hinblick auf personale Kompetenz, sondern im Sinne der Profession voranzuschreiten.

Vor allem muss der Entwicklung einer adäquaten beruflichen Identität größte Aufmerksamkeit gewidmet werden, und zwar bereits zu Beginn der Ausbildung durch systematische Lerneinheiten, Reflexionsgruppen etc.. Bevor aber Lernprozesse für SchülerInnen gestaltet werden können, müssen Theoriekonzepte über Identitätsentwicklung erst einmal in die LehrerInnenausbildung integriert werden.[4]

Zusammenfassung und Ausblick

Zu Beginn der Studie standen keine Hypothesen, die mit wissenschaftlichen Methoden bestätigt oder verworfen werden sollten. Es lag in der Absicht, sich dem Thema Kompetenz in der Pflege in sehr offener Weise zu nähern. So standen im Mittelpunkt der Untersuchung Situationsbeschreibungen aus dem Pflegealltag; diese wurden anhand der Grounded Theory analysiert. Dabei konnten Kategorien pflegerischen Handelns, von einer regelgeleiteten bis zur aktiv-ethischen Dimension herausgearbeitet werden.

Die induktiv gewonnenen Erkenntnisse flossen mit Kompetenztheorien verschiedener Wissenschaftsdisziplinen und Theorien der Pflege zusammen, wodurch – mit der deduktiv geführten Auseinandersetzung – eine bereichsbezogene Theorie der Pflegekompetenz entstand. Innerhalb dieser wird Kompetenz definiert. Sie umfasst nicht nur Komponenten beruflichen Handelns, sondern ist Ausdruck einzelner Komponenten der Person in ihrer Gesamtheit; sie gestaltet sich in einem Zusammenwirken mit dem Patienten, einschließlich des Umfeldes beider Personen. Der Kompetenz zu Grunde liegen Prozesse sowohl von kognitiver und emotionaler Leistung als auch routinemäßiger und aktiv-ethischer Handlungen.

Entsprechend der Grundannahme, dass Wissen nicht „automatisch" zu Können führt, wird die Entwicklung von Kompetenz in den Zusammenhang von Selbstevaluation gestellt. Darin bekommt das Einschätzen und Beurteilen des eigenen Handelns Bedeutung, die dazugehörigen Lernprozesse werden diskutiert.

Es ist deutlich geworden, dass der Begriff Kompetenz in unterschiedlichen Bedeutungen verwendet wird. Die Unterscheidung zwischen formaler Kompetenz (Recht/Befugnis) und einem erweiterten Verständnis von Wissen und Können hat gerade im Pflegeberuf praktische Konsequenzen. Indem Kompetenzbereiche zu wenig definiert sind, kann das Wissen und Können einer Pflegeperson im Sinne einer Über- oder Unterforderung zu Konflikten führen,

---

[4] Dabei sei anzumerken, dass die Lehrpersonen in den Pflegeberufen selbst noch keine geschlossene Identität aufweisen.

auch in Abgrenzung zu anderen Berufen. Mit zukünftiger beruflicher Weiterentwicklung ist dringend geboten, auch die formale Kompetenz des Berufsstandes zu verändern. Dazu sei vor allem das Management und die Lehre aufgerufen. In diesem Sinne lag es in meiner Absicht, eine theoretische Grundlage zu einer Kompetenzdebatte in der Pflege zu leisten.

Literatur

Benner, P. (1994): Stufen zur Pflegekompetenz; Bern, Göttingen, Toronto, Seattle.

Filipp, S.M. (1993): Selbstkonzeptforschung. Probleme, Befunde, Perspektiven. Stuttgart.

Glaser, B./Strauss, A. (1998): Grounded Theory. Strategien qualitativer Forschung; Bern, Göttingen, Toronto, Seattle (engl. Orig. 1967).

Olbrich, C. (1999): Pflegekompetenz; Bern, Göttingen, Toronto, Seattle.

Olbrich, E. (1987): Kompetenz im Alter. Memorandum Nr. 47; Institut für Psychologie der Universität Erlangen.

Roth, A. (1981): in Reble. A.: Geschichte der Pädagogik; Frankfurt/M.

Strauss, A./Corbin, J. (1996): Grounded Theory; Weinheim.

Strauss, A.(1994): Grundlagen qualitativer Sozialforschung. Datenanalyse und Theoriebildung in der empirischen soziologischen Forschung; München.

Patrizia Tolle

To treat or not to treat? – Aspekte zur ethisch-moralischen Diskussion und zur rehabilitativen Pflege von Erwachsenen im Wachkoma[1]

„Pflegende werden sich als Berufsangehörige und als Bürger und Bürgerinnen in die notwendige und schwierige Diskussion über den Umgang mit apallischen sowie anderen hilflosen und anscheinend ‚unproduktiven' Menschen in unserer Gesellschaft einbringen. Pflegende können und werden diese Diskussion nicht aus einer ausschließlich engen medizinischen Perspektive und im Sinne eines ‚lebenswerten oder lebensunwerten' Daseins führen" (DBfK 1996, S. 505).

Einführung

Wer in der Literaturdatenbank „Medline" das Schlagwort „vegetative state" aufruft, wird feststellen, dass knapp 900 Artikel zu diesem Phänomen zu Rate gezogen werden können und er oder sie wird bemerken, dass einige Artikel mit der Frage „To treat or not to treat?" (Berek et al. 1993; Richardson 1997) tituliert sind.

Viele Publikationen widmen sich der ethisch-moralischen Diskussion über die Lebenssituation und -perspektive von Erwachsenen im Wachkoma. Letztlich stehen die Autoren und Autorinnen dieser Veröffentlichungen genauso wie die Pflegenden im klinischen Alltag vor der Frage, über welche Wahrnehmungs- und Informationsverarbeitungskapazitäten ein Mensch im Wachkoma verfügt bzw. welche Entwicklungsmöglichkeiten und Perspektiven sich für eine Person mit der medizinischen Diagnose des „apallischen Syndroms"/„persistent vegetative state" eröffnen können. Die Möglichkeiten einer Rehabilitation im Sinne der Remission des Erscheinungsbildes werden unterschiedlich diskutiert, wenn ein Erwachsener länger als ein halbes Jahr unter den Bedingungen des Wachkomas lebt. Er oder sie würde dann in der Bundesrepublik Deutschland dem Bereich der Langzeitpflege zugeordnet

---

[1] In diesem Beitrag werden die Bezeichnungen Wachkoma und „apallisches Syndrom" synonym verwendet, wobei durch die Anführungszeichen verdeutlicht werden soll, dass der Begriff des „apallischen Syndroms" zu Recht umstritten ist.

werden können (Schädel-Hirn-Patienten in Not e.V. 1998, S. 40), der sogenannten Phase F der Rehabilitationskette, einer „Behandlungs- und Rehabilitationsphase, in der dauerhaft unterstützende, betreuende und/oder zustandserhaltende Maßnahmen notwendig sind" und bei den PatientInnen „bei ausreichend langer Beobachtung in den Phasen B, C, D oder E keine weiteren Verbesserungstendenzen feststellbar" sind (VDR 1995, S. 125). In der Phase F kann von einem deutlich geringeren therapeutischen Angebot für Personen im Wachkoma ausgegangen werden als in einer Einrichtung der Frührehabilitation, nicht selten leben Erwachsene mit dieser Diagnose in einem Altenpflegeheim (Krampe 2000, S. 427).

Vor dem Hintergrund der gestiegenen Überlebenschancen von Menschen mit schweren Schädel-Hirn-Verletzungen gewinnt das Phänomen des Wachkomas an Bedeutung, insgesamt kann von einem Anwachsen von langfristigen Behinderungen, die unfallbedingt sind, ausgegangen werden (Robert Bosch Stiftung 1996, S. 3) und viele Pflegende werden bereits in ihrer beruflichen Laufbahn einen Patienten/eine Patientin mit der Diagnose des „apallischen Syndroms" also dem Erscheinungsbild des Wachkomas kennengelernt haben. Damit sind sie möglicherweise mit den unterschiedlichsten Auffassungen über die Rehabilitationspotentiale dieses Patienten/dieser Patientin konfrontiert gewesen. Von daher werden im Folgenden einige Aspekte dieser kontrovers geführten Diskussion über die Möglichkeiten einer Rehabilitation von Erwachsenen im Wachkoma, die im Langzeitpflegebereich leben, beleuchtet. Es werden zunächst einige Aspekte zum Erscheinungsbild und zur medizinischen Diagnose des Wachkomas dargestellt, die relevant sind für die im Anschluss beschriebenen Studien und Argumentationslinien im Hinblick auf eine späte Remission des „apallischen Syndroms". Dabei finden Aspekte der in Großbritannien Anfang der 90er Jahre geführten ethisch-moralischen Diskussion eine besondere Berücksichtigung. Darüber hinaus wird kurz auf ausgewählte Gesichtspunkte in Bezug auf die Interventionsforschung zum Koma/Wachkoma und das daraus resultierende Erklärungswissen in der Literatur eingegangen. Abschließend werden erste Eindrücke einer sich noch im Verlauf befindenden Dissertationsstudie aufgezeigt. Diese Eindrücke befassen sich mit möglichen Hinweisen von Pflegenden selbst und zwar dahingehend, ob das Verhalten von Erwachsenen im Wachkoma im Sinne der Erweiterung des Verhaltensrepertoires, also der Rehabilitation, beeinflussbar sein könnte.

Aspekte zum Erscheinungsbild und zur medizinischen Diagnose des Wachkomas

Das sogenannte Wachkoma oder „apallische Syndrom", das trotz verschiedener Genesen ein auffällig einheitliches Erscheinungsbild präsentiert, kann beispielsweise sowohl die Folge eines Schädel-Hirn-Traumas als auch die Folge progressiv verlaufender Prozesse wie dem der Alzheimer- oder Jacob-Creutzfeld-Krankheit sein (The Multi-Society Task Force on PVS 1994, S. 1503a). Klein (2000, S. 63) spricht in diesem Zusammenhang über die „...gravierendste noch mit dem Überleben zu vereinbarende Komplikation einer massiven Schädigung des Gehirns". International ist für dieses Erscheinungsbild die Bezeichnung „(persistent) vegetative state" (Jennett et al. 1972, S. 736) üblich, das Kretschmer folgendermaßen beschreibt:

> „Der Patient liegt wach da mit offenen Augen. Der Blick starrt geradeaus oder gleitet ohne Fixationspunkt verständnislos hin und her. Auch der Versuch, die Aufmerksamkeit hinzulenken, gelingt nicht oder höchstens spurenweise" (Kretschmer 1950, S. 577).

In der klassischen medizinischen Fachliteratur mündet diese Beschreibung in die Schlussfolgerung, dass Menschen mit diesem Erscheinungsbild nicht mit ihrer Umwelt zu interagieren scheinen. Gerade diese Schlussfolgerung lässt die professionelle rehabilitative Pflege dieser Personen zu einer komplexen Herausforderung werden, weil Pflege im Kern als ein interaktiver Prozess zu verstehen ist (Robert Bosch Stiftung 1996, S. 10). Das heißt, sie ist kommunikativ, wobei Kommunikation als

> „...jede erkennbare, bewußte oder unbewußte, gerichtete oder nicht-gerichtete Verhaltensänderung bezeichnet werden (kann), mittels derer ein Mensch (...) die Wahrnehmung, Gefühle, Affekte, Gedanken oder Handlungen anderer absichtlich oder unabsichtlich beeinflußt" (Spitz 1970, S. 12).

Pflege zielt damit genau auf das Charakteristikum ab, das Menschen im Wachkoma unter Umständen abgesprochen wird.

Die medizinische Diagnose des „apallischen Syndroms" oder Wachkomas wird eng angelehnt an die Kriterien der Multi-Society Task Force on PVS (1994a, S. 1500) gestellt, eine Kommission, die 1991 in den Vereinigten Staaten von verschiedenen medizinischen Organisationen eingesetzt wurde, um das aktuelle Wissen medizinischer Aspekte des „persistent vegetative state" bei

Kindern und Erwachsenen zusammenzufassen. Nach diesen Kriterien zeigt der Patient/die Patientin unter anderem keine Anhaltspunkte für ein Bewusstsein über sich selbst, keine Anhaltspunkte für die Fähigkeit mit anderen zu interagieren, für erhaltene, reproduzierbare, zweckmäßige oder freiwillige Verhaltensreaktionen auf visuelle, akustische, taktile oder Schmerzreize sowie für ein Sprachverständnis oder für expressive Sprache. Es besteht eine periodische Wachheit, die anhand eines Schlaf-Wach-Rhythmus beobachtet werden kann. Bemerkenswert für die Diagnosestellung ist, dass im Wesentlichen nicht auf apparative Methoden zurückgegriffen werden kann, sondern sich auf die klinische Untersuchung und Verlaufsbeobachtung bezogen werden muss (Klein 2000, S. 63). Eine wichtige Grundlage für die medizinische Diagnose des „apallischen Syndroms" ist also die klinische Beobachtung, die Deskription von Verhaltensweisen, die sich zu einem bestimmten Muster zusammenfügen (Andrews 1991, S. 121; The Multi-Society Task Force on PVS 1994a, S. 1500).

Verschiedene Aspekte zur Remission des Wachkomas

Menschen können zwischen wenigen Wochen bis weit über 20 Jahre im Wachkoma leben (The Multi-Society Task Force on PVS 1994b, S. 1576; Walshe et al. 1985, S. 1046). Darüber hinaus gibt es Hinweise, dass Personen mit einem sogenannten „apallischen Syndrom" auch nach einem längeren Zeitraum das Erscheinungsbild zurück entwickeln, jedoch oft gekoppelt mit schweren und schwersten Beeinträchtigungen (Arts et al. 1985, S. 1300; Levin 1991, S. 580; Rosenberg et al. 1977, S. 167). Levin et al (1991, S. 582f.) beschreiben in ihrer Studie, dass innerhalb von drei Jahren 49 von insgesamt 84 Patienten (58%) den „vegetative state" zurück entwickeln, also eine Remission zu beobachten ist. Ferner deuten die Erfahrungswerte von in Langzeitpflegeeinrichtungen Tätigen in die gleiche Richtung (Schwörer, 1995, S. 2).

Als bedeutend für die Prognose gilt neben anderem die Zeitspanne der posttraumatischen Erholung. Einige Studien betonen, dass die weitreichendsten Erholungen im ersten halben Jahr nach dem traumatischen Ereignis stattfinden (Jennett et al. 1977, S. 297). Pflegebeobachtungen in einer englischen Spezialklinik für Menschen, die ein schweres Schädel-Hirn-Trauma durchlebt haben, deuten darauf hin, dass die Erholungskurve im ersten Jahr nach den Schädel-Hirn-Verletzungen steil aufwärts verläuft, jedoch auch nach drei und vier Jahren Fortschritte bei den PatientInnen zu beobachten sind (Powell et al. 1994, S. 54). Diese Aussagen insgesamt könnten also die Annahme unterstützen, dass Erwachsene im Wachkoma auch noch im Bereich der Langzeitpflege das Erscheinungsbild zurück entwickeln können.

Dagegen steht die Auffassung der Multi-Society Task Force on PVS (1994b, S. 1575). Nach dieser Auffassung kann ein traumatischer „vegetative state" bei Erwachsenen nach 12 Monaten als irreversibel eingeschätzt werden. Der Vorschlag, nach einem Jahr den „vegetative state" als nicht mehr behandelbar zu interpretieren, unterstützt die besonders von MedizinerInnen und JuristInnen im angloamerikanischen Raum geführte ethisch-moralische Diskussion, ob nicht der Tod einem Leben im sogenannten vegetativen Zustand vorzuziehen sei (American Academy of Neurology 1989; Council on Scientific Affairs et al. 1990). Dabei wird auch die Frage gestellt, inwieweit der Personenkreis derjenigen im Wachkoma die Ressourcen einer Gesellschaft belastet, das heißt die sozioökonomische Rolle wird zunehmend betont (Brahams 1992, S. 1535; Bricolo et al. 1980, S. 625; Institute of Medical Ethics Working Party on the Ethics of Prolonging Life and Assisting Death 1991, S. 97).

Grundlage für die skizzierten Diskussionen ist die Annahme, dass Personen mit der Diagnose des „persistent/permanent vegetative state" nicht über die Fähigkeit verfügen, Schmerz oder Leid zu empfinden und mit einem irreversiblen Bewusstseinsverlust leben (Institute of Medical Ethics Working Party on the Ethics of Prolonging Life and Assisting Death 1991, S. 97; The Multi-Society Task Force on PVS 1994b, S. 1576). In diesem Zusammenhang wird die Frage aufgeworfen, ob die künstliche Nahrungs- und Flüssigkeitszufuhr als medizinische Behandlung interpretiert und damit den PatientInnen vorenthalten werden kann (American Academy of Neurology 1989; Council on Scientific Affairs and Council on Ethical and Judicial Affairs 1990). Dies wird in Großbritannien am Beispiel Anthony Blands Anfang der 90er Jahre intensiv diskutiert, wobei Eaton (1993, S. 20) bemerkt, dass Pflegende unzureichend in diese Auseinandersetzung einbezogen werden. Bland, bei dem ein „vegetative state" diagnostiziert wird, verunglückt 1989 mit 19 Jahren schwer im Hillsborough Fußballstadion (Dyer 1992, S. 732). 1993 wird im Fall Tony Bland durch das House of Lords die Ernährung und Flüssigkeitszufuhr über die PEG-Sonde als medizinische Behandlung definiert und damit die Vorenthaltung von Nahrung und Flüssigkeit bei ihm legalisiert. Bis zum Herbst 1998 ist bei 18 Menschen die eben beschriebene „medizinische Behandlung" abgesetzt worden (Wade et al. 1999, S. 841).

Eventuell auftretende, mit dem Entzug von Flüssigkeit und Nahrung zusammenhängende Unannehmlichkeiten für die PatientInnen, können durch pflegerische Maßnahmen gemindert werden (Lo et al. 1990, S. 1229; Eaton 1993, S. 20), bis nach ungefähr 14 Tagen der Tod eintritt (Wade 1999, S. 844).

Andrews (1992, S. 1506) führt im Rahmen der hier kurz skizzierten Diskussion an, dass eine Sonde ebenso als ein Gegenstand des alltäglichen Lebens definiert werden kann, der ähnlich wie ein Löffel als Werkzeug zum Essen benutzt wird. Auch Pflegende – nicht nur aus der Bundesrepublik – stehen dem Beschriebenen kritisch gegenüber und betonen das Recht eines Menschen mit einem „apallischen Syndrom" auf professionelle Pflege: „Der apallische Mensch hat ein Anrecht auf professionelle Pflege und wird aktivierend und rehabilitierend gepflegt" (DBfK 1996, S. 505; Hall 1994).

Es sind eine Reihe von nicht-medizinisch orientierten Interventionsstudien mit Erwachsenen im Wachkoma realisiert worden und es haben sich Ansätze im Erklärungswissen über die Bedingungen, unter denen Personen im Wachkoma leben, entwickelt. Auf einige allgemeine Aspekte wird im Folgenden zusammenfassend eingegangen.

Allgemeine Aspekte zu nicht-medizinischen Interventionsstudien und zum Erklärungswissen des Wachkomas

1978 erwecken LeWinn und Dimancescu durch eine kleine Mitteilung an „The Lancet" internationales Interesse in der medizinischen Fachwelt. Sie berichten, dass sich ein intensives Stimulationsprogramm, das 16 Personen im Koma dargeboten wurde, positiv auf den Rückbildungsprozess des Komas bei allen 16 Probanden ausgewirkt habe. Eine Grundannahme dabei war, dass Menschen im Koma unter den Bedingungen der sensorischen Deprivation leben, das heißt, die Krankenhausumgebung biete den PatientInnen zu wenig Anreize. Bis dahin ist durchaus nicht selbstverständlich, dass das Koma mit nicht-medizinischen Maßnahmen beeinflusst werden kann und von daher kann dieser kurzen Mitteilung große Bedeutung zugemessen werden. Es entwickelt sich in der Tat ein intensiveres Forschungsinteresse in Bezug auf die Rehabilitation von Menschen, die unter den Bedingungen des Komas leben. Seit Mitte der 80er Jahre wird in der pflegewissenschaftlichen Literatur vermehrt darauf verwiesen, dass die Aufnahme einer strukturierten sensorischen Stimulation in die Pflege-planung von komatösen PatientInnen sinnvoll ist. Damit sollen Reaktionen von Personen im Koma ausgelöst und die Langzeitprognose verbessert werden

(Fuller et al. 1984). Dies sind Ziele, die sich beispielsweise im Konzept der Basalen Stimulation (Bienstein et al. 1994, S. 7) wiederfinden lassen.

Bis zum Ende der 80er Jahre ist der Forschungsschwerpunkt in der Komaforschung direkt angesiedelt, wobei bis heute ein Wandel eingesetzt hat. Seit den 90er Jahren – der Dekade des Gehirns – findet das Wachkoma bzw. der „persistent vegetative state" im Hinblick auf die Interventionsforschung international größere wissenschaftliche Aufmerksamkeit. In diesem Zusammenhang soll lediglich zusammenfassend aufgezeigt werden, dass die empirischen Studien zur Einflussnahme auf das Verhalten und auf den Erholungsverlauf von Personen im Wachkoma bis Mitte des letzten Jahrzehnts erhebliche methodische Mängel aufweisen, die ausführlich bei Hagel et al. (1994) beschrieben sind. In diesem Rahmen ist zu betonen, dass es sich bei Menschen mit einem Koma und einem Wachkoma um heterogene Gruppen handelt. So öffnen komatöse Patienten die Augen nicht, während Personen mit einem Wachkoma über eine wechselnde Vigilanz verfügen, das heißt, sie sind „weckbar". In vielen vorliegenden Untersuchungen werden keine adäquaten Differenzierungen vorgenommen, so dass die Ergebnisse letztlich im Hinblick auf die Rehabilitation durch erhebliche Unschärfen gekennzeichnet sind. Außerdem ist der Einfluss alltäglicher Ereignisse, die neben den Interventionsangeboten Auswirkungen auf den Erholungsverlauf haben können, ungenügend berücksichtigt.

Nichtsdestotrotz haben sich heute verschiedene Ansätze im Erklärungswissen herauskristallisiert, durch die versucht wird zu erfassen, unter welchen Bedingungen Menschen im Wachkoma sich die Welt (wieder-) aneignen. Es lassen sich in der Literatur verschiedene Ansätze differenzieren:

1. den der Annahme, Personen im Wachkoma leben unter den Bedingungen der sensorischen Deprivation (z.B. Helwick 1994, S. 49);

2. den der Hypothese, sie seien einer Reizüberflutung ausgesetzt (Wood 1991, S. 407);

3. und den dritten Ansatz des vorenthaltenen Dialoges, der das „apallische Syndrom" als ein soziales Produkt versteht, das auf der Grundlage vorenthaltener Dialogmöglichkeiten entstanden ist (Zieger 1994, S. 253).

Essentiell ist in diesem Zusammenhang, dass sich der Annahme zugewendet wird, dass es sich beim Wachkoma auch um ein behavioral konstituiertes und erfassbares Phänomen handeln könnte, über das Theorien gebildet und daraus resultierende therapeutische Angebote entwickelt werden können. Dies korrespondiert mit den Diagnosemöglichkeiten des Wachkomas, die – wie bereits erwähnt – auf der Beobachtung und Beschreibung von Verhaltensweisen beruhen.

Berichte von Pflegenden zum Verhalten von Erwachsenen im Wachkoma

Bisher ist das Expertenwissen (Meuser et al. 1991) professionell Pflegender, anderer TherapeutInnen und das der Angehörigen bzw. von bedeutsamen Dritten hinsichtlich des Wachkomas kaum systematisch erfasst und analysiert worden. Es ist davon auszugehen, dass in der (Langzeit-) Pflege von Menschen mit einem Wachkoma erfahrene Pflegende über reichhaltiges persönliches Wissen in Bezug auf die Verhaltensweisen sowie Verhaltensänderungen der PatientInnen verfügen. Indem dieses persönliche Wissen durch die Pflegeforschung erfasst, analysiert und systematisiert wird, kann es für professionell Pflegende und damit für Menschen mit einem Wachkoma insgesamt gewinnbringend werden.

Mit dieser Aufgabe befasst sich eine noch im Verlauf befindliche Dissertationsstudie (Tolle), in der unter anderem mit 15 Pflegenden einer Einrichtung der Langzeitpflege leitfadengestützte Interviews durchgeführt worden sind, die induktiv im Sinne der zusammenfassenden Inhaltsanalyse nach Mayring (1997) ausgewertet werden. Die Datenanalyse ist noch nicht vollständig abgeschlossen, es zeichnen sich jedoch erste Ergebnisse ab: In den geführten Interviews betonen Pflegende oft die Beobachtung, dass sie den Eindruck hätten, bei einem bestimmten Patienten/einer bestimmten Patientin ließen die Spasmen nach, wenn sie als bestimmte Pflegende zu ihm/ihr gingen. Pflegende nehmen dabei an, der Patient/die Patientin habe sich wohl an sie gewöhnt. Aus dieser Annahme könnte geschlussfolgert werden, dass bei der zu pflegenden Person eine Verhaltensänderung (Muskeltonussenkung) stattgefunden hat, sie könnte dazu durch das Verhalten der Pflegenden beeinflusst worden sein, damit hat im Sinne von Spitz (1970, S. 12) Kommunikation stattgefunden. Dies ist ein wechselseitiger Prozess, denn durch dieses Verhalten beeinflusst ein Mensch im Wachkoma wiederum die Pflegende. Hierzu ist anzumerken, dass viele Pflegende in den Interviews im Hinblick auf BewohnerInnen, bei denen sie selbst keine (Re-)Aktionen beobachten können, auf andere Pflegende verweisen, von denen sie wissen, dass sie zeitlich häufiger und länger mit jenen PatientInnen arbeiten. Pflegende gehen davon aus, dass der/die jeweils andere Kollege/Kollegin durchaus (Re-) Aktionen beobachtet. Pflegende betonen außerdem, dass sie besonders gern mit Bewohnern oder Bewohnerinnen zusammenarbeiten, bei denen sie persönlich den Eindruck haben, Verhaltensänderungen beobachten zu können, also zu kommunizieren, mit ihrem Handeln erfolgreich zu sein und etwas zu bewirken, was durch eine positive Rückmeldung im Rahmen eines Verhaltensaktes, das Erreichen eines „nützlichen Endeffektes" (siehe dazu Anochin 1967; Jantzen 1990, S. 39ff.) bestätigt wird. Dieses Prinzip der Reafferentation gilt nun nicht nur für Pflegende, sondern allgemein für jeden Menschen und kennzeichnet letztlich Bedingungen, die für einen schwer beeinträchtigten Menschen erfahrbar werden müssen, um sich „wieder zu befähigen" und einen sinnhaften Bezug zur Umwelt aufbauen zu können.

Zudem ließe sich aus den beschrieben Daten ableiten, dass ein Gewöhnungsprozess stattgefunden haben könnte, im engeren Sinne die Person im Wachkoma durch den Prozess des Wahrnehmungslernens eine bestimmte Pflegende wiedererkennt. Dies sind Potentiale, die schließlich über das Assoziationslernen hin zum instrumentellen Lernen führen können (Feuser 1995, S. 105), über die die (Wieder-)Aneignung von Handlungskompetenzen bei Erwachsenen im Wachkoma unterstützt werden könnte.

Diese Überlegungen sind insofern darüber hinaus interessant, als dass auch im angloamerikanischen Raum diskutiert wird, inwieweit lernpsychologische Grundlagen systematisch und gezielt in die Pflege von Erwachsenen mit schweren Beeinträchtigungen aufgenommen werden sollten (Talbot et al. 1998, S. 134), sicherlich ein vielversprechender Aspekt in der Konzipierung individualisierter pflegerisch-rehabilitativer Angebote.

Schlussbemerkung

To treat or not to treat? – Dabei handelt es sich um eine äußerst komplexe und immer wiederkehrende Fragestellung im Bezug auf die Rehabilitation von Erwachsenen im Wachkoma. Rein medizinisch ausgerichtete Behandlungsmöglichkeiten scheinen in diesem Zusammenhang an Grenzen zu stoßen, ein Hinweis darauf, wie grundsätzlich wichtig eine interdisziplinäre Annäherung an das Phänomen des Wachkomas ist. Der Einbezug von neuropsychologischem, lerntheoretischem und pädagogischem Wissen in die Pflege deutet sich an, wenn angenommen wird, dass dem Erscheinungsbild des Wachkomas auf der Verhaltensebene begegnet werden könnte, um Entwicklungsmöglichkeiten für eine betroffene Person aufzuzeigen.

Hier liegt sicher eine Herausforderung für die Pflege, sich von der medizinisch orientierten Definitionsmacht zu lösen und weiterhin wissenschaftlich fundierte Perspektiven für Erwachsene im Wachkoma zu entwerfen und sich damit „...in die notwendige und schwierige Diskussion über den Umgang mit apallischen sowie anderen hilflosen und anscheinend ‚unproduktiven' Menschen in unserer Gesellschaft..." einzubringen (DBfK 1996, S. 505).

Literatur

American Academy of Neurology (1989): Position of the American Academy of Neurology on certain aspects of the care and management of the persistent vegetative state patient, in: Neurology, Vol. 39, No. 1, pp. 125-126.

Andrews, K. (1992): Letting vegetative patients die. (Letter); in: British Medical Journal, Vol. 305, p. 1506.

Andrews, K. (1991): Persistent vegetative state. (Letter); in: British Medical Journal,Vol. 303, No. 6794, p. 121.

Anochin, P.K. (1967): Das funktionelle System als Grundlage der physiologischen Architektur des Verhaltensaktes, Jena.

Arts, W.F.M./van Dongen, H.R./van Hof-van Duin, J. et al. (1985): Unexpected improvement after prolonged posttraumatic vegetative state; in: Journal of Neurology, Neurosurgery, and Psychiatry, Vol. 8, No. 12, pp. 1300-1303.

Berek, K. et al. (1993): Apallic syndrome – to treat or not to treat? in: The Lancet, Vol. 341, No. 8849, p. 899.

Bienstein, C./Fröhlich, A. (1994): Basale Stimulation in der Pflege. Pflegerische Möglichkeiten zur Förderung von wahrnehmungsbeeinträchtigten Menschen, Düsseldorf.

Brahams, D. (1992): Medicine and law. Persistent vegetative state; in: The Lancet, Vol. 340, pp. 1534-1535.

Bricolo, A./Turazzi, S./Feriotti, G. (1980): Prolonged posttraumatic unconsciousness. Therapeutic assets and liabilities; in: Journal of Neurosurgery, Vol. 52, No. 5, pp. 625-634.

Council on Scientific Affairs and Council on Ethical and Judicial Affairs (1990): Persistent vegetative state and the decision to withdraw or withhold life support; in: Journal of the American Medical Association, Vol. 263, No. 3, pp. 426-430.

Deutscher Berufsverband für Pflegeberufe (1996): Die Würde von Menschen im Wachkoma ist unantastbar; in: Pflege Aktuell, Nr. 7-8, S. 504-505.

Dyer, C. (1992): High Court to rule on right to die case; in: British Medical Journal, Vol. 305, p. 732.

Eaton, L. (1993): Difficult choices. Where do nurses stand when it's decided to withdraw treatment from a patient in persistent vegetative state? in: Nursing Times, Vol. 89, No. 15., p. 20.

Feuser, G. (1995): Behinderte Kinder und Jugendliche zwischen Integration und Aussonderung, Darmstadt.

Fuller, C./Young, K. (1984): Level of cognitive functioning: A basis for nursing care of the head injured person; in: Rehabilitation Nursing, No. 5, pp. 30-31.

Hagel, K./Grossman, P. (1994): Prognose, Therapie und Dokumentation des traumatischen „Apallischen Syndroms". Hrsg.: Ministerium für Arbeit, Gesundheit und Sozialordnung Baden-Württemberg.

Hall, J.K. (1994): Caring for corpses or killing patients? in: Nursing Management, Vol. 25, No. 10, pp. 81-89.

Helwick, L.D. (1994): Stimulation programs for coma patients; in: Critical Care Nurse, Vol. 14, No. 4, pp. 47-52.

Institute of Medical Ethics Working Party on the Ethics of Prolonging Life and Assisting Death (1991): Withdrawal of life-support from patients in a persistent vegetative state; in: The Lancet, Vol. 337, pp. 96-98.

Jantzen, W. (1990): Allgemeine Behindertenpädagogik. Band II, Neurowissenschaftliche Grundlagen, Diagnostik, Pädagogik und Therapie, Weinheim, Basel.

Jennett, B./Plum, J. (1972): Persistent vegetative state after brain damage – a syndrome in search of a name; in: The Lancet, Vol. II, pp. 734-737.

Jennett, B./Teasdale, S./Galbraith, J. (1977): Severe head injuries in three countries; in: Journal of Neurology, Neurosurgery, and Psychiatry, Vol. 40, pp. 291-298.

Klein, M. (2000): Schmerzempfindung und erhaltenes Bewusstsein im apallischen Syndrom? – Medizinische, juristische und ethische Aspekte; in: Intensiv. 8. Jg., Nr. 2, S. 63-68.

Krampe, E.M. (2000): Private stationäre Pflege – ein Modell mit Zukunft? in: Pflege Aktuell, Nr. 7-8, S. 426-429.

Kretschmer, E. (1940): Das apallische Syndrom; in: Zeitschrift für gesamte Neurologie und Psychiatrie. 169. Jg., S. 576-579.

Levin, H.S./Saydjary, C. et al. (1991): Vegetative state after closed head injury: a traumatic coma data bank report; in: Archives of Neurology, Vol. 48, No. 6, pp. 580-585.

LeWinn, E.B./Dimancescu, M.D. (1978): Enviromental deprivation and enrichment in coma; in: The Lancet, Vol. II, pp. 156-157.

Lo, B./Rouse, F./Dornbrand, L. (1990): Family decision making on trial. Who decides for incompetent patients? in: The New England Journal of Medicine, Vol. 322, No. 17, pp. 1227-1232.

Mayring, P. (1997): Qualitative Inhaltsanalyse. Grundlagen und Techniken, 6. durchgesehene Auflage, Weinheim.

Meuser, M./Nagel, U. (1991): ExpertInneninterviews – vielfach erprobt, wenig bedacht. Ein Beitrag zur qualitativen Methodendiskussion, in: Garz, D./Kraimer, K. (Hrsg.): Qualitativ-empirische Sozialforschung, Opladen.

Powell, G.E./Wilson, S. L. (1994): Recovery curves for patients who have suffered very severe brain injury; in: Clinical Rehabilitation, Vol. 8, No. 1, pp. 54-69.

Robert Bosch Stiftung (1996): Pflegewissenschaft. Grundlegung für Lehre Forschung und Praxis. Denkschrift. Materialien und Berichte 46, Gerlingen.

Rosenberg, G.A./Johnson, S.F./Brenner, R.P. (1977): Recovery of cognition after prolonged vegetative state; in: Annals of Neurology, Vol. 2, No. 2, pp. 167-168.

Schädel-Hirn-Patienten in Not e.V. (1998): Langzeitstudie unseres Verbandes zur Phase F (Bestand und Bedarf). Wachkoma und danach, Nr. 3, S. 40-41.

Schwörer, C. (1995): Der apallische Patient. Aktivierende Pflege und therapeutische Hilfe im Langzeitbereich, 3. Aufl.; Stuttgart, Jena, New York.

Spitz, R. (1970): Nein und Ja; Stuttgart.

Richardson, D. (1997): Clinical problem solving. To treat or not to treat – PVS or is he? in: Physiotherapy Research International, Vol. 2, No. 2, pp. 1-6.

Talbot, L.R./Joanette, Y. (1998): Postcomatose unawareness in a brain-injured population; in: Journal of Neuroscience Nursing, Vol. 30, No. 2, pp. 129-134.

The Multi-Society Task Force on PVS (1994a): Medical aspects of the persistent vegetative state (1); in: New England Journal of Medicine, Vol. 330, No. 21, pp. 1499-1508.

The Multi-Society Task Force on PVS (1994b): Medical aspects of the persistent vegetative state (2); in: New England Journal of Medicine, Vol. 330, No. 22, pp. 1572-1579.

Tolle, Patrizia: Die rehabilitative Pflege von Erwachsenen im Wachkoma (Dissertation in Vorbereitung).

Verband Deutscher Rentenversicherungsträger (VDR) (1995): Phaseneinteilung in der neurologischen Rehabilitation; in: Rehabilitation, 34. Jg., S. 119-127.

Wade, D.T./Johnston, C. (1999): The permanent vegetative state: practical guidance on diagnosis and management; in: British Medical Journal, Vol. 319, pp. 841-844.

Walshe, T./Leonard, C. (1985): Persistent vegetative state. Extension of the syndrome to include chronic disorders; in: Archives of Neurology, Vol. 42, No. 11, pp. 1045-1047.

Wood, R.L. (1991): Critical analysis of the concept of sensory stimulation for patients in vegetative states; in: Brain Injury, Vol. 5, No. 4, pp. 401-409.

Zieger, A. (1994): Lurijas Bedeutung für ein integriertes humanwissenschaftliches Verständnis im Umgang mit hirnverletzten Menschen (als Subjekt); in: Jantzen, W. (Hrsg.): Die neuronalen Verstrickungen des Bewußtseins. Zur Aktualität von A.R. Lurijas Neuropsychologie; Münster, Hamburg, S. 205-266.

Renate Tewes

Verantwortung in der Pflege – Überforderung oder Herausforderung?

Man stelle sich zwei Szenarien vor, welche sich in einer Klinik abgespielt haben könnten.

Szenario 1: Bei der Übergabe an die Spätschicht wird mitgeteilt, dass die 45jährige Patientin, Frau Meschke, die sich seit zwei Tagen wegen unklarer Unterbauchbeschwerden auf einer gynäkologischen Station befindet, beide Nächte nicht geschlafen habe und Schlafmittel ablehne. Eine Pflegende der Spätschicht spricht Frau Meschke nachmittags darauf an und nimmt sich Zeit ihr zuzuhören. Sie erfährt, dass Frau Meschke vor drei Jahren im Krankenhaus gelegen habe und miterleben musste, wie ihre Bettnachbarin nachts verstorben sei. Ihre damalige Bettnachbarin hatte ihr gegenüber zuvor die Angst geäußert, nicht mehr aufzuwachen, wenn sie einschlafe. Seitdem habe Frau Meschke bei ihrem jetzigen Krankenhausaufenthalt ebenfalls Angst, nicht mehr aufzuwachen, wenn sie einschlafe. Nachdem sie dieses „Geheimnis" gelüftet hat, lässt die Anspannung bereits (für die Pflegende sichtbar) nach und Frau Meschke schläft in der kommenden Nacht, obwohl sie sich am nächsten Tag einer Laparotomie (operative Eröffnung der Bauchhöhle) unterziehen muss.

Szenario 2: Ein leicht sehbehinderter 84jähriger Patient, Herr Krause, befindet sich zur Behandlung seines Prostataadenoms (Vergrößerung der Vorsteherdrüse) auf einer urologischen Station. Seine Medikamente werden ihm morgens von einer Pflegenden in einer Pillenschachtel überreicht. Zuvor hatte die Pflegende Herrn Krause gefragt, ob er seine Medikamente allein nehmen könne, was dieser bejahte. Er verwechselte allerdings die Nachtmedikation (1 Tbl Rohypnol) mit der Morgenmedikation (1 Tbl Lanitop). Das hatte zur Folge, dass Herr Krause den ganzen Vormittag schlief und erst mittags festgestellt wurde, dass er offensichtlich statt seiner Herztablette seine Schlaftablette zu sich genommen hatte.

Obwohl es in beiden Szenarien um verantwortliches Handeln geht, sind wir geneigt, nur beim zweiten Beispiel danach zu fragen, wer hierfür die Verantwortung trug. Die Suche nach dem oder der Verantwortlichen beginnt eher, wenn etwas „schiefgelaufen" ist, als wenn etwas „gut gelaufen" ist. Wie kommt es, dass Verantwortung häufig mit negativen Konnotationen verbunden wird? Es gibt viele Gründe, die hierbei eine Rolle spielen können. So stammt der Begriff „Verantwortung ursprünglich aus der spätmittelalterlichen Gerichtssprache und bedeutet, gegenüber einem Richter für sein Tun Rechenschaft abzulegen, es zu begründen und zu verteidigen" (Brockhaus 1988, S.122). Kein Wunder also, wenn mit Verantwortung zugleich Schuld und Strafe assoziiert werden, zumal ihnen auch heute noch eine besondere Bedeutung in der Rechtssprechung zukommt.

Wir haben es hier also mit einem retrospektiven Verantwortungsbegriff zu tun, mit dem sich zum Beispiel Fehler der Vergangenheit beurteilen lassen. Er reicht allerdings nicht aus, um Erklärungen darüber machen zu können, warum überhaupt Verantwortung freiwillig übernommen wird. Dies geschieht häufig auf Grund optimistischer Erwartungen an die Zukunft, wenn Belohnungen für eine gelungene Aufgabe oder ein gut ausgeführtes Amt in Aussicht stehen. Auhagen (1994) hat diese beiden Aspekte in folgendem Bild zum Ausdruck gebracht: „Verantwortung, scheint es, gleicht einem Vexierbild: eine schöne junge Frau, die sich im selben Augenblick in eine Hexe verwandeln kann (1994, S. 246). Die schöne, junge Frau symbolisiert hier die Verantwortung als eine hoffnungsvolle Herausforderung, während die Hexe für den Schuld- und Strafaspekt steht.

Weil wir uns in der Pflege oft erst dann für Verantwortung interessieren, wenn bereits ein Fehler aufgetreten ist, besteht die Gefahr, die andere Seite der Medaille nicht wahr zu nehmen. Von einer Gefahr ist deshalb die Rede, weil durch ein einseitiges oder gar angstbesetztes Verständnis von Verantwortung viele Veränderungsprozesse blockiert werden. Denn, wenn Ängste oder Unsicherheiten auftauchen, wird zunächst nach Sicherheit gesucht. Die Suche nach neuen Wegen wird zumeist mit einer zusätzlichen Verunsicherung assoziiert und muss deshalb vermieden werden. Demzufolge bringt ein angstbesetztes Verständnis von Verantwortung die Tendenz mit sich, den Status quo zu erhalten.

Verantwortung in der Pflege befindet sich noch in einem weiteren Dilemma. Solange Verantwortung und damit die formale Legitimation, selbstbestimmte Entscheidungen zu treffen, auf die Chefetagen reduziert bleibt, das heißt auf Pflegedirektion, Abteilungsleitung und Stationsleitung, ist eine wirkliche Teamarbeit gar nicht möglich. Denn Teamarbeit bedeutet immer Partizipation aller Teamitglieder. Andererseits kommt es oft zu einem „Verwässerungseffekt", wenn nicht nur eine Person, sondern eine Gruppe von Personen für etwas verantwortlich ist. Oder mit Lenk (1992) gesprochen: „Je mehr Personen entscheiden, desto weniger fühlt sich der einzelne verantwortlich" (1992, S. 125). Deshalb arbeitet Lenk an einem Modell, in dem jedes Mitglied einer Arbeitsgruppe entsprechend seiner Position und Stellung Mit-Verantwortung übernehmen kann. Diese positive Auslegung von kollektiver Verantwortung wirkt dem von Preisendörfer (1985) beschriebenen „face-lifting" entgegen. Das „face-lifting" ist eine Art Verschiebung von Verantwortung. Hierbei erklären sich die Vorgesetzten für Erfolge verantwortlich und machen bei Misserfolgen ihre Mitarbeiter verantwortlich.

In der deutschen Pflegepraxis ist ein sehr unterschiedlicher Umgang mit der alltäglichen pflegerischen Verantwortung zu beobachten, was mit den folgenden, im Rahmen einer größeren Studie erhobenen Teiluntersuchungs-ergebnissen aufgezeigt werden soll. Während einige Pflegeteams Verantwortung bewusst für sich beanspruchen und ihr eher positiv begegnen, überwiegen in anderen Teams Unsicherheiten im Umgang mit der Verantwortung. Wenn Pflegeteams, denen es schwer fällt, Verantwortung für ihr Handeln selbst zu tragen, etwas verändern wollen oder sollen, müssen sie wissen, wodurch pflegerische Verantwortung beeinflusst wird. Mit dieser Fragestellung be-schäftigt sich die vorzustellende Teiluntersuchung.

Definition von pflegerischer Verantwortung

Pflegerische Verantwortung wird definiert als die selbst übernommene oder zugeschriebene Zuständigkeit von Pflegenden für ihr berufliches Tun, inklusive der Rechenschaftspflicht für die Konsequenzen ihrer pflegerischen Entschei-dungen und Handlungen (vgl. Tewes 2000). Von Zuständigkeit lässt sich in Anlehnung an Picht (1969) nur dann sprechen, wenn ein entsprechender Verant-wortungsträger eindeutig benannt ist, da sich Verantwortung sonst auflöst.

Das komplexe hypothetische Konzept 'pflegerische Verantwortung' wird nach eingehender Literaturrecherche in dieser Studie in fünf Bereiche zer-gliedert, welche als wesentliche Bestandteile von Verantwortung ermittelt wurden:

- Autonomie: die Selbstbestimmung und die Freiheit Entscheidungen zu treffen

- Autorität: die rechtmäßige Macht eine Aufgabe zu erfüllen

- berufliches Fachwissen

- Interpersonale Kompetenz: die Fähigkeit berufliche Beziehungen zu etablieren und zu gestalten

- Kontrollbewusstsein: das Bewusstsein über die selbstbestimmte Kontrolle eigenen Verhaltens.

Die ersten vier Bereiche müssen als Vorbedingungen verstanden werden, ohne die Verantwortung nur sehr eingeschränkt möglich ist. Wenn beispielsweise jemand nicht in der Lage ist, selbstbestimmte Entscheidungen zu treffen oder ihr/ihm hierfür nicht die Autorität zugesprochen wird, kann nicht die volle Verantwortung für eine Aufgabe oder für eine Person übernommen werden. Der fünfte Bereich kennzeichnet die individuelle Ursachenzuschreibung für das eigene Handeln oder Verhalten. Im Unterschied zur Autonomie, die sowohl subjektive als auch objektive Aspekte beinhaltet, beschränkt sich das Kontrollbewusstsein auf die subjektive Einschätzung der Ursache von Verhalten. Das Kontrollbewusstsein über das eigene Verhalten kann in seiner generalisierenden Tendenz eine Vorbedingung der Verantwortung sein (Maes/Montada 1989). Darüber hinaus kann das Kontrollbewusstsein auch als Konsequenz verstanden werden, die sich aus den anderen vier Bereichen (Autonomie, Autorität, berufliche Kenntnisse und Beziehungsfähigkeit) ableitet. Kontrollbewusstsein kann also sowohl die Vorbedingung als auch die Folge von verantwortlichem Handeln sein.

Es bleibt festzustellen, dass pflegerische Verantwortung zwei unterschiedliche Aspekte miteinander vereint: (1) Die zumeist negativ bewertete Ausrichtung an bereits Vergangenem, welche mit der Frage nach Schuld, Haftung und Rechenschaftspflicht einher geht, und (2) die Perspektive des Zukünftigen, assoziiert mit professioneller Pflege, Evaluation von Effektivität und Produktivität von Pflegenden. In diesem Spannungsfeld zwischen negativen Ergebnissen, für die man sich zu verantworten hat, und positiven Erwartungen, für die Pflegende sich gern verantworten möchten, ist die Ambivalenz zu verstehen, mit der Pflegende dem Konzept pflegerischer Verantwortung begegnen.

Zur Untersuchung

Im Folgenden sollen Teilergebnisse einer größer angelegten Studie vorgestellt werden. Zum besseren Verständnis wird zunächst ein Überblick über die gesamte Untersuchung gegeben, um dann auf ausgewählte Ergebnisse einzugehen.

Pflegerische Verantwortung kann nicht isoliert betrachtet werden, sondern ist immer an einen Sach- oder Situationszusammenhang gebunden. Das bedeutet, dass wir einen Kontext benötigen, vor dessen Hintergrund wir Verantwortung erforschen können. Da die pflegerische Verantwortung sowohl individuelle als auch kollektive Aspekte enthält, wurden für die Untersuchung zwei Konzepte gewählt, die Verantwortung als einen zentralen Aspekt transportieren: (1) das berufliche Selbstkonzept und (2) die Pflegekultur.

Das *berufliche Selbstkonzept* entspricht dem Bild von der eigenen Person im Beruf. Es besteht aus bewussten und unbewussten Interessen, Erwartungen, Wertvorstellungen, Gefühlen, Wunschvorstellungen und prozeduralem Wissen (wie Strategien, Regeln und Routinen), und wirkt sich auf das Selbstwertgefühl aus. So kann beispielsweise die Art und Weise, *wie* Informationen über sich selbst im Gedächtnis gespeichert werden, Gefühle aktivieren, die den Selbstwert bestimmen (Showers 1992). Das berufliche Selbstkonzept ist ein hypothetisches und aktiv arbeitendes Konstrukt, das sowohl bei intrapersonalen Prozessen (Informationsverarbeitung, Affektregulierung und Motivation) als auch bei interpersonalen Prozessen (soziale Wahrnehmung, Interaktion, Situations- und Gesprächspartnerwahl) beteiligt ist (LeMone 1991). Das berufliche Selbstkonzept entwickelt sich durch Interaktionen mit der beruflichen Umwelt und bezeichnet ein der Person inhärentes professionelles Entwicklungsprinzip.

Mit *Pflegekultur* wird die Gruppenkultur einer Pflegeabteilung oder einer Station bezeichnet. Pflegekultur beschreibt die Art und Weise, wie ein Stationsteam mit Problemen umgeht, die typischerweise in ihrer Arbeit auftauchen (Coeling und Simms 1993; Schein 1992). Die Pflegekultur beschreibt (1) gemeinsame Werte und Meinungen des Teams; (2) Sprache, Kommunikation und Interaktion; (3) Regeln der Zusammenarbeit und (4) Rituale und Traditionen.

Die Ermittlung der Pflegekultur soll vor allem die kollektiven Aspekte der pflegerischen Verantwortung ans Licht bringen, während durch die Untersuchung der beruflichen Selbstkonzepte besonders die individuellen, also personenbezogenen Aspekte der pflegerischen Verantwortung fokussiert werden. Dieses Vorgehen muss als eine künstliche Trennung verstanden werden, da das Selbstkonzept und die Kultur sich gegenseitig bedingen, was bereits Kitayama und Markus (1997) herausarbeiteten. Dennoch ist diese Trennung für die weitere Forschung sehr hilfreich.

Sampling und Forschungsdesign

Nachdem die Untersuchung in einem Stationsleitungstreffen einer Klinik mittlerer Größe in einer deutschen Großstadt vorgestellt worden war, meldeten sich vier Stationen freiwillig zur Teilnahme, davon zwei interne und zwei chirurgische Stationen. Diese Kombination war auch von der Forscherin intendiert, da die meisten Pflegenden in der internen oder chirurgischen Pflege tätig sind. Die Ergebnisse werden sich somit auch leichter für einen großen Teil der Pflegenden generalisieren lassen.

Das Forschungsdesign sah vier verschiedene Untersuchungsmethoden vor: Problemzentrierte Einzelinterviews (nach Witzel 1982; 1985) mit Kurzfragebogen (n = 32), Gruppendiskussionen (nach Leithäuser/Vollmerg 1979; 1983) mit allen vier Pflegeteams, Fragebogen zur Ermittlung der Pflegekultur (NUCAT-3 Nursing Unit Cultural Assessment Tool, nach Coeling 1992) und zweiwöchige teilnehmende Beobachtung (nach Lamnek 1989) in jedem Pflegeteam.

Die folgende Darstellung konzentriert sich auf die Ergebnisse der Einzelinterviews und auf Auszüge aus der teilnehmenden Beobachtung. Die mit den Pflegenden geführten Einzelinterviews dienten der Ermittlung beruflicher Selbstkonzepte. Die Ergebnisse zur Pflegekultur, die durch die Gruppendiskussion und einen Fragebogen ermittelt wurden, sollen an später anderer Stelle präsentiert werden.

Auswertungsschritte

Die Einzelgespräche wurden vollständig transkribiert. Die 32 Einzelinterviews wurden zunächst mittels qualitativer Inhaltsanalyse (Mayring 1997) einzeln ausgewertet. Aus dem vorliegenden Datenmaterial wurden vier Kategorien entwickelt, die das Selbstkonzept maßgeblich bestimmen: Diese Kategorien sind: (1) berufliche Entwicklung, (2) Selbst und Andere, (3) Arbeitsethik und Empathie und (4) Problemlösungsstrategien. Alle Interviews wurden dann mit dem Computerprogramm „Ethnograph" den vier Kategorien zum Selbstkonzept, sowie den ersten vier, die Verantwortung bedingenden Bereiche (Autonomie, Autorität, berufliche Fachkenntnis und Beziehungsfähigkeit), stationsweise zugeordnet. In dieser Zuordnung des Datenmaterials wurden die einzelnen Kategorien mittels qualitativer Inhaltsanalyse (Mayring 1997) ausgewertet. Das

Kontrollbewusstsein, als fünfter Bereich der Verantwortung, wurde mit einem eigens dafür entwickelten Verfahren nach Hohner (1987) ermittelt.

Der besseren Verständlichkeit wegen werde ich im Folgenden die von Hohner aufgezeigten Formen des Kontrollbewusstseins mit Kurzformen schildern.

Die Ermittlung des Kontrollbewusstseins im Sinne von Hohner sieht zwei Bereiche vor: (1) Grundformen subjektiver Kontrolle und (2) Feinstruktur subjektiver Kontrollkonzepte. Folgende Grundformen sind möglich:

(1) *internale* Grundform (hier geht die Person davon aus, dass sie selbst die Ursache für Handlungen ist) (2) *externale* Grundform (hier wird die Ursache für Verhaltensweisen dem Einfluss der Umwelt, also Wirkfaktoren von außen zugeschrieben), (3) *fatalistische* Grundform (Verhalten wird hier unvorhersehbaren oder unerklärlichen Faktoren zugeschrieben wie Schicksal, Laune oder Wetter), (4) *interaktionistische* Grundform (hier wird Handeln grundsätzlich als Ausdruck und gegenseitiger Austausch von Umwelt- und Personeneinflüssen begriffen) (5) *Zwischenformen* (hierbei handelt es sich sowohl um internale als auch um externale Beschreibungen; sie werden jedoch themenspezifisch getrennt).

Zur Feinstruktur sei hier lediglich die Kontrollperspektive beschrieben. Hohner sieht vier verschiedene Kontrollperspektiven vor (1) die „Ich-Perspektive", (2) die „Wir-Perspektive", (3) die „Man-Perspektive" und (4) die des verallgemeinerten Anderen als Kollektiv.

Erste vorläufige Ergebnisse

Der folgenden Abbildung sind einige formale Kriterien der Stationen zu entnehmen, mit denen grundlegende Bedingungen der Zusammenarbeit aufgezeigt werden.

Abb. 1: Vergleich der untersuchten Stationen bezüglich formaler Kriterien

	Pflegeteam A	Pflegeteam B	Pflegeteam C	Pflegeteam D
Fachrichtung	internistisch	internistisch	chirurgisch	chirurgisch
Anzahl der Patienten	29	29	26	29
Führungsstil	demokratisch	autokratisch	demokrat./ autokrat.	laisser-faire
Arbeitssystem	Bereichspflege	Funktions- pflege	Bereichspflege	funktionelle Bereichspflege
Jahre der gemeinsamen Zusammenarbeit	Durchschnitt: 7,3 Jahre	Durchschnitt: 5,1 Jahre	Durchschnitt 6,4 Jahre	Durchschnitt 1,8 Jahre
Anzahl der Jahre der Stl.[1]/Abtlg.[2] auf dieser Station	18[3] von 18[4]	7 von 27	18 von 18	0,5 von 30
Durchschnitts- alter der Teammitglieder	29,4 Jahre	34,8 Jahre	32,4 Jahre	29,5 Jahre

An der Untersuchung nahmen insgesamt vier Pflegeteams teil, davon zwei internistische und zwei chirurgische Teams. Die Anzahl der Planbetten beläuft sich bei den Pflegeteams A, B und D auf jeweils 29 und beim Pflegeteam C auf 26. In der teilnehmenden Beobachtung wurden der Führungsstil und das Arbeitssystem ermittelt. Das Team A wird demokratisch, Team B autokratisch und Team D im Laissez-faire Stil geführt. Das Team C wird überwiegend demokratisch geführt. Wenn die Stationsleitung nicht einverstanden ist mit dem, was ihr Team macht, wechselt sie spontan und sehr deutlich zum autokratischen Führungsstil. Die Pflegeteams A und C arbeiten mit dem System der Bereichs- pflege. Das Pflegeteam B arbeitet mit der Funktionspflege. Beim Team D wurde offiziell die Bereichspflege eingeführt, doch der Arbeitsstil hat sehr hohe funktionelle Anteile. Mit dem Kurzfragebogen zum problemzentrierten Interview wurden die durchschnittlichen Jahre der gemeinsamen Zusammenarbeit, die Anzahl der Jahre der Stationsleitung auf dieser Station mit

---

[1] Stl. steht für Stationsleitung.
[2] Abtlg. steht für Abteilungsleitung.
[3] Die erste Zahl kennzeichnet die Anzahl der Jahre der Stationsleitung auf dieser Station.
[4] Die zweite Zahl bezieht sich auf die Berufserfahrung der Stationsleitung insgesamt.

der Anzahl der Berufsjahre in der Pflege insgesamt und das Durchschnittsalter der Teammitglieder ermittelt. Die Stationsleitungen der Pflegeteams A und C haben die gesamte Zeit ihrer Berufserfahrung auf diesen Stationen verbracht. Die Stationsleitung des Teams B hat die Leitung dieses Teams vor sieben Jahren übernommen und verfügt über insgesamt 27 Jahre Berufserfahrung in der Pflege. Die Leitung des Teams D hat insgesamt 30 Jahre Berufserfahrung, davon verbrachte sie den größten Teil dieser Zeit in der Betriebskrankenpflege und im Nachtdienst. Sie leitet dieses Team seit einem halben Jahr.

Im Folgenden werden Auszüge von Ergebnissen zum beruflichen Selbstkonzept und zur Verantwortung vorgestellt. Bezüglich des beruflichen Selbstkonzepts konzentriere ich mich auf Ergebnisse aus dem Bereich der beruflichen Entwicklung. Zur Verantwortung wird ein Aspekt der Autonomie, nämlich der subjektiv erlebte Entscheidungsspielraum dargestellt. Zu diesen Bereichen der beruflichen Entwicklung und des Entscheidungsspielraumes wird das dazugehörige Kontrollbewusstsein aufgezeigt.

Berufliche Entwicklung

Bei der beruflichen Entwicklung ist vor allem der Beginn auf der Station von großer Bedeutung. Die Art und Weise, wie persönlich die Einführung und Anleitung durch die Kolleginnen in den ersten Tagen und Wochen erfahren wurde, prägt die weitere berufliche Laufbahn auf dieser Station entscheidend.

Station A

Die berufliche Entwicklung aller Teammitglieder auf dieser Station wird von Anbeginn an positiv geschildert. Aussagen wie: „Ich hatte einen guten Start auf dieser Station" oder „Ich wurde langsam herangeführt an die Verantwortung" prägen das Bild eines positiven Beginns durch eine gute Einführung und kontinuierliche Anleitung. Alle berichten gern über ihren Beginn auf dieser Station, den sie zumeist sehr genossen haben, da sie geduldig mit allem vertraut gemacht wurden. Die Mentorin, die für die Anleitung der neuen MitarbeiterInnen zuständig ist, arbeitet, verglichen mit den anderen Teammitgliedern, am längsten mit der Stationsleitung zusammen. In dieser Leitung sieht sie ein großes Vorbild, und betont, wie sehr sie sich im Laufe ihrer gemeinsamen Berufsjahre an ihr orientiert habe und das heute erfolgreich an Schüler und neue

KollegInnen weitergeben könne. Ziel der Anleitung ist die Selbständigkeit der/des neuen MitarbeiterIn, um eigenverantwortlich arbeiten zu können.

Station B

Alle Teammitglieder der Station B beschreiben Einstiegserfahrungen, wobei sie vor allem den Anpassungsdruck an die Arbeitsweise des Teams als große Belastung erfahren. Eine Pflegende berichtet, dass sie in einem anderen Haus gelernt habe und von ihren Arbeitskolleginnen auf dieser Station „viele Sachen nicht anerkannt worden sind", wie sie es gemacht habe, was ihr das Arbeiten schwer machte: „da hatt' ich ziemlich Schwierigkeiten gehabt anfangs, da wär' ich fast schon wieder zurückgegangen, weil es schon so ziemlich heftig gewesen ist." (B1: 41-45). Sie habe viel geweint, damals. Die Pflegenden haben sie damals „so'n bisschen unterdrückt, bzw. man ist nicht für voll genommen worden" (B1: 117-119). Ein weiteres Teammitglied beschreibt ihre Anfangs-phase als schwierig, weil sie unsicher gewesen sei und die Stationsmitglieder keine Zeit hatten, sie einzuarbeiten. Zwei junge Pflegende, die erst ein knappes Jahr auf dieser Station sind, beschreiben dagegen ihre Anleitung als „angenehm". Ziel der Anleitung ist die schnelle Anpassung an das Team.

Station C

Bei der Station C überwiegen in der Erinnerung an die berufliche Vergangenheit die negativen Situationen, welche sich sehr unterschiedlich darstellen. So beschreibt ein Teammitglied, dass sie früher sehr schüchtern gewesen sei und lieber nichts sagte, statt sich mit den Ärzten auseinander-zusetzen. Eine ältere Krankenschwester berichtet von den einschränkenden Arbeitszeiten: „Ja, man kam morgens um sechs, oder wenn es erforderlich war auch vor sechs, und man arbeitete abends bis die Patienten, die einem zugeteilt waren, versorgt waren. Zwischendurch zwei bis drei Stunden Freistunde" (C2: 62-68). Die Abhängigkeit von der Stationsleitung war damals sehr groß: „Und frei hatte man so, wie die Stationsöse □ die hießen damals so □ eben dachte, dass man frei nehmen könnte. Wenn genug da waren, sagte sie, „Sie können heute frei nehmen". Und man ging nach Hause und freute sich" (C2: 79-85). Ein weiteres Teammitglied berichtet von ihrer Überforderung, schon mit 22 Jahren zur Zweitschwester benannt worden zu sein. Auf die Frage, was denn ihre Aufgaben seien, teilte ihr die damalige Pflegedirektion mit: „Das werden Sie schon sehen" (C4: 159-160). Eine Pflegende beschreibt, wie sie zu Beginn ihrer

Arbeit als junge Examinierte vom damaligen Oberarzt sexuell belästigt worden ist und bei niemandem (Team, Stationsleitung, Pflegedirektion) Verständnis für ihre Not fand. Das war „einfach furchtbar" (C4: 316) für sie.

Station D

Zur beruflichen Vergangenheit berichten alle Teammitglieder dieser Station übereinstimmend, dass der Start auf dieser Station sehr schwer gewesen sei. Alle verwenden hierzu die Formulierung, „ins kalte Wasser geworfen" worden zu sein. Wie unangenehm das erlebt wurde, drücken einige deutlich aus. So berichtet eine Pflegende, dass „es sehr weh tat" ins kalte Wasser geworfen worden zu sein. Die Leitung dieser Station spricht hierbei sogar vom „Polarmeer", um den Kältegrad ihres Beginns auf dieser Station zu unterstreichen. Ein junger Pfleger berichtet, dass zunächst alles auf ihn „eingestürzt" sei, womit er sich auf die vielen neuen Eindrücke und Anforderungen bezieht, welchen er sich, nach der Ausbildung in einem anderen Haus, in dieser Klinik als Examinierter stellen musste. Eine weitere Pflegende berichtet, anfangs „schon mit 'nem Klotz im Magen" auf die Station gekommen zu sein. Drei Pflegende teilen offen mit, dass die Station D nicht ihre Wunschstation gewesen sei.

Hinsichtlich des *Kontrollbewusstseins* zeigt sich, dass bei der *Station A* die internalen Zuschreibungen zur beruflichen Entwicklung überwiegen. Damit gehen die meisten Teammitglieder davon aus, dass sie ihre berufliche Vergangenheit und besonders ihren Beginn auf dieser Station selbst beeinflusst haben. Bei den *Stationen B und C* überwiegen die externalen Beschreibungen. Damit bringen die Pflegenden dieser beiden Stationen zum Ausdruck, dass sie die Ursache für ihre negativen Erlebnisse äußeren Faktoren zuschreiben, also nicht selbst bewirkt haben. Bei der *Station D* finden sich gleichviele internale und externale Zuschreibungen. Internal werden sowohl positive als auch negative Ereignisse („Klotz im Magen") beschrieben, während die Aussage „ins kalte Wasser geschmissen" worden zu sein ausschließlich external evaluiert wird.

Während die Stationen A, B und C in ihren Kontrollperspektiven wechseln und Situationen sowohl aus der „Ich-Perspektive, als auch aus der „Wir-" oder „Man-Perspektive" beschreiben, verwenden die Teammitglieder der Station D zur Beschreibung ihrer bisherigen beruflichen Entwicklung ausschließlich die „Ich-Perspektive". Insgesamt verwendet die Station D sehr selten die „Wir-Perspektive", was darauf zurückzuführen sein kann, dass dieses Team noch nicht lange miteinander arbeitet und ein „Wir-Gefühl" noch nicht entstehen konnte. Eine Pflegende sagt offen, sie hoffe, dass das ständige Kommen und Gehen von neuen Mitarbeitern eines Tages aufhöre, damit sie endlich ein Team werden können.

Abb. 2: Vergleich der Stationen bezüglich beruflicher Vergangenheit und Kontrollbewusstsein

	Station A	Station B	Station C	Station D
berufliche Vergangenheit	„guter Start" langsam an Verantwortung herangeführt worden	„nicht anerkannt" belastende Einstiegserfahrungen, Anpassungsdruck	negative Erlebnisse überwiegen, Erlebnisse sehr unterschiedlich	„ins kalte Wasser geschmissen worden"
Kontrollbewusstsein: Grundform	internal □5	external □	external □	internal = external6
Kontrollperspektive	alle Perspektiven	alle Perspektiven	alle Perspektiven	„Ich-Perspektive"

Subjektiv erlebter Entscheidungsspielraum

Der subjektiv wahrgenommene Entscheidungsspielraum ist ein Aspekt der Autonomie, welche widerum einen definierenden Bereich der Verantwortung ausmacht. Als ein Resultat der teilnehmenden Beobachtung kann hierzu angemerkt werden, dass die subjektiv erlebte Option der Teammitglieder und Stationsleitungen, eigene berufliche Entscheidungen zu treffen, mit den Beobachtungen der Forscherin übereinstimmen.

Station A

Die Entscheidungsspielräume werden von allen Teammitgliedern und der Stationsleitung als besonders groß wahrgenommen. Auf der Grundlage, dass

---

5 Dieser Pfeil bedeutet, dass die internale Kontrollattribuierung deutlich überwiegt.
6Das Gleichheitszeichen besagt, dass gleichviele internale, wie externale Kontrollattribuierungen vorliegen.

sich alle im „pflegerischen Bereich" sicher fühlen, können sie auch die volle Verantwortung hierfür übernehmen. Das führt zu dem Gefühl, viele Entscheidungen selbständig treffen zu können. Die Aussagen variieren zwischen: „Sicherlich habe ich meine Entscheidungsfreiheit"oder: „Ich habe genügend Spielraum, um Entscheidungen zu treffen"oder: „Man hat schon unheimliche viele Freiheiten" und „Ich habe mehr Freiheiten, als ich mir nehme". Alle Teammitglieder fühlen sich wenig bis gar nicht eingeschränkt in ihrer Entscheidungsautonomie und führen das zum Teil auf die Bereichspflege zurück, in der sie „sehr unabhängig arbeiten" können.

Station B

Bei den Fragen nach dem Entscheidungsspielraum fällt auf der Station B zunächst auf, dass bei der Beantwortung sehr viele relativierende Worte wie: „eigentlich, manchmal, relativ" oder „ziemlich" verwendet werden. Insgesamt überwiegt die Meinung, dass die persönliche berufliche Entscheidungsfreiheit eher begrenzt ist. Die Äußerungen zu diesem Thema sind vorsichtig formuliert wie: „Ich denke mal schon, dass ich eigentlich Entscheidungsfreiheit auch habe" (B1: 819-821). Eine Pflegende, welche am längsten auf dieser Station arbeitet (12 Jahre), sagt: „Also ich treffe nicht unbedingt immer alleine Entscheidungen, und wenn ich jetzt auch ziemlich unsicher bin, dann will ich auch, dass andere da eben auch zu Stellung nehmen" (B5: 901-906). Es fallen Aussagen wie: „Im Prinzip ist unsere Tätigkeit dann ja doch recht begrenzt auf den Stationen oder der Alltag auf den Station liegt ja fest." (B2: 779-783) oder: „Ja unabhängig ist man im Prinzip ja auch nicht, weil man ja im Team zusammenarbeitet" (B2: 796-798). Eine Pflegende beschreibt, dass ihr Spielraum sich in einem vorgebenen Rahmen befinde und es zunächst gelte, diesen gewissen Rahmen einzuhalten, ohne zu erklären, wie dieser „vorgegebene Rahmen" aussieht. Lediglich die Stationsleitung sieht einen „relativ großen" Entscheidungsspielraum und misst sich dabei selbst an den Mitgliedern der Klinik insgesamt, nicht am Stationsteam.

Station C

Zum beruflichen Entscheidungsspielraum geben alle bis auf zwei Pflegende einen relativen Spielraum an, den sie jedoch sogleich wieder eingrenzen. Nur zwei Pflegende sehen einen uneingeschränkten Entscheidungsspielraum. Die beiden gehören zu den Teamältesten und arbeiten schon seit 13 Jahren zusammen, wobei eine von ihnen die Station leitet.

Bei den erfahrenen Einschränkungen handelt es sich um sehr unterschiedliche Formen. So sagt eine junge Pflegende, sie habe „eigentlich schon so Handlungsfreiheit" in dem ihr zugeteilten Bereich, mit dem Zusatz: „[..] das, was halt über meine Fachkompetenz nich' hinaus" geht (C1: 565-567). Die Stationsleitung antwortet auf die Frage nach ihrem Entscheidungsspielraum: „Also, ich sage mal so: Ich überschreite ihn täglich, ja" (C4: 969-970). Sie erklärt das ausführlicher: „Es gibt keine klaren Richtlinien mehr. Es gab sie früher mal, aber sie haben sich verwischt. Ich habe meine Aufgaben als Leitung und ich habe meine Aufgaben als Krankenschwester. Wenn ich nur diese wahrnehme, dann komm' ich in 'nen großen Konflikt in Zusammenarbeit mit dem ärztlichen Dienst und mit meinen Kolleginnen" (C4: 979-989).

Station D

Fast alle Teammitglieder erleben ihren Entscheidungsspielraum deutlich begrenzt. Diese Begrenzung wird fast ausschließlich durch die Ärzte erfahren. Nur eine Pflegende fühlt sich durch die Abteilungsleitung in ihrem Entscheidungsspielraum eingeengt.

Eine Pflegende berichtet, dass ihr in dieser Klinik „nicht so viel Entscheidungsspielraum" zugestanden würde, da es hier üblich sei, dass die Mediziner sich in pflegerische Dinge einmischen, wie zum Beispiel bei der Wundbehandlung oder Dekubitutsprophylaxe. Da sie ihren Handlungsspielraum in anderen Kliniken als größer erfahren hatte, fühlt sie sich hier sehr begrenzt und ist darüber verärgert. Ein junger Pfleger findet, dass der Entscheidungsspielraum „durch Ärzte auch ziemlich eingeschränkt ist" (D1: 647), und kommt zu dem Schluss: „Da wird die Kompetenz der Pfleger total geschnitten" (D1: 673-674). Eine junge Pflegende berichtet, dass man „ziemlich oft von den Ärzten dann doch eingeengt wird, die einen dann so in die Pflege dann eingreifen wollen" (D7: 373-377). Die Abteilungsleitung selber berichtet: „Ich habe einen sehr kleinen Handlungsspielraum, ich habe eine relativ große Verantwortung zu tragen, muss auch für eigentlich für alle, (...) aber mein Handlungsspielraum ist sehr gedeckelt, sehr begrenzt" (D5: 447-455). Sie berichtet: „Das einzige, was ich frei gestalten kann, ist die Dienstplangestaltung im Rahmen der mir vorgegebenen Maßnahmen" (D5: 479-481).

Zum *Kontrollbewusstsein* fällt auf, dass die beiden *Station A und C*, welche einen großen oder relativ großen Entscheidungsspielraum angeben, internal bewerten, also sich selbst als Urheber hierfür sehen. Die *Stationen B und D*, welche ihre Möglichkeiten, selbst Entscheidungen zu treffen, als eher begrenzt erleben, distanzieren sich unterschiedlich. Die Station B verwendet vorzugsweise die „Man-Perspektive" und die Station D bewertet external, schreibt also anderen, hier den Ärzten, die Ursache für ihren begrenzten Entscheidungsspielraum zu.

Abb. 3: Vergleich der wahrgenommenen Entscheidungsspielräume in den vier Teams

	Station A	Station B	Station C	Station D
Entscheidungs-spielräume	„groß" viel Entschei-dungsfreiheit Stl: „groß"	„sehr begrenzt" relativierende Worte, Entscheidungs-spielraum begrenzt erlebt Stl: „groß"	zunächst „relativ groß", dann Einschränkung en aufzeigen Stl: „groß"	„eher begrenzt" bes. durch Ärzte in Kompetenz beschnitten Stl: „sehr klein"
Kontrollbe-wusstsein: Grundform	internal □, interaktionis-tisch	internal = external (internal: vorsichtig)	internal □	external □
Kontrollper-spektive	Ich+ Wir-Perspektive	Man-Perspektive	Ich-Perspektive	Ich-Perspektive

Diskussion

Die *berufliche Entwicklung* macht einen wichtigen *Teilaspekt des beruflichen Selbstkonzepts* von Pflegenden aus. Vor allem der Arbeitsbeginn nach dem Examen generell und der Start auf der jetzigen Station sind dabei bedeutsam für die weitere berufliche Entwicklung der Pflegenden. Das Erleben einer starken Überforderung in den ersten Berufsjahren kann ernste Konsequenzen für die spätere Berufsbiographie mit sich bringen. Die Ergebnisse lassen einen Zusammenhang vermuten zwischen starker beruflicher Überforderung in den

ersten Berufsjahren und ausgesprochen dominantem Verhalten als Stationsleitung in späteren Berufsjahren[7]. Das dominante Verhalten kann als Kompensation von Angst und Hilflosigkeit dienen und betrifft in der vorliegenden
Untersuchung die Leitungen der Stationen B und C. Besonders wichtig ist die
Anleitung, die beim Einstieg in das aktuelle Pflegeteam erfahren wurde. Wird
die Anleitung als Hilfe zur Selbständigkeit erfahren, geht das bei den Ange-
leiteten mit positiven Erinnerungen an diese Einführung einher. Wird die
Anleitung als Mittel erfahren, sich schnell dem Team anzupassen, so wird sie als
Druck erlebt. Die Anleitung zur Selbständigkeit erfolgt, dieser Untersuchung
zufolge, bei der Station, welche demokratisch geführt wird, und die Anleitung
zur Anpassung bei dem autokratisch geführten Team. Hier deutet sich ein
Zusammenhang an zwischen dem Führungsstil und der Wertorientierung eines
Teams. Während in einer demokratisch geführten Arbeitsgruppe die Meinung
und Selbständigkeit aller Teammitglieder wichtig ist, hat in einem autokratisch
geführtem Team die Anpassung und Unterordnung eine größere Bedeutung. Mit
dem Führungstil werden zugleich die Schwerpunktbereiche der Verantwortung
(hier Selbständigkeit vs. Anpassung) gelegt, nach welchen sich das Team
ausrichtet. Auch spielt es eine Rolle, ob bei der Bewerbung die Station selbst
gewählt wurde. Aus den Gesamtergebnissen, welche an dieser Stelle nicht
präsentiert werden können, lässt sich ein Zusammenhang zwischen der
Eigenwahl einer Station und der Arbeitsmotivation herstellen. Die berufliche
Motivation ist auf der Station D, mit vielen „unfreiwilligen" Teammitgliedern,
vergleichsweise gering.

Zum Kontrollbewusstsein fällt auf, dass ein „guter Start" in einem
Pflegeteam internal attribuiert wird, während negative Einstiegserlebnisse eher
external beschrieben werden. Ein guter Start wird positiv erinnert und wird
leichter mit der eigenen Beteiligung daran assoziiert. Ein negativer Einstieg in
Damit gelingt es den Pflegenden, sich persönlich von diesen Erfahrungen zu
distanzieren und sich nicht selbst als Verursacher dieser Situation sehen. In
diesem Beispiel können beide, die internale und die externale Zuschreibung, als
Strategien der Verarbeitung von Erlebnissen verstanden werden.

Der subjektiv erfahrene *Entscheidungsspielraum* ist ein wichtiger *Aspekt der
Autonomie*, welche wiederum eine wichtige Komponente der *Verantwortung*

---

7 Eine der beiden Stationsleitungen berichtet von sexueller Belästigung, die ihr als junge
Pflegende widerfuhr und die sie als äußerst bedrohlich erlebte. Die andere berichtet lediglich
von Ängsten in der Anfangszeit, ohne mitzuteilen, worauf sich diese Ängste damals bezogen.

ausmacht. Der subjektiv erlebte Entscheidungsspielraum scheint wesentlich durch den gegebenen Führungsstil beeinflusst zu sein, der auf der jeweiligen Station vertreten wird. So geben die Teammitglieder einer demokratisch geführten Station einen ebenso großen Entscheidungsspielraum an wie ihre Stationsleitung. Im autokratisch geführten Team geben die Pflegenden einen eher begrenzten Entscheidungsspielraum an, während die Stationsleitung ihren mit „groß" beschreibt. In dem Team, welches zwischen demokratischer und autokratischer Führung wechselt, geben die Teammitglieder zunächst einen relativ großen Entscheidungsspielraum an, den sie bei genauerer Beschreibung jedoch wieder eingrenzen. Die Stationsleitung bezeichnet ihren Spielraum als „groß". Im Laissez-faire geführten Team geben die Pflegenden ihren Entscheidungsspielraum als „eher begrenzt" an und die Leitung dieser Station als „klein". Bei diesem Team mag der gering erlebte Spielraum auch Ausdruck der geringen Berufserfahrung der Teammitglieder und der fehlenden Leitungsqualifikation (und geringen Berufserfahrung in diesem Fachgebiet) der Leitung sein. Möglicherweise bedingen die noch kurze Berufserfahrung und fehlende Qualifikation auch den Führungsstil, indem letztlich jeder sich selbst überlassen ist.

Beim Kontrollbewusstsein fällt auf, dass die Pflegeteams, welche ihren Spielraum für Entscheidungen mit „groß" oder „relativ groß" angeben, überwiegend internal attribuieren. Damit sehen sich die Pflegenden selbst als Verursacher, was im Sinne einer aktiven selbstbestimmten Herangehensweise einen positiven Einfluss auf das Entscheidungsverhalten haben kann. Das Pflegeteam, welches den eigenen Spielraum für sich und die Leitung der Station als klein beschreibt, sieht externe Faktoren als Verursacher. Bei dem Pflegeteam, welches seinen eigenen Spielraum als sehr begrenzt, und der Stationsleitung, die den ihren jedoch als sehr groß beschreibt, fällt auf, dass bei den Beschreibungen die „Man-Perspektive" überwiegt. Die Externalisierung der Kontrolle und das verwenden der „Man-Persepektive" kann als Schutzmechanismus verstanden werden. Indem die Ursache für den geringen Entscheidungsspielraum einem äußeren Faktor (und nicht sich selbst) zugeschrieben wird, zeigen die Pflegenden, dass sie das selber nicht beeinflussen können und nehmen sich somit aus der Verantwortung für eine Veränderung dieser Situation. Mit dem häufigen Verwenden der „Man-Perspektive" wird der geringe Entscheidungsspielraum generalisiert und schützt damit ebenfalls vor individueller Verantwortung, da schließlich alle („man") betroffen sind und nicht nur das Individuum.

Offensichtlich hängt es von vielen Faktoren ab, ob Pflegende ihre berufliche Verantwortung als Überforderung oder als Herausforderung erleben. Ich trage mich in der Hoffnung, dass die Ergebnisse dieser Untersuchung in der Praxis genutzt werden, wenn es gilt, den Umgang mit Verantwortung zu ändern. Dass würde bedeuten, ein Auge für beide Seiten der Verantwortungsmedaille zu entwickeln, also nicht nur bei Fehlern nach dem Schuldigen zu suchen, sondern auch bei gelungenen Tätigkeiten nach dem oder der Erfolgreichen zu fragen. Erst wenn positive Konsequenzen verantwortlichen Handelns sichtbar (und hörbar) werden, können Pflegende motiviert sein, gezielt und bewusst Verantwortung zu übernehmen. Die vorliegenden Erkenntnisse könnten Pflegende in Zukunft inhaltlich auf veränderte Aufgaben vorbereiten. So könnte beispielsweise die emotionale Seite der Verantwortung, die sich ja schon im Begriff „Verantwortungsgefühl" ausdrückt und bisher wenig berücksichtigt wurde, in den Mittelpunkt der Betrachtung gerückt werden. Der Arbeitsbeginn als neue/r MitarbeiterIn in einem Pflegeteam ist neben allen neuen Eindrücken und Informationen, die verarbeitet werden wollen, auch mit vielen Emotionen verbunden. Eine respektvolle und eingehende Anleitung in der Einstiegssituation kann wesentlich dazu beitragen, den Umgang mit pflegerischer Verantwortung bewusster und sicherer zu gestalten. Das würde bedeuten, dass die Stationsleitung (und letztlich auch die Pflegedirektion) für die Einarbeitung neuer MitarbeiterInnen einen „zusätzlichen" Zeitraum einplanen müssten, und nicht, wie es bisher oft üblich ist, die Anleitung neuer MitarbeiterInnen „nebenher" laufen zu lassen. Eine personelle Entlastung des Teams in den Zeiten der Einarbeitung neuer KollegInnen kann langfristig „große Früchte" tragen, da sich die neuen MitarbeiterInnen in einer sehr sensiblen Phase ihrer Berufsbiographie befinden, in der sie stärker empfänglich für Informationen und Emotionen sind. Die Verarbeitung dieser kognitiven und emotionalen Herausforderungen kann sehr wesentlich über den weiteren Verlauf der Berufsbiographie bestimmen. Das Wissen um diese Bedeutung sollte die leitenden Pflegenden dazu bringen, neue MitarbeiterInnen unter einen besonderen Schutz zu stellen und ihnen mit Herausforderungen, nicht aber mit Überforderungen zu begegnen. Keine Zeit für diese Anleitung zu haben, kann sich negativ auf die Motivation der Pflegenden auswirken, was neben der Einbuße an Pflegequalität auch wirtschaftliche Konsequenzen haben dürfte. Statt, wie es momentan eher üblich ist, durch Veränderungen von Organisationsstrukturen einfach ein verändertes Verantwortungsmuster von Pflegenden zu erwarten, sollten die Bedingungen, unter denen sich berufliche Verantwortung entwickelt, stärker berücksichtigt werden. Vielleicht gibt es dann zukünftig nicht mehr so viele Pflegedirektionen, die eine Leitungsposition für eine Pflegende einfach bestimmen und auf die Frage, mit welchen Aufgaben diese neue Rolle verbunden sei, antworten: „Das werden Sie dann schon sehen".

Literaturliste

Auhagen, A. E. (1994): Zur Sozialpsychologie der Verantwortung; in: Zeitschrift für Sozialpsychologie 25, S. 238-247.

Auhagen, A. E. (1999): Die Realität der Verantwortung; Göttingen.

Coeling, H. v. Ess/Simms, L. M. (1993): „Facilitating innovation at the nursing unit level through cultural assessment; Part 1: How to keep management ideas from falling on deaf ears"; in: Journal of Nursing Administration, 23/4, pp. 46-52.

Hohner, H.-U. (1987): Kontrollbewußtsein und berufliches Handeln. Motivationale und identitätsbezogene Funktionen subjektiver Kontrolle; Bern.

Kitayama, S./Markus, H. (1997): Emotion and culture. Empirical studies of mutual influence; Washington, USA: American Psychological Association.

Lamnek, Siegfried (1989): Qualitative Sozialforschung. Band 2, Methoden und Techniken; München.

Leithäuser, Thomas/Volmerg, Birgit (1979): Anleitung zur empirischen Hermeneutik. Psychoanalytische Textinterpretation als sozialwissenschaftliches Verfahren; Frankfurt am Main.

Leithäuser, Thomas/Volmerg, Birgit (1988): Psychoanalyse in der Sozialforschung. Eine Einführung am Beispiel einer Sozialpsychologie der Arbeit; Opladen.

LeMone, P. (1991): „Analysis of a human phenomenon: self-concept" Nursing Diagnosis 2/3, pp. 126-130.

Lenk, H. (1992): Zwischen Wissenschaft und Ethik; Frankfurt/M.

Maes, J. (1989) Verantwortlichkeit für Schicksalsschläge. Eine Pilotstudie. Psychologische Beiträge 31, S. 107-124.

Mayring, P. (1988): Qualitative Inhaltsanalyse. Grundlagen und Techniken; Weinheim.

Picht, G. (1969): Wahrheit, Vernunft, Verantwortung. Philosophische Studien; Stuttgart.

Preisendörfer, P. (1985): Verantwortung im Betrieb; Opladen.

Showers, C. (1992) Comparmentalization of positive and negative self-knowledge: Keeping bad apples out of the bunch. Journal of Personality and Social Psychology 62/6, pp. 1036-1049.

Schein, E. (1992): Organizational culture and leadership. 2nd ed; San Francisco.

Tewes, R. (2000): Pflegeforschung in Deutschland. Forschungsergebnisse einer klinischen Untersuchung zum Erleben von pflegerischer Verantwortung; in: Altenpflege-Forum 8/1, S. 14-19.

Volmerg, Birgit/Volmerg, Ute/Leithäuser, Thomas (1983): Kriegsängste und Sicherheitsbedürfnis. Zur Sozialpsychologie des Ost-West-Konflikts im Alltag; Frankfurt am Main.

Witzel, Andreas (1982): Verfahren der qualitativen Sozialforschung; Frankfurt am Main.

Witzel, Andreas (1985): Das problemzentrierte Interview; in: Jüttemann, Gerd (Hg.): Qualitative Forschung in der Psychologie; Weinheim, S. 227-249.

IV. Nachwort

Penny Powers

The Empowerment of Nursing in the United States: Lessons from the Front

"Whatever women do, they must do twice as well as men to be thought half as good. Luckily, this is not difficult." In this quote, Charlotte Whitton, the mayor of Ottawa, Canada, captured the essence of the work of nursing. In the U.S. before the 1940's, nursing education took place in hospitals and in one or two universities. The graduates received a "diploma" and not a degree. This hospital education took approximately five years and the students performed much of the drudgery work of hospitals during that time - washing linen, scrubbing floors, washing patients, cooking food, feeding patients, and attending lectures by doctors. After graduation, most of these nurses received jobs in the same hospitals, where they could supervise the next group of students. For many young women in the U.S. this education and career was preferable to being married, because if the young woman got married, she was fired from her job so that she could stay home only to perform the very same tasks and receive no remuneration.

After World War Two, however, this situation changed. Many nurses volunteered for military service. So many nurses volunteered for military service that hospitals found that they didn't have enough nurses. Using a grant from the Kellogg Foundation, a nurse in the U.S. pilot tested a program to educate nurses in two years at a community college. This idea was meant to produce nurses faster than had been the case previously and that these nurses would receive an associate degree instead of a diploma. At the same time, nursing education was moving even more into the universities, but at a slower rate than the rise of these associate degree programs.

After World War Two, many nurses returned from military service, but they did not go back to nursing. Most chose to start families instead. A few nurses went back to school with money from the federal government as war veterans. They studied sociology, psychology, biology, philosophy, and envied these other disciplines for their long history of scholarship and knowledge. They wanted the same for nursing so they took jobs as teachers of nursing and built bigger programs in universities, granted master's degrees and then doctoral degrees. They published, the held conferences, they issued press releases, ran for office, joined the American Nurses Association. But they could not remove the associate degree programs because there was such a shortage of nurses in the country. The image of nursing fell sharply and recruiting became extremely difficult. The salaries were abysmal and the working hours were long. The position of "Nurses Aide" were created by hospitals to ease the shortage. The American Medical Association held the opinion at that time that nurses did not need education at all.

In addition, many nurses returned to the U.S. from World War Two with extensive experience in combat conditions where they had performed procedures usually reserved for physicians. They had performed these procedures very well. They had discovered that there was no mystery to being able to perform such tasks. These nurses became completely frustrated when their practice was again restricted to menial tasks. They joined unions and they wrote legislation to change the practice laws. They went back to school and taught nursing. They changed the laws, they changed the standards. They became politically active. They began to control their own practice. But the status and money indicators did not rise.

Many in the feminist movement believed that women only became nurses because they could not become doctors, and that when nurses realized that, they would all abandon nursing.. Fortunately, this did not happen. Many nurses were nurses because they wanted to be nurses. The history of feminism in nursing would be an interesting subject for a discourse analysis.

Nurses are still working twice as hard and being thought half as good. Action was needed on all fronts. A television show called "The Nightingales" in the 1980's was so stereotypical and so distasteful to nurses that letters and phone calls to the network became overwhelming and the show was not renewed for another year. Not only was action needed in the arena of public media, but action was needed in the academic arena, the political arena, within our own discipline, in the workplace and the neighborhood. Nurses began to realize their power. Nursing is the largest discipline in health care. When are we going to take that power and use it?

Several things have happened since then. Nurses with PhD's have increased dramatically. Journals of nursing education, nursing practice, and nursing specialties have increased. Advanced practice nurses were invented. Nurse Practitioners provide primary health care, and Clinical Nurse Specialists provide primary care in hospitals. Both of these positions require master's degrees. The American Medical Association felt threatened at first. Patients appreciate nurse practitioners and rate them higher than physicians for communication and thoroughness. Nursing has struggled with the definition of who we are and what we do and still have not come up with a single answer. We have tried to copy other disciplines and even created a tortured language for what we do. Fortunately, that effort failed, but it taught us many things, not the least of which is that there are mistakes in the development of a discipline. We have debated the profession vs. union view because we want the prestige (and the money) of a profession but we want to avoid the elitist orientation of medicine. But we still do not seem to be able to remove the associate degree programs.

The most important thing that has happened is the failure of national health care in 1994 and the rise of managed care. Whatever the different species of managed care being referred to, the one thing that they all have in common is that the bottom line is now money. Not quality care, not patient satisfaction, but money. That meant, first, that nurses were fired. Millions of nurses were fired. This was a wake-up call to all of us. We are professionals! We have degrees! We work hard! Nothing made any difference. We found out where the power was and it certainly wasn't with us. We could talk about how professional we were for as long as we wanted, but when it came down to money, we were fired. Nurses are not professionals. Nurses are hospital employees. But we still could not remover the associate degree programs, even with a surplus of nurses in the country. Elementary and high school teachers voted to have the baccalaureate degree as their entry level and it became the norm. Nursing should be able to do that.

Nurses are learning to speak the language of power. We're learning to talk about money. We're learning to convince people that we save money. Nurses haven't liked to talk about money but we are certainly learning how to do that now. Advanced practice nurses who work in hospitals are filing reports each month that show how much money they have saved the hospital. Nurses are grouping together and selling their services to the hospitals by showing them how much money they can save by doing so. Academic nurses are conducting studies that show how much money a hospital or managed care organization can save by providing nursing care using only baccalaureate nurses or by early discharge of patients and follow up by nurses. Home care agencies owned by nurses are selling their services to hospitals and guaranteeing saving money.

Nurses are running for office. Nurses are sending money to the American Nurses Association. The ANA is endorsing or refusing to endorse candidates in federal and local elections. Nurses are changing the state laws with regard to practice. There are other battles to be won, certainly. We still have not removed the associate degree programs. But we're not washing linen and scrubbing floors anymore. And we now have more applicants for nursing schools than we have ever had. We must be doing something right. Time will tell.

Herausgeberinnen und Herausgeber, Autorinnen und Autoren

Petra Kriesel (geb. 1965); Diplom-Pädagogin mit dem Schwerpunkt Weiterbildung, Zahnarzthelferin; von 1998-1999 wissenschaftliche Mitarbeiterin an der Universität Bremen im Modellversuch „Lehramt Pflegewissenschaft"; seit 2000 pädagogische Mitarbeiterin bei einem beruflichen Bildungsträger.

Helga Krüger; Prof. Dr. phil; Soziologin, Professorin an der Universität Bremen in den Lehramtsstudiengängen „Sozialwissenschaft/Sozialpädagogik" und „Pflegewissenschaft"; seit 1988 Mitglied im Sonderforschungsbereich „Statuspassagen und Risikolagen im Lebenslauf (SFB 186 der DFG); Leiterin des Modellversuchs „Lehramt Pflegewissenschaft" an der Universität Bremen.

Gudrun Piechotta (geb. 1958); Dr. phil.; Krankenschwester, Soziologin (M.A.); Mitarbeiterin im Studiengang „Lehramt Pflegewissenschaft" an der Universität Bremen.

Hartmut Remmers; PD Dr. phil.; Ausbildung zum Krankenpflegehelfer, Studium der Soziologie, Philosophie, Geschichte und Psychologie; Hochschuldozentur im Studiengang „Lehramt Pflegewissenschaft" an der Universität Bremen.

Johanna Taubert (geb. 1946); Prof. Dr. phil.; Professorin an der Hochschule Bremen im „Internationalen Studiengang für Pflegeleitung"; Krankenschwester, Lehramts- und erziehungswissenschaftliches Studium, Ausbildung in Gruppenanalyse.

Ingrid Darmann; Dr.; Krankenschwester, Studium für Lehramt an der Oberstufe/Berufliche Schulen, Fachrichtung Gesundheit; z.Zt. wissenschaftliche Assistentin am Institut für Berufs- und Wirtschaftspädagogik der Universität Hamburg.

Gabriele Decker (geb. 1965); Ergotherapeutin, Diplom-Pädagogin; z.Zt. tätig im Modellprojekt „Alzheimer-Zentrum Hamburg" mit dem Arbeitsschwerpunkt Aufbau eines Multiplikatorensystems von beruflich Pflegenden.

Heiner Friesacher (geb. 1962); Diplom-Berufspädagoge, Pflegewissenschaftler, Weiterbildung zum Fachkrankenpfleger für Intensivpflege und Lehrer für Pflegeberufe; z.Zt. Promotionsstipendiat der Friedrich-Ebert-Stiftung, Lehrbeauftragter und freier Mitarbeiter an der Universität Bremen und den Fachhochschulen Osnabrück, Bremen, Fern-Fachhochschule Hamburg.

Stefan Görres (geb. 1953); Prof. Dr. phil.; Professor im Studiengang „Lehramt Pflegewissenschaft" an der Universität Bremen; Krankenpfleger, Diplom-Sozialwissenschaftler; Leiter des Instituts für angewandte Pflegeforschung (iap) und geschäftsführender Direktor des Zentrums für Public Health.

Manfred Haubrock; Prof. Dr.; Diplom-Kaufmann, Diplom-Sozialwirt; Professor an der Fachhochschule Osnabrück/Fachbereich Wirtschaft.

Regina Keuchel (geb. 1966); Krankenschwester, Lehrerin für Sekundarstufe II/Berufliche Schulen (Berufliche Fachrichtung Gesundheit); wissenschaftliche Mitarbeiterin im Studiengang „Lehramt Pflegewissenschaft" an der Universität Bremen.

Barbara Klein; Dr.; Entwicklung und Beratung im Gesundheitswesen und der Gestaltung von Arbeits- und Lebensbedingungen unter Einsatz neuer Informations- und Kommunikationstechnologien; Leiterin Marktstrategie Team Public Health am Fraunhofer Institut für Arbeitswirtschaft und Organisation.

Karin Luckey (geb. 1956); Prof. Dr. rer. pol.; Professorin an der Fachhochschule Oldenburg, Ostfriesland, Wilhelmshaven/Fachbereich Sozialwesen, Studiengang Sozialmanagement; Sozialwissenschaftlerin.

Barbara Meifort (geb. 1942); Erziehungswissenschaftlerin; Leiterin des Arbeitsbereichs „Qualifikationsentwicklungen in Dienstleistungsberufen und Berufen in Querschnittsfeldern" am Bundesinstitut für Berufsbildung (BIBB) in Bonn.

Martin Moers; Prof. Dr. phil.; Professor für Krankenpflege an der Fachhochschule Osnabrück/Fachbereich Wirtschaft; Studium der Philosophie (M.A.), Krankenpfleger.

Elke Müller (geb. 1950); Dr. phil.; Krankenschwester, Lehrerin für Krankenpflege (Diplom), Pflegewissenschaftlerin.

Uta Oelke (geb. 1957); Dr. phil.; 1. Staatsexamen für Lehramt an Grund- und Hauptschulen, Diplom-Pädagogin; z.Zt. Projektdurchführung „Gemeinsame (Grund-)Ausbildung in der Alten-, Kranken- und Kinderkrankenpflege" (Insitut für Pflegewissenschaft an der Universität Bielefeld).

Christa Olbrich (geb. 1945); Krankenschwester, Diplom-Pädagogin, Supervisorin; in Leitungsfunktion tätig am Klinikum Nürnberg „Sozialarbeit und pflegerische Nachsorge".

Penny Powers; Prof. PhD; Professorin an der South Dakota State University; Krankenpflegeausbildung, Studium der Psychologie und Philosophie (B.A.) in Kalifornien, M.S. in Pflege in Washington (Seattle).

Martina Roes (geb. 1961); Krankenschwester, Lehrperson in der Pflege, interne Prozeßberaterin, CBO akkreditierte Trainerin, Diplom-Soziologin; wissenschaftliche Mitarbeiterin am Institut für angewandte Pflegeforschung an der Universität Bremen.

Barbara Schnückel; Soziologin, Pädagogin; arbeitet für die Universität Stuttgart und das Fraunhofer IAO sowie an der Akademie für Technikfolgenabschätzung in Baden-Württemberg mit den Themenschwerpunkten Einsatz neuer Medien im Bereich Online-Learning und E-Commerce.

Renate Schwarz-Govaers; Diplom-Pädagogin, Krankenschwester, Dozentin für Pflegepädagogik/-didaktik, Beraterin für Organisations- und Ausbildungsentwicklung; tätig im Weiterbildungszentrum für Gesundheitsberufe (WE`G, SRK, Aarau).

Maren Stamer (geb. 1965); Krankenschwester, Diplom-Pädagogin; z.Zt. Arbeitsschwerpunkt „Projekt- und Qualitätsmanagement im Gesundheitswesen".

Renate Tewes (geb. 1962); Krankenschwester, Diplom-Psychologin, freiberufliche Dozentin.

Patrizia Tolle; Krankenschwester, Diplom-Behindertenpädagogin mit dem Schwerpunkt der pädagogischen Rehabilitation emotional und kognitiv beeinträchtigter Menschen; wissenschaftliche Mitarbeiterin im Studiengang „Lehramt Pflegewissenschaft" an der Universität Bremen.

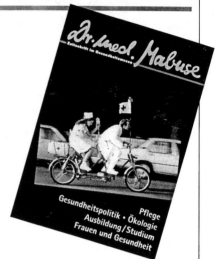